Die nervösen Krankheitserscheinungen der Lepra

mit besonderer Berücksichtigung ihrer Differential-Diagnose

nach eignen
auf einer Studienreise in Sarajevo und Constantinopel
gesammelten Erfahrungen

von

Dr. **Max Laehr**,
Privatdocent an der Universität Berlin.

Mit vier Lichtdrucktafeln und einer Abbildung im Text.

Berlin.
Verlag von Georg Reimer.
1899.

Herrn Geheimen Medicinalrath

Professor Dr. Jolly,

dirigirendem Arzte
der psychiatrischen und Nervenklinik der Königlichen Charité,

in Dankbarkeit gewidmet

vom Verfasser.

Vorwort.

Die nervösen Krankheitserscheinungen der Lepra haben in dem letzten Jahrzehnt zu lebhaften Meinungsverschiedenheiten Veranlassung gegeben. Die ihnen gewidmete Sitzung der ersten internationalen Leprakonferenz, der auf besondere Einladung des Organisationscomités auch eine grössere Anzahl von Neurologen Berlins beiwohnte, hat mit unverkennbarer Deutlichkeit gezeigt, wie weit auch jetzt noch die Ansichten in dieser Frage auseinandergehen. Jeder, welcher der lebhaften Debatte jenes Tages beigewohnt hat, muss die Ueberzeugung mit nach Hause genommen haben, dass die dabei zu Tage getretenen Differenzen, welche eine auch nur theilweise Annäherung der sich bekämpfenden Parteien völlig ausschlossen, nur auf einer noch ungenügenden Kenntniss der thatsächlichen Verhältnisse beruhen können. Wo dieselbe zu suchen ist, ob bei den Leprologen, welchen eine specialistische Kenntniss mancher nervösen Krankheitserscheinungen abgeht, ob bei den Neurologen, welche begreiflicher Weise bei der hier relativ selten gebotenen Gelegenheit, Leprakranke zu untersuchen, wenig eigene Erfahrungen über diese Krankheit gesammelt haben, ob, was vielleicht am wahrscheinlichsten ist, bei beiden, das wird die Zukunft lehren. Auf jeden Fall lag in diesem wissenschaftlichen Streite eine Anregung zu weiteren Forschungen. Ich begrüsste daher mit Freuden die mir bald danach von der Medizinischen Fakultät der Universität Berlin aus den Mitteln der Gräfin Bose-Stiftung gewährte Gelegenheit, in Lepraländern die nervösen Krankheitserscheinungen der Lepra zu studiren. Es wurde mir damit ein Wunsch erfüllt, der sich mir schon seit längerer Zeit aufgedrängt hatte, nachdem ich durch klinische Studien über die Syringomyelie nothwendig dazu veranlasst worden war, mich eingehender mit den leprösen Nervenerscheinungen bekannt zu machen, dies aber hier in Berlin wesentlich nur auf litterarischem Wege ermöglichen konnte. Letzteres hatte mich aber wissenschaftlich soweit vorbereitet, dass ich schon sehr bald an die praktische Lösung der mir von der Fakultät gestellten Aufgabe herantreten konnte, einer Frage, deren Klärung schon deshalb ausserordentlich wünschenswerth erscheint, weil ja eine gründliche Isolirung aller Leprösen, wie sie von vielen Seiten den maassgebenden Behörden als das einzige Mittel zur erfolgreichen Bekämpfung der Lepraseuche empfohlen wird, nur dann möglich ist, wenn die Krankheit in jedem Falle sicher festgestellt werden kann.

Ich habe für meine Reise die Balkanländer gewählt, weniger der relativ bequemen Reiseverbindung wegen, welche die möglichste Ausnützung der mir bewilligten zweimonatlichen Urlaubszeit versprach, als vielmehr, weil gerade von Constantinopel aus durch Zambako Pascha immer wieder die von den Neurologen bekämpfte Auffassung verbreitet wird, dass die nervösen Lepraerscheinungen, weil identisch mit denen gewisser anderer Nervenkrankheiten, in allen Ländern häufig verkannt würden, und es mir daher besonders daran liegen musste, die dortigen Leprakranken kennen zu lernen. Wenn ich nun allerdings auch in der Erwartung getäuscht wurde, von Zambako-Pascha selbst belehrt zu werden, da er mir wohl in den liebenswürdigsten Worten die Vorstellung seiner Kranken in Aussicht stellte, dann aber leider aus verschiedenen äusseren Gründen verhindert war, mir auch nur einen seiner Leprösen zu zeigen, so habe ich trotzdem die Wahl meines Reisezieles nicht zu bereuen gehabt. Voll aufrichtiger Dankbarkeit gedenke ich hier aller der Herren Collegen in Sarajewo, Belgrad, Sofia, Constantinopel nnd Athen, welche mir in grossartigster Gastfreundschaft und Collegialität ihre Zeit und Kenntnisse zur Verfügung gestellt und es mir dadurch überhaupt erst ermöglicht haben, meinen Reisezweck zu verfolgen. Eine ganz besonders reiche Gelegenheit zu klinischen Untersuchungen wurde mir in Sarajewo auf der Krankenabtheilung des Herrn Landessanitätsrath Glück und sodann in dem Ambulatorium des Herrn Professor von Düring Pascha in Constantinopel zu Theil. Beiden Herren, welche unermüdlich waren, mir ihre Kranken und ihr von allen Lepraforschern hochgeschätztes Wissen dienstbar zu machen, schulde ich ganz besonderen Dank.

In der interessanten Hauptstadt des bosnisch-herzegovinaschen Landes, dessen landschaftliche Schönheiten und kulturhistorische Eigenthümlichkeiten allein schon eine Reise dorthin lohnen, hat die Oesterreichisch-Ungarische Regierung ein prächtiges Landesspital geschaffen, dessen vortreffliche Lage und moderne Einrichtungen jeden ärztlichen Besucher überraschen müssen, und dessen reichhaltiges Krankenmaterial unter einem in der wissenschaftlichen Welt wohl bekannten ärztlichen Stabe nur das eine Bedauern erweckt, dass diese Anstalt bisher noch nicht Unterrichtszwecken hat dienstbar gemacht werden können. Unter den einzelnen Abtheilungen nimmt diejenige für Hautkrankheiten mit je einem Pavillon für Männer und Frauen und einem wohlausgestatteten Laboratorium eine hervorragende Stellung ein. Da sie auch eine besondere, von den andern abgeschlossene und, wie es scheint, stets gefüllte Abtheilung für Leprakranke umfasst, kann ihr Besuch jedem Lepra-Studirenden nicht dringend genug empfohlen werden, umsomehr, als sie von einem gewiegten Kenner und eifrigen Forscher der Lepra geleitet wird.

Mit den daselbst in aller Ruhe gesammelten Erfahrungen ausgerüstet, ging ich über Belgrad und Sofia, wo keine Leprösen aufzutreiben waren, nach Constantinopel und habe hier meine Studien an einer grösseren Zahl von Kranken der von Düring'schen Clientel unter der nie ermüdenden Hilfe des Letzteren in der grössten Musse fortsetzen können. Leider musste ich aber mit diesen auch abschliessen, da mich eine plötzlich ausgebrochene Krankheit zwang, mein Reiseprogramm wesentlich abzukürzen und auf einen Besuch der Griechischen Inseln zu verzichten, welche, wie ja auch aus dem neuesten Ehler'schen Reiseberichte hervorgeht, noch ein grosses, bisher wenig oder überhaupt nicht studirtes Material von Leprakranken beherbergen. Nur in Athen verweilte ich noch einige Tage, konnte jedoch hier bei der Kürze der Zeit keine weiteren Erfahrungen sammeln, trotzdem mir Herr Dr. Mitafsis in der liebenswürdigsten Weise seine Unterstützung zu Theil werden liess. Zwar soll es hier, besonders seit der Ueberschwemmung Griechenlands mit kretensischen Flüchtlingen, nicht an Leprösen fehlen, sie sind jedoch zerstreut und deshalb für einen durchreisenden Fremden schwer zu erreichen, was umsomehr zu bedauern ist, als Griechenland in einem angeblich sehr glänzend ausgestatteten Leprahause auf der Ebene von Marathon, einer der vielen grossartigen Stiftungen seiner philanthropischen und patriotischen Bürger, eine Stätte besitzt, wo die unglücklichen Kranken ein vortreffliches und sicheres Unterkommen finden könnten. Leider hat sich aber bisher die Regierung noch nicht dazu entschliessen können, ihre Leprösen nun auch wirklich dort zu sammeln. Meine wissenschaftliche Thätigkeit musste sich in der Hauptstadt Griechenlands daher darauf beschränken, einen einzigen mir von Herrn Mitafsis vorgeführten Patienten zu untersuchen, den ich trotz mancher Bedenken für einen Leprösen halten zu müssen glaubte, und dessen Krankeitsgeschichte ich deshalb im Anhang wiedergebe.

Ihren Abschluss fand meine Reise in Paris, wo ich dank dem ausserordentlich freundlichen Entgegenkommen des Herrn Dr. Jeanselme auf den verschiedenen Abtheilungen des Hôpital Saint Louis noch eine grössere Zahl von Leprösen besichtigt habe. Wenn ich dabei auch aus zeitlichen Gründen nur sehr wenige und flüchtige eigene Untersuchungen machen konnte, so gewann ich bei dem Rundgange doch die Ueberzeugung, dass hier — wo aus allen Theilen der Welt Leprakranke znsammenkommen — die Formen der Nervenlepra im Wesentlichen dieselben sind, wie die, welche ich in Bosnien und Constantinopel gesehen habe, dass also die Vermuthung Zambako's nicht recht zutrifft, nach der sich die zwischen ihm und Hansen über diese Krankheit bestehenden Meinungsdifferenzen aus örtlichen Verschiedenheiten erklären liessen.

Entsprechend den bei meinen Untersuchungen befolgten Gesichtspunkten stelle ich in dieser Arbeit die klinische Schilderung der Lepra nervosa in den Vordergrund meiner Betrachtungen, und zwar in der Weise, dass ich nach einer kurzen Darstellung des augenblicklichen Standes dieser Frage über meine eigenen Erfahrungen berichte und im Anschluss hieran, sowie unter Berücksichtigung der Erfahrungen früherer Untersucher die klinische Differentialdiagnose dieser Krankheit gegenüber anderen Nervenerkrankungen, besonders der Syringomyelie, bespreche. Von einer Erörterung der Aetiologie, Pathogenese, Prognose und Therapie glaube ich schon deshalb absehen zu dürfen, weil ich auf diese Punkte nicht meine specielle Aufmerksamkeit gerichtet habe und daher nur längst Bekanntes, überdies erst auf der Lepraconferenz eingehend Besprochenes wiederholen müsste. Und auch von einem näheren Eingehen auf die pathologisch-anatomischen Verhältnisse, welches mir anfänglich nothwendig erschien, habe ich schliesslich Abstand genommen, nachdem erst vor kurzem eine ausführliche Besprechung der einschlägigen Verhältnisse von Babes gegeben ist. Sie sollen deshalb hier nur insoweit Berücksichtigung finden, als es zum Verständniss der klinischen Erscheinungen durchaus nothwendig erscheint.

Indem ich diese kleine Arbeit der Oeffentlichkeit übergebe, benütze ich gerne die mir dadurch gebotene Gelegenheit, der Medizinischen Fakultät der Universität Berlin für die Gewährung eines Reisestipendiums, sowie der hohen Staatsregierung und den einzelnen diplomatischen und konsularischen Vertretern derselben im Auslande für die wohlwollende Unterstützung meiner Studien meinen ganz ergebensten Dank auszusprechen.

Berlin, Kgl. Charité,
im Februar 1899.

Dr. **Max Laehr.**

Inhalts-Verzeichniss.

Seite

Allgemeine Uebersicht über die Entwicklung und den gegenwärtigen Stand der Lehre von der Nervenlepra und ihrer Differentialdiagnose 1

Haut- und Nervenlepra 1
Beziehungen zur Syringomyelie und Morvan'schen Krankheit 4
Differentialdiagnose 6
Herkunft und Wohnort 7
Bacillennachweis 7
Bedeutung des klinischen Symptomenkomplexes 10
Pathologische Anatomie 13
Entwicklung und Ausgang 14

Eigene Untersuchungen 16

Material und Methoden der Untersuchung 16
Krankengeschichten 20
I—VIII (aus Sarajevo) . . . . 20—50
IX—XVI (aus Constantinopel) . . . . . 50—63
Zusammenfassung der bei den untersuchten Kranken festgestellten Erscheinungen 63
Familiäres Auftreten 63
Dauer der Krankheit 64
Lebensalter 64
Haut- und Schleimhautveränderungen 66
Verdickungen der Nervenstämme 70
Muskuläre Veränderungen 71
Sensibilitätsstörungen 74
Veränderungen der Reflexerregbarkeit 79

Seite

Die einzelnen Symptome der Nervenlepra und ihre differentialdiagnostische Bedeutung 81

Veränderungen an der Haut, den Knochen und Gelenken 81
Muskuläre Störungen 85
Empfindungsstörungen 89
Veränderungen der Reflexerregbarkeit 100
Verdickung der Nervenstämme 104
Störungen der sensorischen Funktionen 107
Psychische Anomalien 107

Lokalisation des leprösen Krankheitsprocesses nach den vorliegenden klinischen und anatomischen Erfahrungen 109

Klinischer Theil 109
Anatomischer Theil 113

Differentialdiagnostische Gegenüberstellung der nervösen Erscheinungen bei Lepra und anderen Nervenkrankheiten 132

I. Differentialdiagnose zwischen Lepra nervosa und Syringomyelie 133
II. Differentialdiagnose zwischen Lepra nervosa und Neuritis resp. Polyneuritis (syphilitica) 139

Anhang 147

Benutzte Litteratur 150

Allgemeine Uebersicht über die Entwicklung und den gegenwärtigen Stand der Lehre von der Nervenlepra und ihrer Differentialdiagnose.

Die seit Daniellsen's und Boeck's grundlegender Arbeit gebräuchliche Eintheilung der Lepra in eine tuberöse und anästhetische Form hat auch jetzt noch nicht ihre praktische Berechtigung verloren, wenn man sich an die gewöhnlichen klinischen Bilder dieser Krankheit hält. Man muss sich dabei nur bewusst sein, dass dies eine rein äusserliche Trennung ist, welche nicht für alle Fälle passt und ganz versagt, wenn man tiefer in das Wesen dieser Krankheit eindringt und ihre histologischen Eigenthümlichkeiten in's Auge fasst. Schon die obengenannten Autoren erkannten neben den beiden Haupttypen eine dritte — gemischte — Form an, in welcher Knoten und Anästhesien zusammen beobachtet werden; doch lehnen Hansen und Looft in ihrer bekannten Monographie die Aufstellung dieser besonderen Gruppe deshalb ganz ab, weil „dann jeder Fall von knotiger Lepra eigentlich gemischt genannt werden müsste, jedenfalls nach einigen Jahren des Bestehens, da dann nie Anästhesie fehlt". Andererseits sind genug Beobachtungen bekannt, in denen zu einer anfangs rein anästhetischen Lepra später tuberöse Hauteruptionen hinzukamen. Diese Uebergänge werden verständlich, wenn man die Histologie der verschiedenen Krankheitsprodukte berücksichtigt. Bei beiden Formen handelt es sich um eine bacilläre Invasion der Haut und der tieferen Gewebe, nur kommt es — aus uns allerdings noch unbekannten Gründen — in dem einen Falle zu umschriebenen knotenförmigen Hautveränderungen, in dem anderen dagegen zu mehr flächenhaften Infiltraten mit einer auffallenden Neigung zu rasch eintretenden Vernarbungen und zugleich in relativ frühen Stadien bereits zu Wucherungen innerhalb des Nervengewebes. Aus dieser Eigenthümlichkeit der Wucherungstendenz erklärt sich das verschiedene klinische Verhalten, auf der einen Seite die Knötchenform, auf der anderen die Entwicklung von Flecken und von schweren nervösen Störungen, aus der Gemeinsamkeit des Krankheitserregers hinwiederum aber auch die Neigung zu Uebergängen zwischen beiden. Eine hiervon abweichende Ansicht vertritt allerdings Unna. Er unterscheidet streng eine Haut- und Nervenlepra; erstere führt bei Individuen, deren Haut zur Ansiedelung des Lepra-Organismus disponirt, in Folge unablässiger Vermehrung derselben zu knotigen Geschwülsten, den Lepromen. „Bei anderen Individuen, deren Haut keinen guten Boden für das Gedeihen desselben abgiebt, schlagen die Parasiten den Weg der peripheren sensiblen Nerven ein und erzeugen durch ihr Wachsthum daselbst in der von den Nerven versorgten Haut Parästhesien, Cirkulationsstörungen, Pigmentanomalien und schliesslich nutritive Störungen. Die letzteren (Hypertrophien und Atrophien) können für sich bestehen oder den Boden zu einer sekundären Bacilleneinwanderung abgeben.“ Mit oder ohne Bacillenbefund nennt er sie Neurolepride (cf. Menachem-Hodara) und will sie scharf von den oft damit verwechselten Lepromen getrennt wissen. „Nur ausnahmsweise gehen erstere nach längerem Bestande in letztere über. Wirkliche Mischformen sind viel seltener, als gemeinhin angenommen wird“ (l. c. p. 603). „Am öftesten findet man noch vereinzelte umschriebene Leprome auf flächenhaften Neurolepriden entspringend und subkutane Leprome als Complikation von solchen. Nach Entstehungsweise und histologischer Struktur sind Leprome und Neurolepride vollständig verschieden“ (l. c. p. 121).

Diese Lehre von den Neurolepriden hat aber doch keineswegs eine allgemeine Anerkennung gefunden; die grosse Zahl der Lepraforscher scheint sich vielmehr zu der oben entwickelten Anschauung zu bekennen, indem sie auch in den Haut-Flecken die direkte Folge einer Bacilleninvasion sieht.

Anders steht es mit der Frage, ob es auch Fälle von Nervenlepra giebt, in denen die genannten Flecken ganz fehlen oder wenigstens für lange Zeit vermisst werden, hier würde man dann in der That von einer reinen Nervenlepra sprechen können. Aber auch darüber sind die Meinungen noch durchaus getheilt. Nach Looft, dem sich Dehio vollkommen anschliesst, beginnt die Krankheit immer mit einer Fleckeneruption — nur feinere Hautnerven sind in diesem Stadium verdickt — und die ausgesprochene Affektion der grösseren Hautnerven gehört erst zum zweiten Hauptstadium der Krankheit; später können die Flecken allerdings wieder verschwinden. „Da die Maculae, wie Daniellsen nachgewiesen, eine hervorragende und konstante Rolle im Krankheitsverlaufe spielen", und da sie eine isolirte Erkrankung der Nervenstämme nicht gesehen haben, wählen Hansen und Looft den Namen der Lepra maculo-anaesthetica, welche charakterisirt ist durch von den Leprabacillen direkt hervorgerufene Affektionen der Haut und der Nerven und durch die sekundären trophoneurotischen Affektionen der Muskeln, Knochen und Gelenke, der Haut und Sinnesorgane." Dem gegenüber hält Zambako-Pascha an der Auffassung fest, dass die anästhetische Lepra lange Zeit auch ohne diese Hautaffektion verlaufen könne; und auch für von Düring-Pascha „kann kein Zweifel darüber bestehen, dass nervöse Erkrankungen (sc. lepröser Natur) längere Zeit, ja vielleicht dauernd bestehen können, ohne dass Hauteruptionen vorausgegangen sind" (vgl. auch Arning, Ashmead, Ehlers, Petrini, Pitres-Sabrazès, Rueda, Thibierge). Unna schliesslich, welcher die Nervenlepra in zwei Arten eintheilt, deren eine neben geringer Anästhesie sehr multiforme Exantheme — unter ihnen die Flecken — die andere neben sehr unbedeutenden Exanthemen sehr verbreitete sensible Störungen aufweist und in Folge der letzteren die hochgradigsten trophischen Störungen, bemerkt ausdrücklich, dass bei der letzteren, mutilirenden Form die Exantheme zuweilen vollkommen fehlen, und auch die Fleckenlepra selten in die zweite Form übergeht.

Je mehr die für Lepra charakteristischen Hauteruptionen im Krankheitsbilde zurücktreten, je isolirter sich demnach die nervösen Erscheinungen zeigen, um so schwieriger wird naturgemäss die Erkennung der Krankheit. Denn es ist ohne Weiteres verständlich, dass, wenn der Symptomenkomplex der Nervenlepra sekundär durch eine Erkrankung von peripherischen oder centralen Nervenbahnen bedingt ist, dann die Krankheitserscheinungen denen gleichen oder wenigstens sehr ähneln müssen, welche wir bei gleich lokalisirten Nervenaffektionen ganz anderer Aetiologie beobachten. Die sich hieraus ergebenden Schwierigkeiten der Differentialdiagnose haben in der That bisher noch keine allseitig befriedigende Lösung gefunden, obwohl es an Versuchen dieser Art nicht gefehlt hat.

Das durch die Nervenlepra hervorgerufene Krankheitsbild ist ja seit altersher bekannt und in Europa im Mittelalter mehrfach beschrieben und besungen worden (vgl. Lesser). Auch für die Maler jener Zeiten, in denen der Aussatz verheerend über unseren Continent zog, hatten diese unglücklichen Kranken mit ihren verstümmelten Gliedern, Muskelabmagerungen und Gesichtsveränderungen ein so charakteristisches Aussehen, dass sie auf nicht wenigen Bildern von ihnen verewigt wurden (Meige). Aber nicht nur die äusserlich leicht bemerkbaren Veränderungen, auch die dieser Krankheit so eigenthümlichen Störungen der Hautempfindlichkeit, insbesondere der weitreichende Verlust der Temperatur- und Schmerzempfindung, sind stets als eine Besonderheit der leprösen Erkrankung aufgefasst worden. Die genannten Symptome schienen so charakteristisch zu sein, dass aus ihnen allein die klinische Diagnose gestellt wurde. Und auch jetzt noch hält wohl die Mehrzahl der Aerzte in Ländern, in denen die Lepra endemisch herrscht, derartige Kranke ohne Bedenken für Lepröse. Dies war berechtigt, solange keine anderen Krankheiten mit ähnlichen Symptomen bekannt waren. Seitdem wir aber in den letzten Jahrzehnten Dank dem raschen Aufschwung der neurologischen Specialforschung eine ganze Reihe von Nervenkrankheiten kennen gelernt haben, welche ebenfalls zu Mutilationen, Muskelatrophien und partiellen Empfindungsstörungen Veranlassung geben, ist die Beurtheilung derartiger Krankheitsbilder eine bedeutend schwierigere geworden. Insbesondere ist es eine Krankheitsgruppe, welche durch die weitgehende Aehnlichkeit ihrer klinischen Erscheinungen ganz besonders leicht mit der Nervenlepra verwechselt werden kann. Es ist das die Syringomyelie, welche als anatomische Curiosität zwar schon seit langem bekannt — den Namen gab ihr Ollivier (1824) —, doch erst nach den bahnbrechenden Arbeiten von Fr. Schultze und Kahler (1882) ein grösseres klinisches Interesse gewann, seitdem mit immer grösserer Häufigkeit festgestellt und nach klinischer und anatomischer Seite mit ganz besonderem Eifer studirt wird. Die Erkenntniss von der weitgreifenden Aehnlichkeit dieser Krankheiten veranlasste Fr. Schultze bereits im Jahre 1888, die für jede von beiden charakteristischen Merkmale hervorzuheben. Seine Arbeit war um so verdienstvoller, als sie in den mitteleuropäischen Ländern, in welchen im Laufe der Zeit mit dem scheinbaren Verschwinden der Lepra natürlicher Weise auch die Kenntniss ihrer Krankheitserscheinungen mehr oder weniger verloren gegangen war, die Aufmerksamkeit der Aerzte wieder auf dieselbe lenkte. Die Gefahr lag ja nahe, dass nun, wo das neu entdeckte Krankheitsbild der Syringomyelie in den Mittelpunkt des allgemeinen Interesses trat, umgekehrt die weniger bekannte Lepra übersehen wurde. In der That scheint dies letztere denn auch nicht selten vorgekommen zu sein. Zuerst waren es eine Reihe als Morvan'sche Krankheit bezeichneter Fälle, bei welchen Dank dem unermüdlichen Eifer Zambaco-Pascha's diese Verwechslung sicher festgestellt wurde. Die Schilderungen Morvans über die von ihm als eine besondere Krankheit beschriebene „Panaris analgésique ou paréso-analgésie des extrémités supérieures" veranlassten Zambako, dem als erfahrenen Leprologen die weitgehenden Aehnlichkeiten dieser angeblich neuen Krankheit mit der Nervenlepra auffallen mussten, an Ort und Stelle Nachforschungen anzustellen. Nachdem er 1891 in der Gazette hebdomadaire der Meinung Ausdruck gegeben hatte, dass die als Morvan'sche Krankheit und Syringomyelie beschriebenen Krankheiten meistentheils mutilirende oder nervöse Lepra seien, gewann er im Jahre 1892 auf ausgedehnten Studienreisen durch die verschiedensten Landschaften Frankreichs die Ueberzeugung, dass entgegen der allgemeinen Auffassung die Lepra in Frankreich noch keineswegs verschwunden sei, und konnte dann auch an einer Reihe von Kranken, welche ihm unter den obengenannten Diagnosen vorgestellt wurden, den Nachweis erbringen, dass er verkannte Lepröse vor sich hatte. Nach ihm sind von einer grossen Reihe anderer, speciell französischer Autoren, gleiche Erfahrungen mitgetheilt worden (cf. Zambako). In einigen Fällen gelang es durch nachträgliche Feststellung von Leprabacillen innerhalb von erkrankten Nerven die Irrthümlichkeit der Diagnose ganz unzweifelhaft zu machen (Pitres, Sabrazès). Es ist das um so wichtiger, als sich unter den als verkannte Lepra mitgetheilten Fällen doch manche finden, deren Zugehörigkeit zur Lepra trotz gewisser Wahrscheinlichkeitsgründe noch keineswegs erwiesen erscheint, so z. B. der von Zambako immer wieder herangezogene Fall Chauffard's. Andrerseits muss man doch aber auch zugeben, dass sich bei einer genauen Durchsicht der im Laufe der Jahre veröffentlichten Fälle von Syringomyelie und Morvan'scher Krankheit mehrfach solche Beobachtungen finden lassen, welche nach unsern jetzigen Kenntnissen eine irrthümliche Diagnose wahrscheinlich machen. Es kann nach alledem kein Zweifel darüber bestehen, dass die nervöse Lepra mehrfach verkannt ist, auch von hervorragenden Neurologen, und zwar besonders bei der Diagnose auf Morvan'sche Krankheit. Es ist nun interessant, dass diese Krankheit, deren wesentlichstes klinisches Unterscheidungsmerkmal gegenüber der ihr so ähnlichen Syringomyelie von ihrem Entdecker in dem Vorhandensein einer nicht partiellen, sondern totalen Anästhesie und in dem Vorwiegen von trophischen Störungen gesucht wurde, von Anfang an bei der Mehrzahl der Neurologen wenig Anerkennung gefunden hat. Nach der Beschreibung, welche Morvan von ihr gab, glaubte man sie für identisch mit der Syringomyelie halten zu müssen (Bernhardt, Charcot, Hoffmann, Jolly, Souques), zumal nicht nur die klinischen, sondern auch anatomische Erfahrungen (Joffroy-Achard, Hoffmann, Marinesco, Prouff, Schlesinger) in diesem Sinne sprachen. Und zwar schien die Besonderheit des klinischen Bildes lediglich durch eine mehr auf die mittleren und hinteren Partien des Rückenmarksgrau's beschränkte Lokalisation des syringomyelitischen Krankheitsprocesses bedingt zu sein. Weiterhin zwangen doch aber die bei einer Reihe von Fällen festgestellten Veränderungen peripherischer Nerven, vor allem aber die Erkenntniss, dass gerade unter dem Namen dieser Krankheit mehrfach Fälle von Nervenlepra gegangen waren, zu einer noch vorsichtigeren Beurtheilung. Gegenwärtig steht deshalb wohl die grosse Mehrzahl der Neurologen auf dem Standpunkt, dass sie der Morvan'schen Krankheit die ihr ursprünglich beigelegte Selbständigkeit abspricht und die als solche beschriebenen Fälle zum grossen Theile der Syringomyelie, zum kleineren peripherischen Neuritiden, und unter ihnen in erster Linie der Lepra zurechnet. Man wird daher der von Schlesinger in seinem Moskauer Referate aufgestellten Forderung im wesentlichen beistimmen müssen: „Der Ausdruck Morvan'sche Krankheit ist fallen zu lassen, und soll man nur von einem Morvan'schen Symptomenkomplexe sprechen, der sowohl bei centralen Erkrankungen (Syringomyelie), als auch bei peripherischen Nervenkrankheiten (lepröser Natur*)) auftreten kann."

Die vorstehenden Erörterungen zeigen jedenfalls, dass die Diagnose der Nervenlepra unter Umständen grosse Schwierigkeiten bereiten kann und selbst geübten Beobachtern misslungen ist. Von der Erkenntniss dieser Thatsache ist aber noch ein weiter Weg zu der Anerkennung der von einzelnen Lepra-Forschern vertretenen Behauptung, dass die Differential-Diagnose dieser Krankheiten überhaupt unmöglich sei. Auf neurologischer Seite ist man sich dieser Schwierigkeiten früher nicht recht bewusst gewesen, hat sich aber dann doch nach Fr. Schultze's Vorgang eifrig bemüht, auf Grund

*) Möglicherweise auch noch anderer Aetiologie. (L.)

klinischer und auch anatomischer' Studien die unterscheidenden Merkmale zwischen den leprösen und nicht leprösen Nervenerkrankungen herauszufinden. Wenn nun auch im Laufe der Zeit manche, Anfangs für besonders wichtig gehaltene Gesichtspunkte als weniger bedeutungsvoll bei Seite geschoben werden mussten, so hat doch im Allgemeinen darüber Einigkeit geherrscht, dass hier ganz verschiedene Krankheiten vorliegen, deren Differentialdiagnose zwar schwierig sein kann, aber doch immerhin möglich ist.

Unter den vorher genannten Momenten müssen hier zwei besonders hervorgehoben werden, welchen heutzutage keine ausschlaggebende Bedeutung mehr zuerkannt werden kann, einerseits die Frage nach dem Heimaths- resp. Wohnort des betreffenden Kranken, andrerseits der negative Ausfall einer Untersuchung auf Leprabacillen. Von den ersten Bearbeitern dieser Frage wurde ein besonderes Gewicht darauf gelegt, ob der Kranke aus einer als Lepraherd bekannten Gegend stammte oder wenigstens sich längere Zeit in einer solchen aufgehalten habe; das Fehlen eines derartigen örtlichen Zusammenhanges schien entschieden gegen Lepra zu sprechen. Es bedarf heutzutage keiner längeren Erörterung mehr darüber, um nachzuweisen, dass dieses — von vornherein wegen der Unzuverlässigkeit aller anamnestischen Daten wenig sichere — Argument jeden Werth verloren hat, nachdem in neuerer und neuester Zeit Dank speciellen Nachforschungen auch in solchen Ländern, in welchen der Aussatz schon seit Jahrhunderten ausgetilgt zu sein schien, Lepröse aufgefunden worden sind. Dazu kommt, dass in dem Zeitalter des Verkehrs an jedem Orte ein zufälliges Zusammenleben mit Lepra-Kranken möglich ist.

Viel schwerwiegender ist der zweite, oben erwähnte Umstand. Seit der Entdeckung des Hansen-Neisser'schen Bacillus liegt es ja nahe, in dem Nachweise desselben das punctum saliens der klinischen Diagnose zu sehen. Und in der That wird auch jetzt noch von manchen Seiten dies als das allein entscheidende Moment hingestellt. Demgegenüber muss nun aber leider konstatirt werden, dass im einzelnen Falle das negative Untersuchungsresultat keineswegs dazu berechtigt, Lepra auszuschliessen. Die Erfahrung hat nämlich gelehrt, dass die Bacillen bei den anästhetischen Formen nur eine relativ geringe Ausbreitung innerhalb der Haut erkennen lassen, so dass die mikroskopische Untersuchung eines excidirten Hautstückes selbst bei unzweifelhafter Lepra nicht zu einem Nachweis derselben zu führen braucht. Zwar fand sie

Darier in der grössten Mehrzahl der von ihm untersuchten Flecke, und auch Petrini behauptet, dass man den Bacillus sicher in den tieferen, epidermalen Partien der anästhetischen Haut antreffe, selbst dann, wenn Maculae fehlen. Diesen Erfahrungen stehen aber zahlreiche weniger günstige gegenüber. Während die Bacillen nach Hansen-Looft in den jüngeren Infiltraten der Cutis reichlicher vorhanden sind, werden sie in den älteren Flecken ausserordentlich spärlich. Bei dem vor kurzem beschriebenen Kranken Samgin's, in dessen Haut trotz mehrfacher bioskopischer Untersuchung keine Bacillen entdeckt werden konnten (wie auch bei Pitres, Runeberg), wurden post mortem Leprabacillen unter zehn der Haut entnommenen Stücken nur in zweien gefunden, und zwar nur in frischen Infiltraten, wogegen sie sich in den älteren in Detritus umgewandelt hatten (nach Ziehl noch färbbar) und in den ganz alten weder Bacillen noch Detritus zu finden waren. Bisweilen kann man allerdings auch „in makroskopisch normal aussehender Haut mit vollkommen normaler Sensibilität Infiltrate mit Bacillen finden", wie dies Neisser im Anschluss an frühere Mittheilungen von Dehio, Arning und Tschernogulow bestätigt, aber das sind doch Zufälligkeiten, auf denen sich eine klinische Diagnose nicht aufbauen kann. Auch die von Kalindero empfohlene Methode, in künstlich erzeugten Hautblasen nach Bacillen zu suchen, ist kein zuverlässiges Mittel (Petrini, Pitres-Sabrazès). Babes fand sie auf diesem Wege nur über Lepraknoten. Er giebt ferner an, dass er in Vesikatorien nur dann auf Bacillen traf, „wenn die Blasen vereiterten, und auch dann nur in Fällen, in welchen auch auf anderem Wege Bacillen erhalten werden konnten, namentlich, wo bei Nervenlepra auch aus erythematösen Flecken (Looft) oder beginnenden Verdickungen der Haut Bacillen erhalten wurden". Ebenso erklärt Neisser, „dass der Versuch, die in die Haut eingelagerten Bacillen durch künstliche Eiterung und Blasenbildung der Untersuchung zugängig zu machen, zwar häufig bei tuberösen Fällen gelingt, bei anästhetischen aber auch wieder wegen der geringen Quantität der vorhandenen Bacillen meist resultatlos zu sein scheint". Und auch in den pemphigoiden Eruptionen ist es nur Wenigen, wie Aristidi-Bey und Savas geglückt, Bacillen aufzufinden.

In jüngster Zeit ist von Sticker und Jeanselme die schon von Koch betonte Häufigkeit der leprösen Nasenaffektionen*) be-

*) Wie von Petersen bemerkt, hat bereits 1797 Pfefferkorn die Anschwellung der Nasenschleimhaut als ein Primärsymptom der Lepra bezeichnet.

sonders auch in ihrer differentialdiagnostischen Bedeutung hervorgehoben worden. Nach Glück, dem wir eine sehr gründliche Studie über die Lepra der oberen Athmungs- und Verdauungswege verdanken, wird „durch die Lepra anaesthetica die äussere Nase nicht nur seltener, sondern auch in bedeutend geringerem Grade entstellt“, als durch die tuberose, dagegen kommen bei ihr „an der Nasenschleimhaut ganz ähnliche Veränderungen vor, wie bei den anderen Lepraformen, doch scheint der Process hier langsamer und weniger intensiv vor sich zu gehen“. Er beschreibt die initiale Schwellung und Röthung der Schleimhaut, welche von der Peripherie gegen die Tiefe zu sich theils durch Resorption des Infiltrates und theils durch geschwürigen Zerfall in der Weise zurückbildet, dass sie ihren ursprünglichen Charakter verliert und entweder kutisirt oder narbig verändert wird. Jeanselme betont unter den klinischen Erscheinungen dieser Naseneiterung die Häufigkeit der Coryza und Epistaxis (Neisser) und die leichte Nachweisbarkeit des Bacillus in dem Nasenschleim, hebt aber doch auch hervor, dass letzteres bei der nervösen Form der Lepra gewöhnlich nicht gelingt. Sticker fand „Veränderungen äussersten Grades auch bei Kranken mit reiner Nervenlepra, ohne Leprombildung der Haut“ und vermisste sie bei alter bacillenloser Nervenlepra nur drei Mal. Er legt dabei einen besonderen Werth auf die leichte Nachweisbarkeit des Bacillus im Nasensekret und giebt an, dass, während nur 13 unter 153 Leprakranken deutliche anatomische Veränderungen vermissen liessen, doch bei 9 von diesen in dem Exkret der scheinbar gesunden unteren Nasengänge reichliche Leprabacillen zu finden waren. Diese Erfahrungen fordern selbstverständlich dazu auf, in zweifelhaften Fällen der Nasenschleimhaut eine ganz besondere Beachtung zu schenken, aber eine absolute Sicherheit ist auch hiermit nicht gegeben. Dass sie versagen kann, wurde auf der Leprakonferenz von den verschiedensten Seiten zugegeben und geht ja auch ohne Weiteres aus der Sticker-schen Statistik hervor, der bei 23 von 68 Kranken mit Nervenaussatz nach ein- oder zweimaliger Untersuchung keine Bacillen im Nasensekret fand.

Die von manchen Seiten empfohlene Methode der bacillären Blutuntersuchung, zu der besonders ein von Prusz veröffentlichter Fall mit Morvan'schem Symptomenkomplex und eine Mittheilung Kutznizky's — positiver Befund bei Blutentnahme aus einer normal empfindenden Hautstelle bei Lepra anaesthetica — auffordern, ist noch weniger zuverlässig, als die vorhergenannten. Nach Neisser darf man annehmen, dass unter gewöhnlichen Verhältnissen das Blut Lepröser bacillenfrei ist und nur dann vorübergehend Bacillen enthält, wenn ein perivasculäres Lepra-Infiltrat in das Gefässinnere durchbricht und damit zu einer plötzlichen Ueberschwemmung des cirkulirenden Blutes und bacillären Embolien Veranlassung giebt. Er bemerkt ausserdem, dass man „betreffs der sehr merkwürdigen Widersprüche über den Bacillengehalt im Blute, soweit es sich um Präparate handelt, welche durch Einstiche in die gesunde Haut (!) gewonnen waren, nachzuprüfen habe, ob positive Befunde vielleicht stets aus (wenn auch makroskopisch nicht sichtbaren) Infiltraten stammen und ob sich bei wirklich gesunder Haut stets negative Befunde ergeben".*)

Schliesslich wird von Manchen die partielle Excision eines verdickten Nerven und nachfolgende bacilläre Untersuchung des entfernten Nervenstückes empfohlen. Diese Methode, welche ja von Pitres, Sabrazès, Cramer u. A. mit positivem Erfolge angewandt wurde, ist aber doch höchstens dann zu empfehlen, wenn hochgradige Nervenverdickungen bestehen, also gerade weniger in zweifelhaften Fällen. Andrerseits ist ihr negativer Ausfall doch auch durchaus nicht ein sicherer Beweis, dass keine Lepra vorliegt, da bei der anästhetischen Form die Bacillen auch im Nerven sehr spärlich sein oder ganz fehlen können.

Diese kurzen Bemerkungen waren nothwendig, um darzulegen dass die Bacillenuntersuchung nicht allzuselten versagt und, dass deshalb die Untersuchungsmethode für den klinischen Nachweis der Nervenlepra nur einen beschränkten Werth besitzt. Unter solchen Verhältnissen bleibt uns zur Zeit nur noch die klinische Symptomatologie; alles dreht sich um die Frage, ob diese letztere eine so charakteristische ist, dass man aus ihr allein mit Sicherheit die Diagnose auf Lepra stellen oder aber im anderen Falle mit ebensolcher Bestimmtheit zurückweisen kann. Die Antwort hierauf ist, wie schon in dem Vorwort bemerkt wurde, bisher eine wenig einheitliche gewesen. Einen völlig ablehnenden Standpunkt nimmt noch immer Zambako ein. Für ihn ist eine Trennung der nervösen Krankheitserscheinungen der Lepra von denen anderer

*) Sticker, welcher bei vier sehr anämischen Patienten Leprabacillen im Blute fand, sah mehrere derselben innerhalb von weissen Blutkörperchen, was dafür spricht, dass die Bacillen wirklich im kreisenden Blute waren.

Ursachen unmöglich. Zum Beweise für die Richtigkeit seiner Meinung bemüht er sich neuerdings in seinem grossen Sammelwerke über die Leprösen Konstantinopels und ebenso auch in seinem der Leprakonferenz erstatteten kritischen Referate alle Daten zusammenzutragen, aus denen hervorgeht, dass Muskelatrophien, partielle Anästhesien, trophische Störungen und Mutilationen nicht nur bei der Lepra, sondern auch bei einer grossen Reihe andersartiger Krankheiten beschrieben sind. Er geht in seinen Schlüssen soweit, dass er behauptet, die als Morvan'sche Krankheit, Syringomyelie, progressive Muskelatrophie (typus Duchenne-Aran), symmetrische Gangraen beschriebenen Krankheitsfälle seien in der Mehrzahl verkannt; ja im Besondern sollen nicht nur die Morvan'sche Krankheit, sondern auch die Syringomyelie mit der Lepra mutilans resp. nervosa identisch sein. Auf diesen extremen Standpunkt, zu dem er sich nicht nur aus klinischen, sondern auch aus anatomischen Gründen berechtigt glaubt, sind ihm allerdings nur Wenige gefolgt. Dagegen wird von Vielen die Auffassung getheilt, dass Lepra und Syringomyelie zwar keineswegs identisch sind, ihre klinische Diagnose jedoch unter Umständen unmöglich wird, weil sich das nervöse Krankheitsbild beider vollkommen gleicht. Kalindéro spricht deshalb von einem „Syndrôme syringomyelique", welches mehrfachen nervösen Affektionen angehöre und so auch bisweilen der Lepra, so dass die Diagnose, wenn einzelne bestimmt für oder gegen Lepra sprechende Erscheinungen fehlen, ohne Bacillennachweis unmöglich werden könne. In ähnlichem Sinne äussert sich Delbanco, wenn er sagt, dass die Lepra häufig unter dem Proteusbilde der Syringomyelie auftritt. Von Düring bekennt sich, wenn auch mit grösserer Vorsicht, zu der gleichen Auffassung; er hält es zwar für gewiss, dass „ein fortgesetztes Studium von Seiten der Neurologen uns noch bessere Fingerzeige für die Differentialdiagnose geben wird", aber für den Augenblick werde Jeder zugeben müssen, dass es (sicher seltene) Fälle giebt, in denen die Differentialdiagnose zwischen Lepra und Syringomyelie, besonders in den Fällen des Typus der Maladie de Morvan, unmöglich sein kann, ausser durch die Autopsie. Schliesslich ist hier noch Jeanselme zu nennen, der auf Grund sehr sorgfältiger klinischer und anatomischer Untersuchungen zwar die trennenden Momente dieser Krankheiten scharf hervorhebt, aber doch auch zugiebt, dass für manche Fälle die Diagnose z. Z. noch als unsicher gelten müsse.

Einen bestimmteren Standpunkt nimmt eine andere Gruppe von Lepra-Forschern ein, unter denen ich an erster Stelle Hansen. Looft, Dehio, v. Bergmann nenne, welche die Ansicht vertreten. dass die genannten Krankheiten nicht nur anatomisch, sondern auch klinisch wohl zu trennen seien, allerdings unter besonderer Betonung der von ihnen bei der Nervenlepra nie vermissten Fleckenbildung. Jedoch können nach Looft. dessen Ausführungen sich Dehio vollkommen anschliesst. auch die Spätstadien der Lepra maculo-anaesthetica. wo Flecken nicht vorhanden sind. durch das klinische Bild allein — die Ausbreitung der Anästhesien und Muskelatrophien und Paralysen — sicher diagnosticirt werden.

Mit besonderem Eifer ist man auf neurologischer Seite für die anatomische wie klinische Sonderstellung der Nervenlepra gegenüber anderen Nervenkrankheiten, an erster Stelle der Syringomyelie, eingetreten. Allerdings ist nicht zu verkennen, dass die Abschätzung der klinischen Eigenthümlichkeiten mit der Zeit immer vorsichtiger geworden ist. In der ersten, von Fr. Schultze stammenden Bearbeitung dieser Frage (1888) heisst es: „dass aber in manchen Fällen und in manchen Stadien der Krankheit die Unterscheidung zwischen ihr und der Syringomyelie grössere Schwierigkeiten haben kann, ist gewiss zuzugeben, wenn auch bei genauerer Untersuchung und bei länger fortgesetzter Beobachtung der betreffenden Kranken nach dem jetzigen Zustande unseres Wissens die Differentialdiagnose wohl stets zu machen ist". Vergleichen wir hiermit seine neuesten Bemerkungen über denselben Gegenstand in dem kürzlich erschienenen Lehrbuche der Nervenkrankheiten, so finden wir, dass er zwar denselben grundsätzlichen Standpunkt einnimmt, aber jetzt doch zugiebt, dass in Ausnahmefällen der klinische Symptomenkomplex nicht unbedingt entscheidend zu sein braucht. Er sagt zwar: „In der That ist Lepra und Syringomyelie früher verwechselt worden, und es giebt auch jetzt Autoren, welche trotz aller entgegenstehenden Thatsachen sowohl die Syringomyelie, besonders ihre verstümmelnde Form, als auch die sogenannte Morvan'sche Krankheit, für Lepra erklären. Es ist dies völlig unbewiesen". Er fügt dann aber hinzu: „Typische Fälle von nervöser Lepra sind zwar leicht als solche zu erkennen, aber, sind besonders die Hände befallen, verdickt, verstümmelt, atrophisch und anästhetisch, so können gelegentlich Zweifel über die Natur der Krankheit bestehen. Entscheidend ist die Auffindung von echten Leprabacillen, wobei allerdings zu bedenken ist, dass auch einmal ein Leprakranker zufällig an Syringomyelie erkranken könnte". Auch Schlesinger, welcher bereits im Jahre 1892 auf die Aehnlichkeiten der Empfindungsstörung bei Lepra und Syringomyelie hinwies und dann in seiner bekannten Studie über die Syringomyelie (1895) wiederum diese Uebereinstimmung vieler Symptome betonte, in beiden Abhandlungen doch aber auch die Unterschiede derselben voll würdigte, vertritt in seiner neuesten Publikation (1897) die Auffassung, dass doch in manchen Fällen eine Differentialdiagnose zwischen Lepra und Syringomyelie wenigstens temporär nicht durchführbar sei. Noch vorsichtiger äussert sich Gombault in einem kritischen Referate über Morvan'sche Krankheit, Syringomyelie und Lepra, in welchem er, wesentlich gestützt auf die von Marestang schon 1891 hervorgehobenen differentialdiagnostischen Gesichtspunkte, zwar der Ansicht Zambako's gegenübertritt, dabei aber doch die endgültige Entscheidung dieser Frage noch ganz in suspenso lässt. Viel bestimmter erklärt J. Hoffmann unter Gegenüberstellung der differentialdiagnostischen Besonderheiten: „Die Syringomyelie und Lepra sind zwei klinisch und anatomisch ganz verschiedene Krankheiten". Den gleichen Standpunkt habe ich selbst in einem kritischen Beitrage zur Differentialdiagnose zwischen Syringomyelie und Lepra vertreten. Schliesslich erwähne ich noch Kondriavsky, welcher auf Grund eigener Untersuchungen ebenfalls die klinische Diagnose der Lepra gegenüber der Syringomyelie fast stets für möglich erklärt.

Alle Betrachtungen über die Aehnlichkeiten und Unterschiede zwischen der leprösen und anderen Nervenkrankheiten müssen nothwendig neben dem klinischen Bilde auch die pathologische Anatomie berücksichtigen. Auf letztere hier näher einzugehen, würde den Rahmen der mir für diese Arbeit vorgezeichneten Aufgabe bei weitem überschreiten, und ich kann umsomehr davon absehen, als sich mir an anderer Stelle Gelegenheit bieten wird, die bisherigen Ergebnisse der anatomischen Forschung zusammenzufassen. Ich begnüge mich deshalb mit dem Hinweise darauf, dass, wie es ja auch schon aus den vorhergehenden Erörterungen ersichtlich ist, die anatomische Seite unserer Frage ähnliche Meinungsverschiedenheiten gefunden hat, wie die klinische, nur mit dem Unterschiede, dass die überwiegende Mehrzahl der Forscher, unter ihnen wohl alle Neurologen, mit Hansen, Looft und Dehio darin übereinstimmt, dass die nervöse Lepra von einer Erkrankung der peripherischen Nerven ihren Ausgang nimmt, die Syringomyelie dagegen eine primäre Erkrankung des Rückenmarks ist. Bei weitem weniger Anhänger hat die Auffassung von dem myelopathischen Ursprung der leprösen Nervenerkrankung und die sich darauf stützende Lehre von der Unicität beider Krankheiten gefunden. Eine vermittelnde Stellung nehmen diejenigen an, welche, wie Dyer, als eine der Ursachen der Syringomyelie die lepröse Infektion vermuthen, eine Auffassung, welche in dem Moskauer Referate Schlesinger's dahin beantwortet ist, dass „es nach den anatomischen Befunden bisher nicht bewiesen, ja nicht einmal wahrscheinlich ist, dass der Lepra eine Rolle in der Aetiologie der Syringomyelie zukommt". Ganz anders steht es mit der Frage, ob die Lepra neben den Veränderungen in den peripherischen Nerven nicht auch noch zu solchen innerhalb des Rückenmarks führen kann. Dies muss heute von Jedem, auch von dem eifrigsten Verfechter des peripherischen Ursprungs der leprösen Erkrankung, durchaus bejaht werden. Hier dreht sich der Streit nur darum, welchen von diesen Befunden, den peripherischen oder den centralen, die Bedeutung eines primären Processes zuzuerkennen ist.

Schliesslich seien noch einige Bemerkungen darüber gestattet, welche Vorstellungen wir uns nach dem heutigen Standpunkte unseres Wissens über die Entwicklung und den Ausgang der Nervenlepra zu machen haben. Ueber die Dauer der Inkubationszeit, d. h. über den Zeitraum, welcher zwischen dem Eintritt des Lepra-Bacillus in das seiner Entwicklung günstige Gewebe (Schleimhaut, Haut) und den ersten Manifestationen der Krankheit (Flecke, nervöse Symptome) liegt, ist bisher nur soviel bekannt, dass sich derselbe über Jahre ausdehnen kann. Nicht viel bestimmter sind unsere Kenntnisse über den Ausgang der Krankheit. Wir wissen nur, dass dieselbe einen chronisch-progressiven, sich nicht selten über eine Reihe von Jahrzehnten erstreckenden Verlauf zeigt, und schliesslich durch Complikationen oder durch eine — keineswegs aber regelmässige — Kachexie zum Tode führt. Andrerseits sind aber auch sehr erhebliche Remissionen, ja sogar ein scheinbar vollständiger Stillstand der Krankheit beobachtet worden, indem die Flecken schwanden und nur die — oft sehr erheblichen — Folgen der voraufgegangenen Nervenzerstörung als dauernde Veränderungen zurückblieben. Ob man dann von einer Heilung (Hansen-Looft), oder nur von einem Latenzstadium (v. Düring) sprechen soll, wird sich schwer entscheiden lassen; da niemals neue Exacerbationen ausgeschlossen werden können, wird im einzelnen Falle jedenfalls auch dann die Prognose noch eine durchaus zweifelhafte bleiben müssen. Das Gleiche gilt von den sogenannten „abortiven" Formen der Lepra, für welche Arning und nach ihm Ehlers eingetreten sind. Es soll sich hier um das Auftreten von beschränkten nervösen Störungen (Muskelatrophien und Anästhesien) handeln, welche jahrelang unverändert bestehen bleiben und deshalb die Vermuthung nahe legen, dass die Lepra hier nach schwachen Wirkungen zur völligen Ausheilung gekommen ist. Der Beweis hierfür ist jedenfalls noch nicht erbracht.

Die vorstehenden Ausführungen haben ihren Zweck erfüllt, wenn sie eine allgemeine Uebersicht über die Entwicklung und den gegenwärtigen Stand der Lehre von der Nervenlepra und von ihren Beziehungen zu den ihr klinisch nahestehenden Nervenkrankheiten gegeben haben. Indem ich mich nunmehr in dem folgenden Kapitel meinen eignen Erfahrungen zuwende, hoffe ich damit, wenigstens vom klinischen Standpunkte aus, zu einer Klärung mancher der vorhin bezeichneten Meinungsverschiedenheiten beitragen zu können.

Eigene Untersuchungen.

Material und Methoden der Untersuchung.

Das Material, welches mir zu meinen Studien zu Gebote stand, umfasst im Ganzen ungefähr 40 Kranke. Von diesen entstammen die ersten neun dem Landes-Spitale in Sarajewo, woselbst ich unter weitgehendster Unterstützung des Herrn Primarius Glück und seiner Assistenten, der Herren Chamaïdes, Bodò und Bielchlarek, und Dank den vortrefflichen Einrichtungen der dortigen Lepra-Abtheilung in aller Ruhe und Bequemlichkeit wiederholte und gründliche Untersuchungen vornehmen konnte. Der Werth der hier gewonnenen Krankengeschichten wird dadurch wesentlich erhöht, dass mir die sehr sorgfältig geführten Kranken-Journale mit ihrer detaillirten Anamnese und der sich zum Theil über längere Zeiträume erstreckenden Krankheitsbeobachtung von Herrn Glück in liberalster Weise zur freien Benutzung überlassen wurden. Acht derselben gebe ich hierunter in extenso wieder: der neunte Kranke, der erst am Tage meiner Abreise eintraf und von mir deshalb nur einmal und oberflächlicher untersucht wurde, entsprach in allen wesentlichen Punkten den anderen, genau beschriebenen.

Die mir in Konstantinopel von Herrn von Düring gezeigten Kranken habe ich zum grösseren Theile in seinen Sprechstunden gesehen und dort ungestört mehrmals an verschiedenen Tagen untersucht. Auch hier durfte ich die von von Düring gelegentlich früherer Untersuchungen gewonnenen Daten über Vorgeschichte und bisherigen Krankheitsverlauf benützen. Da es sich bei diesen Kranken nicht um langjährige Insassen eines wohl eingerichteten Krankenhauses, sondern um Patienten handelt, welche ihren Geschäften in der Stadt nachgehen und nur gelegentlich die ärztliche Sprechstunde aufsuchen, beschränkt sich ihre Krankengeschichte selbstverständlich nur auf das Nothwendigste. Sie sind unter No. 9 bis 14 von mir mitgetheilt. Ihnen schliesse ich noch zwei kurze Befunde über lepröse Frauen aus Couscoundjouk (am asiatischen Ufer des Bosporus) an, welche ich unter Führung von Düring's und des dortigen Arztes, Dr. E. Faraggi, in ihren Wohnungen aufgesucht habe. Die anderen, in und um Konstantinopel mir gezeigten — darunter eine alte kleinasiatische Türkin in der Augenklinik des Herrn van Millingen mit ausgedehnten Atrophien und Anästhesien an Armen, Beinen und Gesicht, speciell am Auge, bei der am Tage vorher eine Katarakt-Operation vorgenommen war — konnten aus äusseren Gründen weniger genau untersucht werden, und nehme ich deshalb von einer Wiedergabe des bei ihnen erhobenen Befundes Abstand. Hierzu gehören auch die Insassen des allen Besuchern des Bosporus wohl bekannten Leprosenhauses auf dem Kirchhofe in Skutari. Ueber die mir von Herrn Jeanselme im Hôpital Saint Louis zu Paris freundlichst gezeigten Kranken, welche sich dort aus allen Theilen der Welt, vorzüglich den überseeischen Colonien Frankreichs, zusammengefunden haben, besitze ich gleichfalls keine ausführlichen Aufzeichnungen. Da mir die Zeit fehlte, eingehende Untersuchungen vorzunehmen, beschränkte ich mich auf die Feststellung einzelner mir besonders wichtig erscheinender Symptome und gewann hieraus, sowie aus den Mittheilungen meines lepraerfahrenen Führers die Ueberzeugung, dass der klinische Symptomenkomplex dieser Kranken in allen wesentlichen Punkten dem der im Orient studirten Leprösen entspricht.

Anhangsweise gebe ich dann noch die Krankengeschichte eines aus der Clientel des Herrn Mitafsis in Athen stammenden Kranken, welchen ich trotz mancher Bedenken nach zweimal vorgenommener, wenn auch etwas unvollständiger Untersuchung für einen Leprösen halten möchte.

Bevor ich aber die einzelnen Krankengeschichten bringe, halte ich einige kurze Bemerkungen über die Art und Weise meiner Untersuchungen für durchaus nothwendig, weil hiervon ja in erster Linie der Werth der von mir erhobenen Befunde abhängt. Da ich mit meinen Kranken nur mit Hilfe eines Dolmetschers, dessen Funktionen die mich begleitenden Kollegen freundlichst übernahmen, verkehren konnte und andererseits berücksichtigen musste, dass dieselben ebensowenig geübt waren, sich bei den einzelnen Prüfungen den Absichten des ärztlichen Untersuchers anzupassen, als sich selbst über ihre eigenen Empfindungen genaue Rechenschaft zu geben, wählte ich nur solche Untersuchungsmethoden, welche weder an die Zeit des begleitenden Arztes noch an die Intelligenz, Aufmerksamkeit und Ausdauer des zu Untersuchenden zu grosse Anforderungen stellten. Ich beschränkte mich deshalb auf die allereinfachsten Prüfungen, auch bei der Bestimmung der Sensibilitätsdefekte, obwohl diesen von jeher eine besondere Bedeutung in der Lepradiagnose zuerkannt ist, und feinere Untersuchungen deshalb von besonderem Interesse sein dürften. Für meine Zwecke jedoch genügte die Feststellung, ob leichte Berührungen mit dem Pinsel überhaupt empfunden und lokalisirt wurden, ob ein Druck mit dem Pinselstiel von der blossen Pinselberührung, qualitativ unterschieden wurde, ob Berührung mit kalten und heissen Gegenständen (kühlen oder erhitzten Metallstäben resp. mit kaltem oder heissem Wasser gefüllten Reagenzröhrchen) eine Kälte- oder Wärmeempfindung auslösten, und ob Nadelstiche schmerzhaft empfunden wurden. Am wenigsten Werth wurde dabei auf eine genaue Feststellung der Stärke der Schmerzreaktion gelegt, weil diese bekanntermaassen schon unter gewöhnlichen Verhältnissen ausserordentlichen Schwankungen unterliegt, nicht nur wegen individueller Eigenthümlichkeiten, sondern vor allem auch wegen ihrer durch die Untersuchung selbst bedingten Veränderlichkeit. Dazu kam das Misstrauen und die Aengstlichkeit meiner Kranken, welche in der Mehrzahl schon durch den blossen Anblick der Nadel so erregt wurden, dass eine Häufung schmerzhafter Stiche nicht nur meiner Untersuchung ein plötzliches, unwillkommenes Ende zu bereiten, sondern auch meine Gastfreunde in Misskredit bei ihren Patienten zu bringen drohte. Und, wie der qualitativen Bestimmung der Hautanästhesie, so waren auch ihrer regionären Erforschung bestimmte Grenzen geboten. Jeder, welcher sich mit derartigen topographischen Prüfungen abgegeben hat, weiss, dass dieselben einen ganz besonderen Aufwand von Zeit und Aufmerksamkeit bei Untersucher und Untersuchten erfordern, und dass bei weniger intelligenten Patienten erst nach einer längeren Schulung einigermaassen zuverlässige Resultate zu erwarten sind. Ich habe mich deshalb auch hier von vornherein nicht auf eine minutiöse Abgrenzung der verschiedenen Hypästhesien eingelassen, sondern mich damit begnügt, dieselbe nur insoweit festzustellen, als es für die Differentialdiagnose von besonderem Werth zu sein schien. Gerade hierfür erwies sich die Wiederholung der Prüfung an verschiedenen Tagen als durchaus nothwendig. Noch weniger Veranlassung hatte ich unter den gegebenen Verhältnissen, etwaigen feineren Defekten in der Funktion der Sinnesnerven nachzuspüren. So interessant derartige Prüfungen auch vielleicht gewesen wären, so hätten sie doch die Untersuchung sehr erheblich komplicirt und voraussichtlich auch kaum Resultate von principieller Bedeutung gezeitigt.

Die Untersuchung der motorischen Störungen beschränkte sich auf die Feststellung der sichtbaren Muskelatrophien, der noch erhaltenen resp. herabgesetzten oder aufgehobenen Bewegungsfähigkeit, sowie der mechanischen Erregbarkeit. Dagegen musste zu meinem grossen Bedauern eine genaue Prüfung mit dem elektrischen Strome unterbleiben, da ich es verabsäumt hatte, einen eignen Apparat mitzunehmen, an Ort und Stelle aber keine für eine eingehende Untersuchung erforderlichen Vorrichtungen zur Verfügung hatte. Immerhin habe ich doch einige gröbere Untersuchungen dieser Art anstellen können und glaube auf Grund derselben annehmen zu dürfen, dass auch eine genauere Prüfung keine wesentlich neuen Gesichtspunkte für die Differentialdiagnose ergeben haben würde; ganz abgesehen davon, dass eine derartige Untersuchung voraussichtlich bei der Mehrzahl der Kranken auf unüberwindliche Schwierigkeiten gestossen wäre. Denn schon bei meinen bescheidenen Versuchen offenbarten sie eine so starke Scheu vor dem elektrischen Strome, dass die einfache Annäherung des Apparates zu lebhaften Abwehrbewegungen und Fluchtversuchen Veranlassung gab.

Schliesslich möchte ich noch bemerken, dass die bakteriologischen Untersuchungsresultate nicht von mir selbst, sondern von den Herren gewonnen sind, welche mir die Kranken überwiesen. Von vornherein glaubte ich, von eignen bakteriologischen Untersuchungen Abstand nehmen zu können, da ich es mit solchen Kranken zu thun hatte, welche fast sämmtlich schon lange in ärztlicher Behandlung standen und einer genauen bacillären Untersuchung meist zu wiederholten Malen unterzogen waren. Es wäre also nur ein Glücksfall gewesen, wenn es in den Fällen mit bisher negativem Bacillenbefund grade mir, dem weniger geübten Bakteriologen, gelungen wäre, dieselben zu entdecken. Der wahrscheinlich negative Erfolg wäre ja aber für die Differentialdiagnose ohne alle Bedeutung gewesen.

Die übrigen von mir benutzten Untersuchungsmethoden ergeben sich ohne Weiteres aus den Krankengeschichten selbst und bedürfen deshalb keiner besonderen Besprechung.

Krankengeschichten.

I.

Nedj. Mijanović, Viehhirte aus Prača (Rogatica) griechisch-orthodox, 20 Jahre alt, aufgenommen 9. III. 1898 (cf. Tafel I).

Anamnese: Der Vater stammt aus der Herzogowina, die Mutter aus Masinac, beide leben in Prača und sollen gesund sein. Ihrer Ehe sind mehrere Kinder entsprossen; ein Sohn starb als Erwachsener nach mehr als fünfzehnjähriger Krankheit, die anderen Kinder sind bis auf zwei im Kindesalter an akuten Krankheiten gestorben. Der noch lebende Bruder des Patienten ist angeblich gesund. Die Vermögensverhältnisse sind beschränkte. Der Hausstand besteht aus vier Personen, da der älteste, verwittwete Bruder im Hause lebt. Pat. nährte sich meist mit Vegetabilien, Mais- oder Gerstenbrod, bisweilen mit Käse, Milch, selten mit Fleisch. Fische will er niemals gegessen haben.

Ausser Keuchhusten hat er angeblich keine Krankheiten überstanden. Er datirt sein jetziges Leiden auf fünf Jahre zurück. Es sollen nämlich zu jener Zeit Blasen aufgetreten sein und zwar an den Unterschenkeln, vor allem aber in der Umgegend der Knie. Bis vor einem Jahre fühlte er sich jedoch eigentlich nicht krank. Die jetzigen Erscheinungen leiteten sich mit hochgradigen Schmerzen in den Armen und Beinen ein; ungefähr vierzehn Tage bestand eine andauernde starke Schmerzhaftigkeit. Gegenwärtig klagt er über grosse Empfindlichkeit in den Fingern, Ameisenkriechen, allgemeine Körperschwäche, leichte Ermüdbarkeit und Unfähigkeit zur Arbeit.

Stat. praes. Pat. ist von mittlerer Körpergrösse, mager, von gelblichbrauner Hautfarbe. An beiden Schultergegenden, ferner an der Streckfläche beider Ober- und Vorderarme, in der Glutäalgegend bis zum Kreuzbein, an den Ober- und Unterschenkeln sieht man zahlreiche, mehr oder weniger ausgedehnte, unregelmässig bogenförmige, leicht geschwellte und geröthete Linien, innerhalb welcher die Haut mehr oder minder blass als die der normalen Umgebung erscheint. (In einem excidirten Hautstücke aus solchem Walle wurden später Leprabacillen vereinzelt gefunden.) An beiden Ellbogen, sowie um die Kniee herum, ferner an der Vorderfläche des linken Unterschenkels und in der Gegend des rechten Schulterblattkamms bemerkt man zahlreiche, theils tief braun gefärbte, glänzende, gefaltete, hie und da hypertrophische, theils auffallend weisse, unregelmässig gestaltete Narben. An der Beugeseite der Nagelphalanx der linken grossen Zehe liegt innerhalb einer halbhellergrossen, scharfrandigen, runden, pergamentharten Hautstelle ein linsengrosses, lebhaft geröthetes, mit unterminirten Rändern versehenes Geschwür. Die zweite Zehe trägt eine linsengrosse, eingezogene Narbe. Am äuseren Rande der linken Fusssohle, ungefähr 4 cm unterhalb der Ansatzstelle der fünften Zehe befindet sich innerhalb einer unregelmässigen, runden, ungefähr 4 Kreuzer grossen, pigmentartig verdickten Stelle ein gleiches Geschwür, wie am Hallux. Die Nägel dieses Fusses sind atrophisch, brüchig, hie und da umgekrämpelt. An der Streckfläche des linken fünften Fingers sieht man streifenförmige, glänzende, in der Peripherie braune, im Centrum röthliche Narben.

An der Uebergangsstelle zwischen der häutigen und knorpeligen Nasenscheidewand rechts zeigt die Schleimhaut eine ungefähr kreuzergrosse, geröthete

Stelle, welche leicht blutet; ebenso verändert ist auch die Schleimhaut der linken Nasenhöhle. (Im Nasenschleime keine Bacillen.) Nirgends eine auffallende Verdickung oder Ulceration. Die Schleimhaut der Lippen, des Mundes und des Rachens ist frei, die Stimme klar. Im Larynx, abgesehen von einer mässigen Injektion der Stimmbänder, keine Veränderungen.

Die Inguinal-, besonders aber die Cruraldrüsen sind dattelgross, glatt, hart, nicht schmerzhaft. Die Milz ist nicht vergrössert nachweisbar, nicht palpabel.

Die Haut ist im Gesichte, am Rumpfe und an den Extremitäten trocken, in der Achselhöhle beiderseits feucht. Keine auffallende Wirbeldeformität. Die auf der Abbildung erkennbare leichte Verbiegung ist wohl davon abhängig, dass Pat. sich beim Stehen vorwiegend auf das rechte Bein stützt, um das linke, schwächere und unter der Sohle mit Geschwüren versehene, zu entlasten. Die schiefe Kopfhaltung ist eine künstliche, um die verdickten Halsnerven sichtbar zu machen. Der dritte proc. spin. dors. ist etwas schlechter abzutasten als die übrigen.

Lidspalten und Pupillen sind gleichweit, Licht- und Convergenzreaktion gut vorhanden. Augenbewegungen normal, im Anfang geringes Zucken der Bulbi. Augenbrauen, Cilien, Conjunktiva nicht verändert. Stirnrunzeln, Augenschluss rechts etwas weniger vollkommen als links; im unteren Facialis keine deutliche Differenz, auch Orbicularis oris kräftig, nur wird angegeben, dass das Pfeifen früher besser ging als jetzt. Lippenbuchstaben werden gut ausgesprochen. Die Zunge wird gerade herausgestreckt, allseitig gut bewegt, ohne Tremor, nicht atrophisch. Gaumenbewegung nicht gestört. Kaumuskulatur kräftig. Keine Schluck- und Sprachstörungen. Gaumen- und Würgreflex leicht auslösbar, Masseter-Reflex schwach, Conj.-Reflexe sind zu erzielen, aber nur sehr schwach. Austrittsstelle der N. N. facialis und trigeminus nicht empfindlich. (N. supraorbitalis grade fühlbar.) N. N. auriculares magni beiderseits über bleistiftdick, derb, weithin sichtbar, leicht perlschnurartig; auch der N. subcutaneus colli rechts als federkieldicker Strang fühlbar, links viel dünner, aber auch abzutasten. Diese Nerven sind nicht druckempfindlich.

Brust schmal, flach. Die Hals-, Brust-, Bauch- und Rückenmuskulatur zeigt nirgends eine umschriebene Atrophie, wirkt kräftig. Ebenso die Muskeln des Ober- und Unterarms. Der fünfte bis zweite Finger stehen links in stumpfwinkliger Beugestellung (im ersten Phalangealgelenk), die passive Streckung gelingt nicht vollkommen wegen starker Anspannung der langen Beugesehnen. Rechts leichte Beugestellung des fünften und vierten Fingers. Hypothenar links deutlich atrophisch, in geringerem Grade auch Thenar. Spatia interossea flach, links in etwas höherem Grade. Aktive Opposition des fünften Fingers nur unvollkommen, des ersten links schwächer als rechts. Streckung der Endphalangen links ohne Kraft, rechts etwas besser, besonders schwach die des fünften und vierten Fingers. Spreizen und Schliessen des fünften und vierten Fingers rechts auffallend schwach, der Finger links unvollkommen und ohne jede Kraft, des fünften hier ganz unmöglich. Auch Adduktion des Daumens links nur bei gleichzeitiger Beugung mit einiger Kraft möglich. Handgelenk links schlaffer als rechts. Im Sulcus bicipit. int. beiderseits sind mehrfache dicke Nervenstränge mit umschriebenen Anschwellungen und auch Drüsen zu fühlen, N. ulnaris bis zur Achselhöhle hinauf, am dicksten an der Umschlagsstelle (bis über Bleistift-dick), besonders links auffallend druckempfindlich; dabei Kribbel-

und Schmerzgefühl in den ulnaren Fingern. Auch die N. N. mediani in der Ellbeuge und abwärts derb und bis zum Handgelenk hin abzutasten und sehr empfindlich. N. N. radiales am Oberarm ebenfalls auffallend dick und empfindlich. Auch die subkutanen Nerven an den Armen als deutliche Stränge sicht- und fühlbar. Im Schnitt eines excidirten Hautnerven (N. cutan. medius) finden sich sehr reichliche Leprabacillen. Passive Bewegungen im Handgelenk sind schmerzhaft, scheinbar in Folge der dadurch bedingten Nervenzerrungen. Die Muskeln am Ober- und Unterarm sind nicht druckempfindlich, wohl aber die Interossaeaelmuskulatur. Triceps- und Biceps-Reflexe vorhanden. Zielbewegungen sicher, nicht ataktisch, ohne Tremor und Schütteln.

Beinmuskulatur im Ganzen dünn; keine auffallenden umschriebenen Atrophien. Aktive Bewegungen in Hüften und Knien kräftig, dagegen Dorsalflexion des Fusses, speciell nach aussen, auffallend schwach, besonders links, ebenso die Dorsalflexion der Zehen links, die der ersten und zweiten gelingt überhaupt nicht. Zielbewegungen sicher. Beim Gehen hängen die Fussspitzen etwas herunter; Andeutung von Steppergang. Stehen bei Augenschluss ohne besonderes Schwanken. N. N. peronei beiderseits auffallend dick und druckempfindlich, ebenso N. N. tibial. int. unterhalb des Mall. int. Passiv keine Spannungen. Knie- und Achillessehnenphänomene beiderseits leicht auszulösen, Plantarreflexe dagegen überhaupt nicht; auch kein Zurückziehen nach Stichen. Hoden- und Bauchreflexe vorhanden.

Genaue Prüfungen der Anästhesie sind bei der Unruhe und Aengstlichkeit des Patienten nicht möglich; die wiederholte Untersuchung desselben hat folgendes Resultat gehabt: Im Gesicht Pinselberührung fast stets angegeben, auch vom Stieldruck unterschieden (nur am rechten Oberlid bisweilen Verwechslung); Nadelstiche am rechten Oberlid anfangs nicht schmerzhaft (später auch hier), unter dem Kinn, am äusseren Ohr (vorne und hinten, hier bis über den Ansatz des Sternocleidomastoid. hinaus) auch bei wiederholtem und relativ starkem Reize nicht schmerzhaft. In demselben Gebiete wird auch W und K*) nicht erkannt; nur erstreckt sich die Grenze dieser Störung etwa zwei Querfinger breit weiter nach vorn. Allmählicher Uebergang in's Normale. An der behaarten Kopfhaut, auch am Meat. auditor. int. scheinbar normale Empfindlichkeit.

An den Armen: Berührungen werden häufig unsicher, an der ulnaren Hälfte des Unterarms und der Hand (Dorsum und Vola), an dem fünften bis dritten Finger überhaupt nicht angegeben, oder aber ganz falsch lokalisirt (scheinbar beiderseits in ähnlicher Weise), in demselben Gebiet anfangs Hypalgesie für Nadelstiche; am fünften Finger links auch bei wiederholtem Stechen Analgesie. Im Medianusgebiet eher Hyperalgesie. W und K an den distalen Theilen bis oberhalb des Ellbogens hinauf nicht oder falsch angegeben (an der Innenseite scheinbar noch stärkere Störung, als an der äusseren). Ueber der Deltoidesgegend wieder Hypästhesie, ziemlich scharf mit dem Wall einer sich hier nach der Brust zu erstreckenden Macula. Passive Lageveränderungen im fünften bis dritten Finger links und im fünften rechts gewöhnlich falsch angegeben.

An den Beinen: Berührungshypästhesie, von unten nach oben abnehmend (Stieldruck am Fusse noch bemerkt), Analgesie für Nadelstiche an den Füssen und Unterschenkeln, sowie den Oberschenkeln aussen (nach innen zu von Anfang an eher Hyperalgesie) und hinten; hier endigt die Hypalgesie i. G. ent-

*) W = warm, K = kalt.

sprechend dem Wall einer die ganze Gesässgegend einnehmenden Macula, welche ziemlich symmetrisch liegt, aber rechts doch bedeutend höher geht und unregelmässige, die Mittellinie nicht erreichende Zacken bildet (cf. Abbildung). Eine Ueberempfindlichkeit des Walles lässt sich nicht feststellen. Bis hier hinauf auch Unterempfindlichkeit für W und K, weiter abwärts totale Thermanästhesie. Passive Lageveränderungen in den Zehen werden fast stets richtig angegeben.

Am Rumpf ist keine Empfindungstörung bemerkt worden.

Zusammenfassung: Ein Bruder starb nach 15jähriger Krankheit. Aermliche Verhältnisse. Früher Keuchhusten. Vor 5 Jahren Blasen an den Knieen, seit 1 Jahr Schmerzen in Armen und Beinen, Ameisenkriechen und Ueberempfindlichkeit in den Fingern, allgemeine Schwäche.

In der Schultergegend, an der Streckfläche der Arme, an den Beinen, in der Gesässgegend ausgedehnte pigmentarme Maculae, an der rechten Schulter und dem linken Unterschenkel pigmentirte Narben, an beiden Fusssohlen Geschwüre. Umschriebene Injektion der Nasenschleimhaut. Drüsenschwellungen. Haut trocken, nur unter der Achsel feucht. Leichte Schwäche im rechten Frontalis und orbicul. oculi, auch der Lippenmuskeln. Finger links in Krallenstellung, rechts Beginn derselben, Atrophie und Parese der kleinen Handmuskeln, besonders links. Parese der kleinen Zehenmuskeln und der Peroneus-Gruppe. Conjunktivalreflexe schwach, Plantarreflexe fehlen, Sehnenphänomene an den Beinen leicht zu erzielen. Hypästhesie, zum Theil nur für Temperaturempfindung, am Auge, Ohren, Hals, Schulter, Vorderarme und Hand, an beiden Beinen. Lagegefühlsstörungen im Ulnarisgebiete. Verdickung des N. supraorbitalis (?), auricul. magnus, subcut. colli, der Armnerven, der N. N. peron. und tibiales. Allgemeine Hyperalgesie derselben auf Druck. Lepra-Bacillen in einem Hautnerv am Arm und in dem eine Macula begrenzenden Hautwall gefunden.

II.

Kr. Jure, Freibauer aus Gostovici (Konjica), röm.-kathol., 30 Jahre alt (cf. Tafel II).

Anamnese: Vater lebt, ist gesund, aber schwächlich, Mutter starb an unbekannter Krankheit. Ein älterer und ein jüngerer Bruder und drei Schwestern leben und sind gesund, der erstgenannte und zwei Schwestern sind verheirathet und haben gesunde Kinder. Pat. selbst ist ledig, lebt in seinem Geburtsorte, nährt sich wie die Bosnischen Bauern, hat auch häufig Fische genossen.

Er erinnert sich nicht früherer Krankheiten, weiss auch nichts von einer etwaigen geschlechtlichen Erkrankung.

Seine Krankheit wurde zuerst 1893 bemerkt. Der Zeigefinger der rechten Hand schwoll an und verlor innerhalb eines halben Jahres sein Endglied. Ueber die weitere Entwicklung seines Leidens konnten keine näheren Angaben gewonnen werden. Im Februar 1896 wurde er zum ersten Male in das b.-h. Landesspital aufgenommen. Aus dem damaligen sehr ausführlichen Status seien hier nur kurz die hauptsächlichsten Symptome hervorgehoben. Kräftiger Körperbau, guter Ernährungszustand. An der Haut des Nackens und Rumpfes zahlreiche unregelmässig kontourirte, in der Hautebene gelegene, pigmentlose, pigmentarme, z. Th. auch stärker pigmentirte Stellen (so besonders eine neben dem linken inneren Schulterblattrande), daneben noch eine Reihe von follikulären, in Eiterung begriffenen Knötchen.

An der Gesichtshaut ausser Blatternarben keine Veränderungen. Die geschlossenen Augenlider zittern ununterbrochen. Die rechte Nasolabialfalte flacher, der rechte Mundwinkel tiefer als die der linken Seite. Mund- und Rachenschleimhaut blass, an der des linken Nasenflügels ein S-förmiger, mit gelben Borken bedeckter, leicht blutender, flacher, scharf begrenzter Defekt. Kieferdrüsen beiderseits hart, beweglich. Beim Herausstrecken der Zunge feines Zittern bemerkbar.

An der Hinterfläche der Unterarme eine spindelförmige, über handflächengrosse, leicht das Niveau überragende, sepiabraune, glänzende, schuppende Narbe, innerhalb welcher mehrere unregelmässig geränderte Stellen von nahezu normaler Haut liegen. Ueber beiden Ellbogen handflächengrosse, mit grauen dicken Schuppen bedeckte, derbe, flache Hautinfiltrate. An beiden Oberarmen einzelne Vitiligoflecke. Rechts: An der Basis des Daumens eine längliche, spindelförmige, mässig dicke Narbe. Der Nagel ist bis auf zwei kleine Rudimente geschwunden, das Nagelblatt atrophirt, die Kuppe wie nach Panaritium verbildet. Am Zeigefinger fehlen das zweite und dritte Glied ganz, die Narbe am Stumpfe ist glatt und weich, wie nach einer Enukleation. Am ersten Gliede zwei mit Krusten bedeckte Defekte. Der fünfte Finger verjüngt sich spindelförmig nach vorn, das Basalgelenk ist mässig aufgetrieben, Haut hier geröthet, schuppend, am ulnaren Rande ein scharfrandiges, wenig secernirendes Geschwür, das Endglied ist hakenförmig nach aussen verbogen, unbeweglich, nur noch das Rudiment einer Phalanx. Die Muskulatur des Thenar und Antithenar ist nahezu ganz geschwunden, die der Interossealräume abgeflacht. — Links: Am Interphalangealgelenk des Daumens ein linsengrosser, leicht ulcerirter, z. Th. mit verdickter Epidermis bedeckter Knoten. Am Rücken des Mittelfingers über den beiden Gelenken erbsengrosse Blasen ohne Hof. Umfang des Antithenar hat vielleicht etwas abgenommen, ebenso der der Interossealmuskulatur. — Eine Cubitaldrüse rechts geschwellt. Nervus ulnaris beiderseits federkieldick vom Olekranon aus nach oben bis zur Mitte des Oberarms zu verfolgen.

In der rechten Glutäalgegend sechs unregelmässig gruppirte thaler-, bis handflächengrosse, flache, weisse mit dünner, gefalteter Epidermis bedeckte Narben, davon drei scharf, aber ungleichmässig kontourirt, mit dunkelpigmentirtem Rande, einzelne zeigen im Centrum keloidartige Verdickung. Am rechten Oberschenkel aussen ausgedehnte, unregelmässige schiefergraublaue Hautnarben mit verdünnter leicht glänzender gefalteter Epidermis. Am rechten Knie bisquitförmige 8 cm lange, 4 cm breite, tiefe, z. Th. von Epidermis entblösste Hautinfiltrate; die Reteschicht drüsig, scharlachroth, wenig secernirend; in der Umgebung stark verdickte Epidermis, violettroth, ungleichmässig infiltrirt, mit einzelnen knotenförmigen Verdickungen. Am rechten Unterschenkel zieht nach unten eine strangartig gewulstete, hakenförmig gekrümmte Narbe. Links über der Kniegegend Haut ungleichmässig, braunbläulichroth, uneben, scheinbar narbig verändert, mit scharfrandigen Verdickungen, am Unterschenkel zwei ovale braunrothe schuppende Felder. An den Tibiae keine Knoten; die Fussrücken sind leicht gedunsen, wie bestaubt, rechts mit einer runden flachen Narbe. Rechts sind die Zehennägel ungleichmässig verdickt, links fehlen sie fast ganz; vom Nagelglied der zweiten Zehe ist nur noch ein kegelförmiger Stumpf vorhanden, die Kuppe der dritten ist verdickt. Am inneren Rande und an der Basis der ersten Zehe bohnengrosse, oberflächliche, mit verdickter Epidermis bedeckte Defekte. Inguinal- und Cruraldrüsen multipel bis Dattelgrösse vergrössert, hart beweglich.

An den pigmentlosen Stellen ist das Gefühl stark, an den Narben gänzlich geschwunden. Lokalisation hier falsch, Temperaturempfindung an einzelnen Stellen stark herabgesetzt. Kniephänomene gesteigert.

Pat. erhielt Sublimat-Umschläge (1:3000). Im Laufe der Behandlung stiess sich die nekrotische Haut ab, die Defekte überhäuteten sich. Am 20. März wurde rechts in der Handfläche, zwischen Daumen- und Kleinfingerballen, eine thalergrosse, eitergefüllte Blase und aussen am linken Knie eine pralle, seröse Blase, am 7. April zwei taubeneigrosse, klare gespannte einkammerige Blasen an der Basis des rechten Daumens, am 5. Mai an der Nagelphalanx des letzteren (bohnengrosse, blauschwarze, trockene, brettharte Kuppe) und am Mittelglied des rechten Zeigefingers je eine bohnengrosse von gleicher Beschaffenheit bemerkt. Dieselben liessen nach Berstung einen flachen unregelmässigen Defekt zurück, welcher sich allmählich wieder überhäutete.

Am 19. April waren alle Defekte überhäutet bis auf einen ganz oberflächlichen Defekt am linken Mittelfinger und eine am rechten Glutaeus vorhandenen Blase; das Allgemeinbefinden sehr gut. Pat. wurde aus Familienrücksichten gebessert entlassen.

Zweite Aufnahme am 10. II. 1898.

Die Untersuchung ergiebt folgende Veränderungen gegenüber dem vorjährigen Status: Am Kopf keine Besonderheiten, nur linksseitiger Lagophthalmus. Facialis erscheint im Uebrigen normal. Nasenschleimhaut etwas mit Borken belegt. Untersuchung des Nasenschleims auf Lepra-Bacillen negativ. N. auricularis magnus beiderseits deutlich verdickt, links bei entsprechender Kopfhaltung sichtbar. Laryngoskopisch: Aryknorpel etwas geschwellt. Linkes Stimmband strichförmig injicirt.

Am linken Ellbogen innerhalb eines schwieligen Infiltrates ein 1 Guldenstück grosses, schlaff granulirendes, wenig secernirendes Geschwür; an der Ulnarseite des rechten Unterarms fast in seiner ganzen Länge ein 1—3 cm breiter, unregelmässig begrenzter, flachrandiger Defekt, welcher das Corium blosslegt, und dessen Entstehung aus konfluirenden Pemphigusblasen deutlich erkennbar ist. Krallenhand links. Hier beginnt der Mittelfinger zu mutiliren, sein Nagel ist bis auf einen ganz geringen Rest geschwunden. Ueber der Grundphalanx des stark verdickten Zeigefingers eine eingetrocknete Blase.

An der Aussenfläche des linken Oberschenkels ein hühnereigrosses, mit frisch rothen Granulationen bedecktes Geschwür. An beiden Kniegelenken, deren Haut durch violette oder blassrothe, schuppende, hypertrophische Narben fast ganz substituirt ist, je drei bis 1 Guldenstück grosse, atonische, aber in Benarbung befindliche Geschwüre. Beiderseits symmetrische, links gegen früher vielleicht weniger starke Verdickung des Unterschenkels. Links an Stelle des enukleirten Hallux ein wallnussgrosser, aktiv etwas beweglicher Hautwulst, die übrigen Zehen hochgradig mutilirt, von den Phalangen der dritten und vierten Zehe sind ebenfalls nur noch Weichstümpfe erhalten. Rechts sind die Zehen viel weniger verändert, die vierte steht dorsalflektirt aus dem Metatarso-Phalangealgelenk herausgehoben, ihre Grundphalanx fehlt scheinbar; an der Kuppe des Hallux ein flaches, hellergrosses Geschwür, das in einem Clavus von fast Guldengrösse concentrisch eingebettet erscheint.

Oberflächliche Sensibilität an den Beinen bis zur Mitte des Oberschenkels und an den Armen bis zur Mitte der Unterarme sehr tief herabgesetzt, am Hand- und Fussrücken hochgradige Anästhesie.

Im weiteren Verlaufe (Burow'sche Lösung, Airolsalbe) reinigen sich die Geschwüre und beginnen sich zu schliessen. Temperatur normal, nur am 15./2. Abends bis 38,9°. Untersuchung des Belages der Geschwüre und des Blaseninhaltes auf Lepra-Bacillen stets negativ.

Wiederholte Untersuchung Mitte März 1898.

Kräftig gebauter, leidlich gut genährter Mann.

Die Pupillen sind mittel- und gleichweit, werden bei Lichteinfall und Convergenz enger. Keine groben Sehstörungen. Augenschluss rechts sehr schwach, links unvollkommen, dabei anhaltendes feines Muskelzittern, Frontalis und Corrugator supercilii funktioniren, letzterer links wenig energisch, auch unter Zittern. Die Lippen werden wenig gehoben, die einzelnen Mundbewegungen ungeschickt, besonders rechts mangelhaft, dabei ebenfalls Zittern. Mundschluss relativ schwach. Pfeifen schlecht. Die Zunge ist nicht atrophisch, funktionirt gut, zittert etwas beim Herausstrecken. Gaumenbewegungen nicht beeinträchtigt. Gaumen- und Würgreflex leicht auszulösen. Conjunktivalreflex rechts sehr schwach, links fehlend. N. supraorbitalis auffallend gut zu fühlen, bis zur Mitte der Stirn als derber Strang zu verfolgen, rechts noch besser als links, nicht druckempfindlich. N. auricularis magnus links als derber, dicker Strang sicht- und fühlbar, nicht empfindlich, rechts nur fühlbar; auch N. N. subcutan. colli sind gut abzutasten.

Haut der Extremitäten trocken. An den Fingern und Zehen ausgedehnte Mutilationen. Von denen der rechten Hand ist nur der Mittelfinger erhalten, dieser ist im ersten Phalangealgelenk stumpfwinklig gebeugt, im Metakarpo-Phalangealgelenk leicht überstreckt. Links Krallenstellung aller Finger. Rechts Subluxation und Verdickung des Handgelenks. Passive Beweglichkeit in denselben ist abnorm leicht, auffallend unempfindlich, dabei Krachen fühlbar. Beiderseits erhebliche Atrophie im Bereich der Mm. interossei, des Antithenar und Thenar, Bewegungsausfall in den beiden erstgenannten; der Daumen wird rechts nur noch sehr unvollkommen, links besser opponirt. N. ulnaris beiderseits bleistiftdick und derb, von der Umschlagsstelle weit nach oben und unten hin zu verfolgen, rechts ist auch stärkerer Druck nicht empfindlich (dabei kein Kribbelgefühl in den Fingerspitzen), links ist derselbe etwas empfindlich und löst auch ein Kribbelgefühl in den Fingern aus. N. N. mediani und radiales sind etwas druckempfindlich, Druck auf das Spatium interosseum primum beiderseits schmerzhaft. Sehnen- und Periostreflexe am Unterarme leicht zu erzielen, ebenso der Palmarreflex rechts. Passive Bewegungen begegnen in den Extremitäten keinen Spannungen. Ausgedehnte elephantiastische Verdickung der Haut an Füssen und Unterschenkeln. Weitgehende Verstümmelungen an den Zehen. Vierte Zehe rechts in Ueberextensionsstellung. Einzelbewegungen der — verstümmelten — Zehen ausserordentlich mangelhaft, die des Fusses, der Unter- und Oberschenkel kräftig, Zielbewegungen sicher. Beim Stehen mit Augenschluss geringes Schwanken. Kniephänomene deutlich, ohne Nachzittern, die der Achillessehne vorhanden, eher schwach. Kein Fussklonus. Dagegen fehlt der Fussreflex, auch nach Stich tritt kein Zurückziehen ein. Die Hoden- und Bauchreflexe sind leicht auszulösen, N.N. tibiales und peronei nicht druckempfindlich.

Ueber den Augenlidern und in der weiteren Umgebung der Augen Berührung mit dem Pinsel bisweilen nicht angegeben, häufiger von leichtem Stieldruck nicht unterschieden (stärkerer Druck überall prompt erkannt). Im Bereich dieser Hypästhesie, rechts bis zur Mitte der Stirn, nach unten bis zur Unterkiefergegend, nach aussen über den grössten Theil der Backe, links in etwas engeren Grenzen, weiterhin auch an den Ohrmuscheln oben, vorne und hinten, Hypalgesie für Nadelstiche und Thermohypästhesie (K = warm, W = warm, oder häufig als „undeutlich" bezeichnet), im übrigen Hautgebiet, besonders an dem Ohrläppchen und Meatus auditor. ext. eher Hyperalgesie; diese zeigt sich auch in dem hypalgetischen Gebiet des Gesichts nach häufig wiederholtem Stechen.

Im Bereich der oben beschriebenen Vitiligoflecken des Rumpfes und Nackens, welche besonders in den seitlichen Partien zu grossen unregelmässigen Flecken konfluiren, nach der Mitte, spec. der Wirbelsäule zu in isolirteren kleineren Plaques bemerkbar sind, werden Pinselberührungen meist, aber nicht regelmässig angegeben, öfters als Stieldruck bezeichnet, leichte Nadelstiche nicht schmerzhaft, Temperaturdifferenzen, besonders kalte Berührungen, schlecht erkannt. Während die Hypalgesie mit der Grenze der Flecken zusammenzufallen scheint, geht die Thermohypästhesie unzweifelhaft noch etwas über dieselben hinaus. Soweit die Flecken fehlen, insbesondere nahe der Wirbelsäule keine Empfindungsstörungen.

An den Extremitäten bis zur Grenze der Vitiligo (Glutäalgegend, Schultern) W häufig nicht, K überhaupt nicht erkannt, dasselbe am Scrotum; dagegen werden in der fleckenfreien Inguinalgegend richtige Angaben gemacht. Starke Hypalgesie bis zur Wurzel der Gliedmaassen, an den distalsten Theilen alle Störungen am intensivsten; erst am Oberarm und Oberschenkel sind tiefe Stiche schmerzhaft. Berührungshypästhesie in gleicher Weise; starker Stieldruck wird nur an den Fusssohlen nicht bemerkt, aber auch an Händen und Füssen leidlich lokalisirt. Passive Lageveränderungen in den Fingern der linken Hand werden richtig empfunden. Starke Faradisation der Haut erst am Oberarm und Schenkel schmerzhaft, unten nicht.

Pat. sträubt sich lebhaft gegen eine elektrische Untersuchung. Die des Orbicularis oculi ergiebt jedenfalls soviel, dass die Reizbarkeit für den faradischen Strom mindestens sehr stark herabgesetzt ist, bei direkter Reizung links und langsamer Unterbrechung (an der Haut) eine träge Zuckung erfolgt.

Milz nicht vergrössert nachweisbar.

Zusammenfassung: Im Jahre 1893 Anschwellung und Mutilation des rechten Zeigefingers. Im Februar 1896 an Nacken- und Rumpfhaut zahlreiche pigmentarme Maculae. Narben, derbe Hautinfiltrate, pigmentfreie Flecken an beiden Armen und Beinen. Mutilationen und Geschwüre, Blasen- und Knochenatrophien an Fingern und Zehen beider Seiten. Haut am Fussrücken gedunsen. Nagelverdickungen. Atrophie der kleinen Handmuskeln rechts hochgradig, links im Beginn. Verdickung beider N. N. ulnares. Multiple Drüsenschwellungen. Hypästhesie, besonders für Temperaturempfindung, im Bereich der Flecken und der Narben. Lebhafte Kniephänomene. Ulcus an der Nasenschleimhant. Schwäche im Facialisgebiet.

Im Laufe der nächsten Monate unter Sublimatumschlägen allmähliche Ueberhäutung der Defekte; mehrmals Pemphigus-Eruptionen an den Fingern der rechten Hand und am linken Knie.

Februar 1898. Lagophthalmus links. Ulcera an beiden Unterarmen, Oberschenkeln, Knien und rechtem Fuss. Beginnende Mutilation des Mittelfingers, weitgehende der Zehen, besonders links. Hypästhesie an oberen und unteren Extremitäten, etwa von der Mitte ab, distalwärts an Intensität zunehmend.

März 1898. Ungleichmässige Paresen im Facialisgebiet beiderseits, besonders der Orbiculares. Haut der Extremitäten trocken. Finger in Krallenstellung. Arthropathie des rechten Handgelenks. Atrophie und Parese in den kleinen Handmuskeln, links weiter vorgeschritten als rechts. Ausgedehnte elephantiastische Hautverdickung an den Unterschenkeln. Atrophie der kleinen Fussmuskeln. Träge galvanische Zuckung im Orbicularis oculi. Hypästhesie der Haut für alle Qualitäten, besonders für Temperaturempfindung: in der Umgebung der Augen, an dem unteren Theil der Stirn und über den Backen, an dem oberen Theil der Ohrmuscheln, desgleichen an den Extremitäten, distalwärts an Intensität zunehmend, und am Rumpf, aber hier nur im Bereich der Maculae. Die Thermohypästhesie schneidet mit der Grenze der Flecken nicht scharf ab. Reflexe an Oberextremitäten lebhaft, an den unteren nicht verstärkt. Fehlen des Plantar- und Stichreflexes: Schwäche resp. Fehlen des Conjunktivalreflexes.

Verdickung der N. N. supraorbitales, auriculares magni, subcut. colli, ulnares. Druckunempfindlichkeit des rechten N. ulnaris und der Unterschenkelnerven. Druck auf Spatium inteross. I manus empfindlich. Leprabacillen im Nasenschleim, dem Geschwürbelag und im Blaseninhalt bisher nicht gefunden.

III.

Nav. Vid, Diener aus Kola (Banjaluca), 19 Jahre alt, griechisch-orthodox.

Anamnese: Der Vater starb 1891 an unbekannter Krankheit, die Mutter in den Kinderjahren des Patienten. Von den Grosseltern lebt noch der Grossvater väterlicherseits. Dieser ist gesund. Ein Bruder und drei Schwestern starben als Kinder, ein älterer, lediger Bruder lebt in Kola und ist gesund. Weitere Anverwandte sind nicht bekannt. Pat. lebt in ärmlichen Verhältnissen, hat sich vorwiegend von Vegetabilien genährt.

Seine Krankheit soll seit etwa 1890 bestehen, sie begann mit Blasenbildung, welche sich meist auf die Fersen und Zehen beschränkte. Nach und nach bildeten sich an verschiedenen Stellen des Fusses und Unterschenkels Geschwüre; die meisten davon vernarbten, eines führte zum Verlust der grossen Zehe, andere zur Verbildung der übrigen Zehen am rechten Fusse. Im Jahre 1894 war an der Aussenfläche des rechten Oberschenkels ein tiefer Abscess entstanden, dieser barst nach mehreren Wochen und liess eine Narbe zurück. Im Herbst 1896 befürchtete Pat., dass das Leiden vom Unterschenkel weiter nach aufwärts schreiten würde, und glaubte diesem Fortgange dadurch Einhalt gebieten zu können, dass er den rechten Unterschenkel etwa 10 cm oberhalb der Knöchel mit einem dünnen Strick sehr fest umschnürte. Dieser schnitt tief ins Fleisch ein und liess eine cirkuläre Narbe zurück. Seit Jahren soll in der Fusssohle und in den Zehen ein bamstiges Gefühl bestehen und in jedem Sommer mehrmals ein Fieberanfall aufgetreten sein. Im Jahr 1897 will er einen Typhus durchgemacht haben.

Stat. praesens. Mai 1897: Mässig grosser, gracil gebauter Mann, im mittleren Ernährungszustande. Haut etwas schlaff. Sichtbare Schleimhäute blass. Die inneren Organe ergeben mit Ausnahme der Milz einen normalen Befund. Letztere ist bedeutend verbreitert, ragt mit ihrem unteren Pol bis nahe an die Nabelgegend, ist derb fühlbar. Die Leber ist perkutorisch und palpatorisch nicht verändert nachweisbar. Im Bereiche der Gehirnnerven keine Störungen.

Das rechte Bein ist schlaffer, als das linke, Ober- und Unterschenkel erheblich dünner als der linke. Ca. 4 Querfinger unterhalb des rechten Trochanter sieht man an der äusseren, hinteren Fläche des Oberschenkels eine 5 cm lange, 3 cm breite, elliptische, etwas eingezogene Narbe, welche sich mit der Muskulatur verschieben lässt. Der rechte Unterschenkel ist dunkler pigmentirt, als der linke, trägt an der Innenseite eine kindshandtellergrosse, flache, strahlige, pigmentlose Narbe, welche an den Muskel fixirt ist. Die Haut ist hier verdickt, infiltrirt, stellenweise hyperämisch, kann nicht in Falten abgehoben werden. 12 cm oberhalb des Malleolen verläuft cirkulär eine 2 cm breite, flache Narbe, welche in der Mitte eine strangartige violett-rothe Wulstung enthält. Die Umgebung des Talokruralgelenks ist diffus geschwollen — Umfang an den Fussballen gemessen 20,5 rechts, links 24 cm — die Malleolen sind verbreitert und verdickt, der Fuss steht in leichter Equino-Varusstellung, sein tarsaler Antheil hat die Form eines stumpfen Kegels, auf welche die Stümpfe der Zehen aufgesetzt sind. Die ganze Plantarhaut ist durch ein blassroth gefärbtes Narbengewebe substituirt; innerhalb desselben befindet sich ein 5 $^1/_2$ cm langes, 3 cm breites Geschwür, dessen stellenweise unterminirte Ränder von der aufgeworfenen und verdickten Epidermis gebildet werden. Sein Grund ist ziemlich glatt, trägt schlaffe Granulationen, ist stellenweise mit einer festhaftenden Eiterschicht bedeckt; die Sekretion scheint gering zu sein. Der Hallux ist im Tarsophalangeal-Gelenk wie enukleirt und mit glatter Vernarbung ausgeheilt. Plantarwärts findet sich ein dem früher beschriebenen ähnliches, hellergrosses Geschwür. Die Endphalanx der zweiten Zehe fehlt; letztere ist rechtwinklig gekrümmt und trägt an der Kuppe eine bohnengrosse, nekrotische, fluktuirende Stelle. Von der dritten Zehe ist nur die Grundphalanx vorhanden. Die vierte ähnelt der zweiten, die fünfte desgleichen, besitzt aber noch einen Nagel. Am Ansatz der zwei letzten Zehen befindet sich dorsalwärts ein überlinsengrosser, in Uebernarbung befindlicher Defekt.

Die Kniephänomene sind beiderseits gesteigert, rechts stärker als links. Die mikroskopische Untersuchung des Belages resp. der Granulationen des Geschwüres am Dorsum des Fusses ergiebt nichts Charakteristisches, insbesondere keine Lepra-Bacillen.

Am rechten Unterschenkel Herabsetzung der Berührungsempfindlichkeit, am rechten Fussrücken bis zum Sprunggelenk taktile Anästhesie; verlangsamte Schmerzempfindung an der rechten Fussohle, Thermanästhesie bis zum Knie hinauf.

Weiterer Verlauf: Im August 1897 ist das Geschwür an der Basis des Hallux-Stumpfes vernarbt; an der Oberfläche des Ulcus der Planta hat sich ein nekrotischer, noch festsitzender Schorf von mehreren mm Dicke gebildet; im Oktober werden die Ränder desselben mit scharfem Löffel abgetragen, der Grund paquelinisirt; im November zeigt sich der Geschwürsgrund nach Abstossung der Borke mit wenigen schlaffen Granulationen bedeckt; im Januar ist noch keine Vernarbung eingetreten. An der Vorderfläche des Unterschenkels bilden sich inmitten einer handtellergrossen gerötheten Hautpartie eine Reihe von Blasen; in 10 Tagen ist die Haut wieder normal.

Im Oktober 1897 trat einmal unter Schüttelfrost eine plötzliche Temperatursteigerung auf 40° ein (Pat. erhielt Chin. sulf. 3 × 0, 5).

März 1898: Allgemeinbefinden nicht gestört. Leidlicher Ernährungszustand. Fussgeschwür noch nicht vernarbt. Keine besonderen Klagen.

Lidspalten und Pupillen gleichweit; auf Lichteinfall und Convergenz tritt Verengerung der letzteren prompt ein. Bulbus-Beweglichkeit nicht behindert. Im Facialisgebiet sind keine Besonderheiten zu bemerken; beim Zeigen der Zähne hebt sich die linke Oberlippe etwas stärker als die rechte. Augenschluss kräftig, Pfeifen gelingt gut. Die Zunge und der Gaumen nicht paretisch. Würg- und Gaumenreflexe sind leicht zu erzielen, ebenso der Conjunktivalreflex, der des Masseters ist nicht gesteigert. Verdickte Halsdrüsen beiderseits fühlbar N. auricul. magn. beiderseits deutlich zu fühlen, auch sichtbar. N. supraorbitalis rechts besser abzutasten, als links, nicht empfindlich.

An den oberen Extremitäten ist keine Atrophie bemerkbar, die Mobilität ist eine gute (keine Ataxie, kein Tremor). Schnittnarbe über dem ersten Spat. inteross. rechts, dadurch ist die Beweglichkeit des Daumens etwas behindert. N. ulnaris beiderseits druckempfindlich, ist links vielleicht etwas dicker als rechts, sehr leicht mechanisch erregbar. Die übrigen Armnerven sind nicht auffallend empfindlich.

Starke Mutilationen der Zehen rechterseits (cf. vorhergehenden Status). Am Unterschenkel elephantiastische Verdickung der Haut, Narben und Pigmentirungen. Auch am linken Unterschenkel oberflächliche, gefelderte Narben mit unregelmässig gezackten Grenzen. Die Haut ist trocken. Das rechte Bein ist i. G. erheblich dünner, als das linke. Die aktiven Bewegungen in Knie und Hüfte sind auch rechts kräftig. Im Fuss- und in den Zehengelenken werden rechts aktiv keine Bewegungen ausgeführt (auch die passive Beweglichkeit ist in Folge der mechanischen Hindernisse nur sehr mangelhaft möglich). Zielbewegungen nicht ataktisch. Die Kniephänomene sind beiderseits leicht auszulösen, links bisweilen etwas stärker; das der Achillessehne fehlt rechts. Kein Patellar —, kein Fussklonus. Der Plantarreflex ist nur links auszulösen, fehlt rechts konstant. Cremaster-, Bauchreflexe sind beiderseits leicht zu erzielen. Peroneus- und Tibialisdruck nicht empfindlich. Beide Nerven erscheinen, mindestens rechts, auffallend derb und dick. Beim Stehen ist das Becken etwas nach, links geneigt, d. h. auf die Seite des fast allein als Stütze benutzten Beines; beim Augenschluss kein Schwanken.

Die Prüfung der Sensibilität begegnet bei der Unaufmerksamkeit des Kranken grossen Schwierigkeiten. Wiederholte Untersuchungen führen zu folgendem Resultat:

Taktile Hypästhesie im Bereich einer oberflächlichen, gefelderten, unregelmässigen Narbe unter und hinter dem proc. mastoideus (?). Leichte konstante Thermanästhesie an der äusseren oberen Partie der Hinterfläche der rechten Ohrmuschel (häufig „heiss“ als kalt bezeichnet) und über einer 2—3 cm langen, 1 cm breiten, weissen, leicht eingesunkenen Narbe in der linken fossa supraclavicularis.

Am rechten Bein unten bis etwa zwei Querfinger unterhalb des Kniegelenks taktile Anästhesie, leichte Hypalgesie und Thermanästhesie; besonders intensiv sind diese Störungen am Vorderfusse und den Zehen. Am Oberschenkel, auch hinten, und am Scrotum dagegen stets richtige Angaben. Auch am linken Unterschenkel über der narbig veränderten Haut, an der Innenseite des Hallux und an den Zehenspitzen taktile Hypästhesie, Hypalgesie und verminderte Temperaturempfindung. Am übrigen Körper eher allgemeine Hyperalgesie.

Eine oberflächliche elektrische Prüfung ergiebt, dass am rechten Unterschenkel und Fuss die Muskeln direkt und indirekt mit faradischem und galvanischem Strom nicht zu erregen sind; links dagegen verlaufen die Zuckungen kurz, nur im Extensor brevis und den Interossei sind sie nicht zu erhalten (starker Hautwiderstand?). Der M. Quadriceps femoris rechts, spec. der Vastus internus, reagirt erst bei stärkeren Strömen, als links, aber mit kurzen Zuckungen.

Zusammenfassung: Aermliche Verhältnisse. Vor 8 Jahren Blasen an den Füssen und Unterschenkeln, dann Geschwüre, welche vernarbten. Vor 4 Jahren Abscess am rechten Oberschenkel, vernarbte. Vor 2 Jahren Umschnürung des rechten Unterschenkels, davon tiefe cirkuläre Narbe. Seit Jahren Parästhesien in den Beinen, im Sommer Fieberanfälle, im vorigen Jahre angeblich Typhus. Mai 1897: Mittlerer Ernährungszustand, Anämie. Milzschwellung. Rechter Ober- und Unterschenkel erheblich dünner als die der linken Seite. Haut am rechten Unterschenkel verdickt, hyperämisch, pigmentirt, mit Narben. Fussgelenk verdickt. Geschwüre und Narben an der Fusssohle und an den Zehenrücken, starke Mutilation der Zehen. Hypästhesie, am weitesten für Temperaturempfindung, bis zum Knie, zum Theil verlangsamte Schmerzempfindung. Allmähliche Vernarbung der Geschwüre, deren Untersuchung auf Leprabacillen negativ ist. Vorübergehende Blaseneruption am rechten Unterschenkel, einmal hohes Fieber mit Schüttelfrost.

März 1898: Leichte Parese im rechten mittleren Facialisgebiet. Am rechten Unterschenkel und Fuss elephantiastische Verdickung der Haut, Narben, Pigmentirungen, ein Geschwür; Haut trocken, Muskelatrophie des ganzen rechten Beins. Lähmung der den Fuss und die Zehen bewegenden Muskeln. Kniephänomene links leichter als rechts, Achillessehnen-, Plantarreflex nur links auszulösen. Hypästhesie, zum Theil nur für Temperaturempfindung, über oberflächlichen Narben am Halse, an den Ohrmuscheln, auch über Narben am linken Unterschenkel und an den Zehen links; starke Empfindungsstörung für alle Qualitäten am rechten Unterschenkel.

Verdickung der N.N. auriculares magni, des linken N. ulnaris (?), der Unterschenkelnerven. Druck auf die letzteren nicht, auf die Armnerven sehr empfindlich. Multiple Drüsenanschwellungen.

Leprabacillen weder in einem excidirten Hautstückchen des rechten Fussrückens, noch im Blute oder dem Nasenschleime gefunden.

IV.

Luca Blag., Kmet aus Kuçiçe Zepče, 25 Jahre alt, griechisch-orthodox.

Anamnese. Grosseltern väterlicherseits ihm unbekannt. Grossmutter mütterlicherseits starb an Altersschwäche, 4 Brüder des Vaters nach kurz dauernder Krankheit, der Vater vor 14 Jahren an einer 7—8 Jahre bestandenen Krankheit, welche ähnlich der des Pat. gewesen sein soll; 1 jüngere Schwester des Pat. erkrankte vor 4 Jahren an einer ähnlichen Krankheit und starb im Juli 1897. Die Mutter, zwei ältere Schwestern (verheirathet und mit gesunden Kindern) und ein jüngerer Bruder leben und sind gesund, letzterer in demselben Haushalt. Pat. wohnt mit fünf Personen gemeinsam in einem Wohnraum mit Küche, lebt vorwiegend von Vegetabilien (Maisbrod), geniesst öfters Milch und Käse, je vier- bis fünfmal im Jahre Schweine- oder Rindfleisch, Fische dagegen vielleicht nur einmal. Er diente als Hirte; war niemals grosser Kälte ausgesetzt. Er besinnt sich nicht darauf, früher krank gewesen zu sein, weiss nichts von einer geschlechtlichen Erkrankung. Seine Krankheit, welche vor 10 Jahren mit Blasenbildung, Reissen und Stechen an beiden Knien und Schultern begann, hält er für Frenjack*), woran auch sein Vater und seine Schwester gelitten haben sollen.

Stat. praes. August 1897: Kleiner, gracil gebauter, sehr schlecht genährter Mann, macht einen knabenhaften Eindruck. Genitalien pueril, spärliche Schamhaare; Mammae etwas virginal, orangengross.

Am Margo supraorbitalis rechts tiefe Einkerbung. Rechte Nasolabialfalte etwas tiefer als links. Nase in der Mitte leicht eingesunken, Spitze etwas nach rechts verbogen, rechter Nasenflügel etwas abgeplattet. Nasenschleimhaut blass und, wie der Naseneingang, mit Borken bedeckt. Rhinitis atrophicans bilateralis. Hintere Nasenuntersuchung nicht ausführbar. Rachen und Kehlkopf normal. Am rechten Mundwinkel Rhagaden und Narben. Bedeutende Schwellung der Halslymphdrüsen, besonders am rechten Unterkiefer (hier eine hühnereigrosse). In der Mittellinie des Halses neben einer skrophulösen Narbe und Fistel ein schlaffer, wallnussgrosser Abscess. Aus der Fistel entleert sich ein seröser, mit krümeligem Eiter untermischter Inhalt. Eine skrophulöse Narbe vor dem linken Ohr, hier sind die geschwellten Drüsen deutlich sichtbar. Bedeutende Salivation; keine Geschmacks- und Geruchsstörungen. N. auricular. beiderseits verdickt.

Am Stamme ausser den landesüblichen Narben und Kratzeffekten nichts Abnormes.

An den Armen, namentlich an der Streckseite der Ellbogen, zahlreiche unregelmässige Narben, theils bräunlich, theils glänzend sehnig. Beide Hände, deren Muskulatur nahezu ganz geschwunden, ziemlich symmetrisch in Krallenstellung (recht- bis spitzwinklige Ankylose). Einzelne Knochen, besonders an den Enden, stark aufgetrieben, andere wiederum hier besonders atrophisch. Die Endglieder des fünften und vierten Fingers sind beiderseits zu kleinen Stümpfen reduzirt, ihre Nägel bis auf brüchige, zerrissene Reste geschwunden. In der Gelenkfurche des rechten zweiten tiefe Schrunden, in der die Beugersehne bloss liegt; eitrig belegte, tiefe Schrunde über Caput metacarpi rechts. Volarhaut bretthart, schwielig. N. ulnaris beiderseits als ein dicker Strang fühlbar, welcher den multipel geschwellten, bis bohnengrossen Cubitaldrüsen anliegt.

An der Streckseite der Knie verschieden grosse, blasse, glatte, glänzende Narben von runder Form. An den Unterschenkeln die Haut auffallend trocken, spröde, lamellös schuppend. Die Unterschenkel selbst säulenförmig, die Füsse, der linke in erhöhtem Grade, stehen in Varo-Equinus-Stellung, die Beweglichkeit ist im linken Fussgelenk erheblich eingeschränkt, im rechten fast normal. Linke Fuss- und Malleolargegend innen und aussen abgeflacht; der Fussrücken ist etwa bis zur Mitte braun-violett pigmentirt. Der linke Fuss ist infolge hochgradiger Mutilation der Metatarsen und Phalangen erheblich verkürzt, hat die Form eines abgestutzten Kegels. Die erste bis fünfte Zehe sind vollkommen zerstört, ihre Nägel relativ wenig verändert. An der Sohle befindet sich im ersten Zwischenknochenraum ein 2 cm langes, 1 cm breites, ovales Geschwür,

*) Bezeichnung nicht nur für Lepra, sondern vor allem auch für Syphilis (türkisch Frengi-hastalalük oder Frengi-Illeti i. e. Krankheit der Franken — Glück).

dessen Ränder eine hochgradig verdickte, brettharte Epidermis bildet, und in dessen Grunde die missfarbene Muskulatur sichtbar ist. Es zeigt geringe Sekretion und keine Tendenz zur Ueberhäutung. Der rechte Fuss ist normal gestaltet, die Haut des Fussrückens glänzt braunroth, ist gespannt und schuppt stark. Von der dritten Zehe ist nur ein Hautwulst erhalten, an den anderen Zehen sind die Endphalangen entweder ganz (Hallux), oder doch zum grössten Theil verschwunden, die Nägel bis auf opake, missfarbene, zerbröckelte, formlose, hornige Gebilde verunstaltet; an der zweiten Zehe ein 1 cm langes onygryphotisches Horn. Am äussersten Fussrande tiefe Schrunden und Rhagaden; an der Planta, anschliessend an die fünfte Zehe, ein Kronenstück-grosses Mal perforant-ähnliches Geschwür vom gleichen Charakter wie links. Inguinal- und Cruraldrüsen beiderseits taubeneigross, multipel, indolent geschwellt. Phimosis Praeputii. Pat. geht mit Stütze nur mühsam.

Oberflächliche Berührungen werden an den Armen überhaupt nicht, an den Beinen erst oberhalb des Knies wahrgenommen; für Druck besteht eine centrifugal sich steigernde Hypästhesie und unrichtige Lokalisation. Nadelstiche überall schmerzhaft und lokalisirt. Störungen der Temperaturempfindung an den oberen und unteren Extremitäten.

In dem von den Geschwürsrändern entnommenen Eiter keine Leprabacillen gefunden.

Ord.: Spaltung der Abscesse am Halse, Auskratzen der käsigen Masse, Drainage. — Airolverband; später Guber'sches Wasser.

Ende September: Nach Schüttelfrost dreitägiges hohes Fieber bis 40,1 °, Erbrechen. Linke Mamma infiltrirt, geröthet, ödematös, schmerzhaft. Rückgang der Mastitis unter Burow'schen Umschlägen.

November: Zunehmende Uebernarbung der Ulcerationen. Untersuchung des Nasenschleims von der exulcerirten Stelle auf Leprabacillen negativ.

Mitte December: Unter Temperatursteigerung auf 38,7 ° handtellergrosse Schwellung und Röthung des rechten Fussrückens; nach zwei Tagen zurückgegangen. Keine Albuminurie.

Januar 1898: Einmalige vorübergehende Temperatursteigerung auf 39 °, siebzehn Tage später werden an beiden Beinen unregelmässig angeordnete, lebhaft geröthete Knötchen bemerkt, die nach vierzehn Tagen wieder verschwunden sind.

Februar: Beginnende Fluktuation des Drüsenparenchyms am Halse rechts.

Anfang März: Temperatursteigerung bis 40,3 °. Nachts Larynxstenose; Fieber einige Tage konstant hoch. Dyspnoe lässt allmählich nach. Milztumor.

Mitte März 1898: Die Geschwüre sind zum grossen Theil überhäutet. Allgemeinbefinden hat sich etwas gehoben. B. hat z. Z. keine besonderen Klagen.

Lidspalten und Pupillen sind gleichweit, bei Lichteinfall und Convergenz Verengerung. Augenbewegungen nicht beeinträchtigt. Augenschluss kräftig, auch im Mundgebiet des Facialis keine Lähmungserscheinungen (z. Th. durch Drüsennarben Verschiebungen), Pfeifen gelingt gut. Zunge nicht atrophisch, gut beweglich, unbedeutendes Zittern beim Herausstrecken. Keine Schluck- und Sprachstörungen. Stimme etwas belegt. Würgreflex vorhanden, Conjunktivalreflex links schwächer als rechts. Aus dem Duct. Stenonianus kein Abträufeln von Speichel sichtbar. Stamm des Facialis und der Trigeminus-Aeste nicht empfindlich, Supra orbitalis beiderseits gut abzutasten, rechts weiter zu verfolgen, als links, auffallend derb, N. auricul. magnus beiderseits leicht zu fühlen. nicht bedeutend verdickt. Starke Drüsenpakete am Halse. Gesichtshaut trocken.

Die Finger stehen in starker Beugestellung, besonders im I. Phalangealgelenk. Die passive Streckung gelingt nicht vollkommen. Die Nägel des fünften bis dritten Fingers sind verkümmert, rechts mehr, als links. Hochgradige Atrophie aller kleinen Fingermuskeln. Die Streckung der Endphalangen, die Ab- und Adduktion und die Opposition aller Finger ist aktiv nicht möglich. Die Hände deviiren radialwärts; die Sehne des Flexor carp. rad. springt vor, die Ulnarflektion der Hände ist nicht möglich. Die übrigen Armmuskeln sind kräftig. Beim Ausstrecken der Arme kein Tremor, keine Ataxie. N. ulnaris als dicker, derber Strang im Sulc. bicipit. int. zu fühlen', an der Umschlagstelle nicht druckempfindlich (dabei kein Kribbeln in den Fingerspitzen), wohl aber im Sulcus. Druck auf die N. N. med. u. radialis, sowie in die Tiefe der Fossa supraclavicularis, empfindlich. Bicepsreflexe vorhanden, Periostreflexe nicht deutlich.

Die Haut de r Beine trocken. Reichliche narbige Veränderungen (cf. früh. Status). Die Muskulatur der Unterschenkel relativ dünn. Das Fussgelenk ist links auffallend wenig beweglich. Atrophie der Interossealmuskulatur, speciell rechts zwischen der ersten und zweiten Zehe. Seitliche Bewegungen fallen aus (starke Mutilationen). Die Füsse werden leidlich kräftig adducirt, und plantarflektirt, nicht dorsalflektirt und abducirt, Zehenextension fehlt, -flexion relativ kräftig. Wade kontrahirt sich kräftig. Beim Gehen hängende Fussspitzen. In Hüfte und Knie normale Beweglichkeit. N. peroneus nicht, N. tibialis in rechter Kniekehle druckempfindlich, unter dem Malleol. internus als relativ dicker Strang zu fühlen. Knie- und Achillessehnenphänomene leicht auszulösen. Bei Schlag auf die letztere auch Zuckung in den Adduktoren, Adduktorenreflex leicht, Plantar- und Cremasterreflex fehlen, Bauchreflexe schwach, nicht immer zu erzielen. Auf Stechen der Fusssohle kein Zurückziehen.

Wirbelsäule nicht empfindlich. Beim Stehen geringe Schiefstellung wohl in Folge des ungleichmässigen Stützens (das rechte ist vorwiegend Stützbein). Keine Blasen- und Mastdarmstörungen.

Am Kopfe und Halse keine Anästhesie mit Ausnahme der Ohrmuscheln, die besonders in ihren distalen Partien eine leichte taktile Hypästhesie, Hypalgesie und — am weitesten entwickelt — eine Thermohypästhesie, für K. ausgedehnter als für W, aufweisen. An der Zungenspitze Schmerz- und Temperaturempfindung prompt.

Am Rumpf keine Hypästhesie. Schon bei oberflächlichen Stichen lebhafte Schmerzreaktion.

An den Armen Pinselberührungen erst von der Mitte des Oberarms nach aufwärts richtig erkannt, von Empfindung des leichten Stieldruckes erst in der Schultergelenksgegend prompt unterschieden. Nadelstiche erst im obersten Drittel des Oberarmes empfindlich; tiefere werden an den Endphalangen des ersten und zweiten Fingers links, des ersten bis dritten Fingers rechts sehr schmerzhaft empfunden Die Grenzen der Hypalgesie erscheinen enger (Ellbogengegend), wenn man von der gut empfindenden Brust aus untersucht, dagegen weiter (Schultergegend), wenn man vom analgetischen Vorderarmgebiet beginnt. Für „heiss“ beginnt die Empfindlichkeit in der Mitte des Oberarms, für „kalt“ reicht die Störung (K = warm oder überhaupt nur als Berührung) bis auf die Brust, endet etwa vorn in der Mammillarlinie, hinten am inneren Skapularrande, oben etwas unterhalb des Cucullarisrandes, geht unten nicht über den Skapularwinkel hinaus. Hinten werden hier auch weniger heisse Gefässe nicht deutlich erkannt. Passive Lageveränderungen in dem fünften bis dritten Finger beiderseits nicht erkannt.

An den Beinen reicht die taktile Anästhesie bis zur Hüfte oben hinauf, die obere Grenze liegt aussen etwa am Darmbeinkamm, hinten in der Höhe der Symphysis sacroiliaca, geht nach vorne innen bis an die obere Innenhälfte der Oberschenkel. An der Innenseite der Unterschenkel sehr unsichere Angaben, von leichtem Stieldruck nicht unterschieden. Stärkerer Druck wird auch unten gefühlt und leidlich lokalisirt. Etwa in demselben Bezirk An- resp. Hypalgesie; Nadelstiche werden weiter unten nicht oder als Druck, weiter oben als Stich, aber nicht schmerzhaft bezeichnet, an dem obersten Drittel der Oberschenkel sehr schmerzhaft, ebenso oberhalb des Poupart'schen Bandes. „Heiss" und „kalt" werden unten überhaupt nicht, weiter oben falsch empfunden, W früher als K. Die obere Grenze liegt hinten oberhalb des Os sacrum, vorn über der Spina anterior superior, und ungefähr am Poupart'schen Bande. An der Innenseite der Oberschenkel jedoch werden mehrmals richtige Angaben gemacht. Auch am Scrotum falsche Angaben.

Zusammenfassung: Vater und eine Schwester litten möglicher Weise an Lepra. Beginn der Krankheit 1887 mit Reissen und Blasenbildung an den Knien und Schultern. 1897: Puerile Entwicklung, schlechter Ernährungszustand. Leichte Sattelnase. Rhinitis atrophicans, Narben am rechten Mundwinkel, starke Drüsenschwellungen, besonders am Hals, hier zum Theil abscedirt und mit Fistelbildung. Zahlreiche, zum Theil sehnig glänzende, zum Theil bräunlich pigmentirte Narben, auch Ulcera an den Ellbogen, Vorderarmen und Händen, an den Knien, Unterschenkeln und Füssen. Knochenauftreibungen und -atrophien, sowie zahlreiche Mutilationen an den Fingern und Zehen. Fuss, bes. links, in Varo-equinus-Stellung, seine Beweglichkeit sehr eingeschränkt. Taktile und Temperatursinnsstörung an den distalen Theilen der oberen und unteren Extremitäten. Verdickung beider N. N. auriculares magni und ulnares. In dem Geschwürseiter keine Leprabacillen gefunden, später auch nicht im Nasenschleim. Unter der weiteren Beobachtung Drüsenabscedirungen, Dyspnoe, Mastitis, vorübergehende Temperatursteigerung mit akuter Hautschwellung am rechten Fussrücken resp. Knötchenbildung an beiden Beinen. Milztumor.

März 1898: Geschwüre zum grössten Theil überhäutet. Haut trocken. Atrophie und Lähmung der kleinen Handmuskeln, des Flexor carpi ulnaris, der kleinen Fussmuskeln, der Peroneus-Muskulatur. Steppergang. Sehnenphänomene lebhaft, Plantar-, Bauchreflexe fehlen.

Hypästhesie, besonders für Temperaturempfindung, an den Ohrmuscheln, an den Armen und Beinen, besonders intensiv an ihren distalen Abschnitten und am Scrotum. Lagegefühlsstörung in den Fingern.

Verdickung der N. N. supraorbitales, auricul. magni, ulnares, tibiales. Analgesie des Ulnaris und Peroneus. Die übrigen Nerven empfindlich. Allgemeine Hyperalgesie der Haut.

V.

Jozo Cur., Kmet aus Gnuče, Procor, röm.-kath., 28 Jahre alt.

Anamnese. Eltern im hohen Alter und ein 18jähriger Bruder an unbekannten Krankheiten gestorben. Ein Bruder und eine Schwester leben und sind angeblich gesund. Dem Pat. ist Lepra eine unbekannte Krankheit; in der Familie seien der seinen ähnliche Krankheiten nicht aufgetreten. Er ist unverheiratet, lebte in seinem Heimatsorte als Diener in verschiedenen Häusern, war im Sommer zweimal Diligencekutscher.

Im Jahre 1893 bemerkte er am rechten Ellbogen ein Geschwür, 1896 Kribbeln und Taubsein im linken, später auch im rechten Fusse, dann in beiden Vorderarmen, besonders intensiv in den kleinen Fingern. In derselben Zeit traten die geschwürigen Processe immer weiter verbreitet auf. Aber erst im December 1897 suchte er ärztliche Hilfe auf. Er erhielt eine lokale äussere Behandlung und innerlich Jodkali.

Stat. praes. Jan. 1898: Mittelgrosser, ziemlich kräftig gebauter und entsprechend genährter Mann. Gesichtsfarbe bräunlich mit leichter Erweiterung der kleinsten Venenstämmchen. Am Rande des rechten Nasenflügels eine stecknadelkopfgrosse, mit Borken bedeckte Excoriation. Schleimhaut des Naseneingangs leicht geröthet. Schleimhaut des Mundes und der Zunge blass, glatt, Zahlreiche Drüsen bis Bohnengrösse geschwellt, glatt, beweglich. NN. Auriculares magni beiderseits verdickt, mit Andeutung von Rosenkranz-artigen Knoten, sogar sichtbar.

An der Haut des Stammes vorn und hinten, übergreifend auf die Oberarme, ferner in der Glutäalgegend rundlich gestaltete, theils vereinzelt stehende bis handtellergrosse, theils in grossen Flächen konfluirende, blasse pigmentlose Flecken. Diese zeigen am Rande einen schmalen rothen Saum und darüber hinaus eine stärker pigmentirte Grenzlinie. Sie reichen am Stamme etwa bis zum Rippenbogen. Auch über dem Mons Veneris handtellergrosse ebensolche Flecken.

An der Aussenfläche beider Arme, an beiden Handrücken (über Hand- und Metakarpalgelenken), ferner in der rechten Glutäalgegend, an der Vorder- und Hinterfläche der Oberschenkel, der Aussenfläche des linken Unterschenkels und des rechten Knies theils einzelnstehende kleinere oder grössere, theils in grosse Plaques konfluirte, leicht erhabene, stellenweise mit Schuppen bedeckte, blasse und pigmentirte Narben.

Die beiden Ellbogenspitzen sind von einer thalergrossen, derben Infiltration eingenommen, welche eine rothviolette Färbung und leichte Schuppung zeigt und in der Mitte je ein nagelgrosses, mit steilen Rändern versehenes Geschwür aufweist. Weitere Geschwürsbildungen sind an der Hinterfläche des rechten Oberarms, namentlich aber an der Aussenfläche des linken Oberschenkels sichtbar, welche ein schräg gestelltes, 8 cm breites und 5 cm hohes, mit glatten, steilen Rändern versehenes Geschwür aufweist. Der Grund desselben ist von spärlichen, schlaffen, speckig belegten Granulationen bedeckt. Aehnliche Geschwüre finden sich über dem linken Knie, wo deren vier in einer Reihe angeordnet sind, und an der Aussenfläche des linken Unterschenkels, etwa entsprechend dem Capitul. fibul., zwei symmetrisch gelegene an beiden crenae ani, rechts von Gulden-, links von über Erbsen-Grösse. An der Hinterfläche des linken Unterschenkels zwei furunkelartige Abscesse An der rechten Fusssohle auswärts von der Grosszehe eine halbmondförmige, 3 cm breite Tiefung in der schwielig verdickten Epidermis. Die Streckfläche des linken Vorderarms ist tätowirt. Die Fingerenden sind beiderseits trommelschlägerartig aufgetrieben; die Nägel nicht verändert; nur der des linken Ringfingers zeigt, angeblich als Folge einer Verletzung, eine länglich gerichtete Spaltung und Verkrümmung der radialen Seite. Genitalien normal entwickelt, spärliche Schamhaare.

N.N. ulnares über federkieldick, glatt, auch N.N. peron. u. tibial., namentlich der erstere am Fibularköpfchen, als verdickte Stränge abzutasten. N. tibial. post. kann bis in das unterste Drittel des Unterschenkels verfolgt werden. Leichte Hypalgesie über den Morphäen, in höherem Grade am vierten und fünften Finger rechts und an den Beinen von den Knien nach abwärts; zugleich Thermohypästhesie.

Weder in den Geschwürssekreten noch im Nasenschleim sind mit Sicherheit Leprabacillen nachzuweisen.

Keine Zeichen voraufgegangener syphilitischer Infektion. Keine Lungenveränderungen. Ord. warme Bäder, Airolmassage, 10 % Salicylseifenpflaster.

Anfang März: Der grösste Theil der Geschwüre ist überhäutet, das am linken Oberschenkel auf den dritten Theil reducirt. An der Uebergangsstelle zwischen häutigem und knorpeligem Septum narium links zeigt sich ein weizenkorngrosser, flacher, spindeliger Defekt. Im Schleim keine Leprabacillen nachweisbar. Die Aryknorpel und aryepiglottischen Falten erscheinen mässig geschwellt, das Taschenband leicht geröthet, die Stimmbänder normal und gut beweglich.

Mitte März 1898: Pat. giebt an, dass er schon seit längerer Zeit an Schmerzen, Taubheitsgefühl und Kriebeln in den Beinen leide, von den Knien nach unten ziehend, auch in den Armen, vom Ellbogen nach den Fingern sich erstreckend, und am Halse hinter den Ohren, nicht im Gesicht.

Stirn beiderseits feucht. Morphäa an Stirn und am Hals mit pigmentirten, unregelmässig geformten Grenzen. Lidspalten und Pupillen gleich- und mittelweit, letztere verengern sich bei Licht- und Convergenzreaktion. Bulbi in ihrer Beweglichkeit nicht beschränkt. Keine Sehstörungen. Augenschluss relativ schwach, Lippenschluss desgleichen. Etwas Zittern, aber keine auffallende Parese. Pfeifen gelingt gut. Zunge nicht atrophisch, frei beweglich. Gaumen, Würgreflex auszulösen, wenig lebhaft. Zeichen einer chronischen Pharyngitis. Masseteren kräftig. Keine Schluck- und Sprachstörungen. Conjunctivalreflex schwach. N. supraorbitalis rechts auffallend dick und auf Druck mehr empfindlich als links. N. N. auriculares magni und subcutanei colli bleistiftdick sicht- und fühlbar, derb, nicht druckempfindlich.

Am Rumpf ausgedehntes Leucoderma. Es umfasst fast die ganze Brust, lässt den Bauch, die seitliche Rippen- und Lumbalgegend, sowie hinten die Umgebung der Wirbelsäule zum grössten Theile frei, greift auf die Schultern und Oberarme über. Hinten zahlreiche, verschieden grosse, unregelmässige, isolirte Plaques. Die Ränder sind leicht erhaben, stärker pigmentirt. Wirbelsäule nicht auffallend verkrümmt. Brust-, Rücken- und Bauchmuskulatur kräftig. Bauchreflexe leicht zu erzielen.

Vorderarme und Hände leicht cyanotisch; Handflächen feucht. An den Armen zahlreiche Narben (cf. früheren Status). Nirgends eine sehr ausgesprochene Muskelatrophie, jedoch ist die Muskulatur des Thenar, Hypothenar und der Spatia interossea auffallend schlaff, besonders links. Der fünfte Finger links steht in geringer Beugestellung; seitliche Bewegungen und Opposition desselben schwach. Die übrigen Bewegungen der kleinen Fingermuskeln i. G. links weniger kräftig als rechts, auch auf letzterer Seite vielleicht nicht mehr der Norm entsprechend. Druck der Muskeln scheint nicht besonders empfindlich zu sein. Zielbewegungen sicher. Sehnen- und Palmarreflexe vorhanden, schwach, Periostreflexe sehr schwach resp. fehlend. N. ulnaris beiderseits als relativ dicker Strang zu fühlen, auf Druck sehr empfindlich (zugleich Kribbeln in den Fingerspitzen), links gesteigerte mechanische Erregbarkeit desselben. N. medianus nicht empfindlich. Mehrfache Drüsen im Sulc. bic. intern. fühlbar. Cyanotische Verfärbung an den Beinen unterhalb der Knie, besonders sichtbar nach längerem Stehen. Zahlreiche Narben in der Knie- und Gesässgegend. Unregelmässige Morphaea bis über den Glutäalansatz hinauf; die obere Grenzlinie läuft von der Analgegend am Kreuzbeinrande nach seit- und aufwärts, vorne bis zum lig. Pouparti, seitlich zwei Querfinger unter der crista ilei, sie ist nicht vollkommen symmetrisch. Nirgends auffallende Muskelatrophie, die aktiven Bewegungen werden kräftig ausgeführt, auch die der Zehen; nur die Streckung des Endgliedes des Hallux gelingt nicht. Zielbewegungen sicher. Gang ohne Besonderheiten; bei Stehen mit Augenschluss zeigt sich ein unbedeutendes Schwanken. Bei passiven Bewegungen keine besondere Spannung. Knie- und Achillessehnenphänomene von mittlerer Stärke, von letzteren ist das linke schwächer, als das rechte. Kein Clonus. Fussreflex nicht auszulösen, auch kein Zurückziehen bei Stichen. Hodenreflex von der mit Morphaea bedeckten Hautpartie nicht, von der noch pigmentirten links ganz schwach, rechts nicht zu erzielen. N. N. peronei und tibiales als derbe Stränge fühlbar, besonders Peroneus rechts; keine Druckempfindlichkeit.

Die Sensibilitätsprüfung begegnet bei der Unaufmerksamkeit des Kranken grossen Schwierigkeiten. Im Gesicht, an den Backen, Augen und Ohren werden feine Berührungen nicht, Stieldruck regelmässig angegeben. Weitgehende Hypalgesie und Thermohypästhesie für W und K, erstere am intensivsten an den Ohren, letztere sich über den grösseren Theil des Gesichtes erstreckend, rechts intensiver als links. Im hypalgetischen Gebiet nach wiederholten Reizen Schmerzempfindung. Ueber den Morphaeaflecken des Rumpfes ausgeprägte Hypästhesie für alle Qualitäten, die Hypalgesie und Thermohypästhesie greift über die sichtbaren Grenzen der Flecken hinaus. Nahe der Wirbelsäule, über dem Abdomen und in der Inguinalgegend bessere Empfindlichkeit. An den Armen und

Beinen ebenfalls weitausgedehnte Berührungs-, nicht Druck-Anästhesie (Druck leidlich lokalisirt), Hypalgesie und Unterempfindlichkeit für W und K (relativ scharfe Grenze an der der Morphaea). Am Oberarm schon nach wenigen Stichen lebhafte Schmerzempfindung. An den Unterschenkeln bleibt diese auch auf tiefe und häufig wiederholte Stiche aus. Die Störungen nehmen nach unten für alle Qualitäten zu, sind an den Beinen intensiver als an den Armen. Oberhalb der Symphyse rechts befindet sich eine etwa Fünfmarkstück-grosse Morphaea mit entsprechender Hypästhesie. Im Bereich der hochgradigen Hypalgesie wird auch starke faradische Hautreizung nicht als schmerzhaft empfunden (an dem Rumpf wird dagegen derselbe Reiz als sehr schmerzhaft bezeichnet). Passive Lageveränderungen werden in den Fingern und auch in den Zehen richtig angegeben, jedoch in den Zehen rechts erst nach längerem Ueberlegen und nicht ganz sicher.

Milzdämpfung relativ gross. Milz palpabel, nicht auffallend derb.

Zusammenfassung: Keine ätiologischen Anhaltspunkte. Vor 5 Jahren Geschwür am rechten Ellbogen, seit 2 Jahren Parästhesien in den unteren und danach auch in den oberen Extremitäten.

Januar 1898: Mittlerer Ernährungszustand. Multiple Drüsenschwellungen. Pigmentfreie Maculae weit verbreitet über Stamm, Schultern und Hüften, zahlreiche Narben an Armen und Beinen, Geschwüre an den Ellbogen, rechtem Oberarm, linkem Oberschenkel, an den Unterschenkeln und Fusssohlen. Trommelschlägerfinger. Hypalgesie und Thermohypästhesie über den Morphaeae, am rechten vierten und fünften Finger und an den Beinen unterhalb der Knie. Verdickung der N. N. auriculares magni, ulnares, peronei und tibiales. Excoriation am rechten Nasenflügel.

März 1898: Kribbeln in den Beinen, Armen und hinter den Ohren. Milz palpapel. Morphaeae auch an Stirn und Hals. Defekte meist in Vernarbung. Augen und Lippenschluss schwach. Vorderarme und Hände cyanotisch, feucht. Kleine Handmuskeln schlaff, Parese derselben links, spec. der des fünften Fingers (Beugestellung). Cyanose an den Unterschenkeln. Endglied des Hallux wird aktiv nicht gestreckt. Sehnenphänomene von mittlerer Stärke, ungleich, Plantar- und Stichreflex nicht zu erzielen. Conjunktivalreflex schwach.

Hypästhesie für alle Qualitäten, am weitgehendsten für Temperaturempfindung im Gesicht, an den Ohren, über den Morphaeae, an den Armen und Beinen, an letzteren und distalwärts intensiver. Leichte Lagegefühlsstörungen in den rechten Zehen. Verdickung der N. N. supraorbitalis dexter, auricul. magni, subcut. colli, ulnares, peronei und tibiales. Auffallende Druckempfindlichkeit des Supraorbitalis und der Ulnares (links gesteigerte mechan. Erregbarkeit). Peroneusdruck ganz unempfindlich.

Trotz mehrfacher Untersuchung im Nasenschleim und Geschwürssekret niemals Leprabacillen gefunden.

VI.

Pero Raj. aus Citonja (gebürtig aus Kutc), 70 Jahre alt, ohne Beschäftigung, römisch-katholisch.

Annamnese: Pat. stammt aus einer angeblich leprafreien Familie, hat aber mit Leprösen im Verkehr gestanden. Er ist verwittwet, lebte in ärmlichen Verhältnissen. Seine Krankheit besteht seit etwa 28 Jahren. Er war deswegen schon einmal, und zwar vom December 1896 bis August 1897, in dem bosnisch-herzogowinischen Landesspitale und zeigte damals wesentlich dieselben Erscheinungen wie jetzt. Das Mal perforant heilte zu, sein Allgemeinbefinden besserte sich im Laufe der Behandlung.

Stat. praes. 3. März 1898: Pat. ist nicht wesentlich gealtert. Die Rachengebilde sind blass, die papillae circumvallatae stark vergrössert. N. auricul. nicht palpabel.

An der Streckseite des rechten Ellbogens ein in röthliches Narbengewebe eingebettetes, unregelmässiges, etwa gänseneigrosses, flaches Geschwür mit schwach granulirendem anämischen Grunde, welches aber Benarbungstendenz zeigt. Am rechten Handrücken entsprechend dem Metacarpus I befindet sich ein nussgrosser Epidermisdefekt mit fetzigen Rändern, wohl durch Platzen einer erst kürzlich aufgeschossenen Blase entstanden. Denselben Ursprung hat wahrscheinlich ein unregelmässiges über den Metakarpo-Phalangealgelenken der linken Hand ausgebreitetes, in Benarbung begriffenes Geschwür. Finger hier mutilirt. Die N. N. ulnares sind kaum verdickt.

Ueber dem rechten Kniegelenk eine handflächengrosse, blassrothe, schuppende, stellenweise mit Borken bedeckte, hypertrophische Narbe. Am linken Oberschenkel vorne eine stecknadelkopfgrosse, klare Blase neben einer bereits eingetrockneten. Von den früheren Geschwüren an der rechten Fusssohle ist nur eine in der Mitte des Lateralrandes befindliche, schwielige Epidermisverdickung zurückgeblieben; innerhalb dieser münden zwei wenig secernirende Fistelöffnungen, in welche die Sonde nur einige Millimeter weit eindringt. An der Basis der linken grossen Zehe ein etwa Guldenstück grosses, 1 cm tiefes, dem Mal perforant ähnliches Geschwür mit übelriechendem ichorösen Belag. Beiderseits Mutilationen der Zehen.

An Armen und Beinen bis zur Mitte des Vorderarms resp. bis oberhalb der Knie Empfindungsstörungen der Haut für alle Qualitäten.

Nasenschleimhaut nahe den Eingängen defekt, weiter rückwärts atrophisch mit Borken, lebhaft geröthet. Leprabacillen hier nachzuweisen. Die laryngoskopische Untersuchung ergiebt plaquesartige, flache, weisse Flecken an der laryngealen Fläche der Epiglottis. Schleimhaut des ganzen Kehlkopfes blass. Nirgends Ulcerationen.

Mitte März 1898: Lidspalten und Pupillen gleich. Lichtreflex schwach, aber vorhanden, bei Convergenz Verengerung, Cataracta incipiens (?). Häufiges spontanes Augenschliessen. Augenschluss relativ leicht zu überwinden, Lippenschluss, Pfeifen normal. Keine weitere Parese im Facialisgebiet. Keine Kau-,

Schluck-, Sprachstörungen. Zunge nicht atrophisch, zittert etwas beim Herausstrecken. Gaumen- und Würgreflexe vorhanden, schwach. Conjunktivalreflexe auffallend gering. N. supraorbitalis nach oben zu verfolgen, links weiter als rechts, nicht empfindlich.

Bewegungen in Schulter-, Ellbogen- und Handgelenken kräftig. Die kleinen Handmuskeln sind atrophisch und funktionsunfähig; links stehen die Finger in Beugestellung, rechts sind nur noch die Stummel der Grundphalangen vorhanden. Druck auf die Interossealräume empfindlich. Biceps-Reflex vorhanden, Triceps- und Periostreflexe nicht deutlich. N. ulnaris oberhalb des Handgelenks als dicker Strang zu fühlen; weiter oben ist die Verdickung wenige zu fühlen. Rechts ist er weniger druckempfindlich als links; auch N. medianus empfindlich, dagegen nicht Nerven in der Fossa supraclavicularis.

Weitgehende Mutilationen an den Zehen. Haut trocken. Zahlreiche Narben, Geschwüre, Pigmentirungen, besonders in der Umgebung der Knie. Aktives Erheben der Füsse beiderseits schwach; Beugung gelingt besser. Die Zehen stehen dorsalflektirt, werden fast nicht bewegt. Bei passiven Bewegungen keine Spannungen. Zielbewegungen sicher. Kniephänomene beiderseits zu erzielen, die der Achillessehne nur links. Plantarreflexe fehlen. Hodenreflexe schwach Bauchreflexe leichter und gleichstark zu erzielen. N. peroneus und tiblalis oben nicht auffallend dick, mässig schmerzhaft. Tibialis am Fussrande sehr empfindlich. Lebhafte mechanische Erregbarkeit des linken N. peroneus.

Keine auffallende Verkrümmung der Wirbelsäule; beim Stehen mit Augenschluss geringes Schwanken. Keine Blasen- und Mastdarmstörungen. Innerer Befund normal. Keine Milzvergrösserung.

Pinselberührungen werden an dem äusseren Theil der Ohrmuscheln, in der Umgebung der Augen und des Mundes bisweilen nicht angegeben, häufig von leichtem Stieldruck nicht unterschieden. Stiche hier wenig schmerzhaft, Temperaturen unsicher angegeben, besonders „kalt" in der Umgebung der Augen.

An den Armen taktile Anästhesie bis zu den Ellbogen. Links werden Berührungen im äusseren oberen Drittel des Vorderarmes meist richtig, dagegen über dem unteren Drittel des Oberarms nicht angegeben. Stieldruck wird überall empfunden, nur im Ulnarisgebiet schlecht lokalisirt. Stiche werden am Arme nicht, Temperaturen überhaupt erst an den Oberarmen empfunden, aber nur als Berührungen.

Auch am Rumpfe werden Berührungen von Stieldruck nicht immer prompt unterschieden. Nadelstiche sind an der Brust nicht, am Rücken nahe der Wirbelsäule und am unteren Theil des Rumpfes dagegen schmerzhaft. „Warm" und „kalt" wird oben an der Brust nur als Berührung, vorne zwischen den Mammae und abwärts bis zur Nabelgegend (links weniger tief reichend, als rechts) als warm, seitlich unter den Achseln und am Rücken jedoch richtig bezeichnet. Am Halse hinten und links unsichere Angaben.

An den Beinen wird Stieldruck überall, Pinselberührung nur im obersten Drittel des Oberschenkels innen angegeben (sehr langsame Reaktion); hinten bis oberhalb der Glutäalgegend Berührungshypästhesie. Starke Hypalgesie, besonders tief in den Füssen, ebenso Thermohypästhesie, auch auf dem Scrotum (vorne unter dem Poupart'schen Bande meist richtige Angaben, rechts besser, als links).

Zusammenfassung: Früher Verkehr mit Leprösen. Aermliche Verhältnisse. Beginn der Krankheit vor 28 Jahren.

März 1898: Am rechten Arme mehrfache Infiltrationen der Haut, Blasen, Geschwüre, Narben, desgleichen am rechten Hallux Mal perforant. Haut der Extremitäten trocken. Mutilationen der rechtsseitigen Finger und beiderseitigen Zehen. Leichte Schwäche der Augenschliesser, atrophische Lähmung der Handmuskeln mit sekundärer Krallenstellung, Lähmung der kleinen Fussmuskeln, Parese der Peronealmuskulatur.

Conjunktivalreflex schwach, Achillessehnenphänomene nur links zu erzielen, Plantarreflexe fehlen.

Hypästhesie, am weitgehendsten für die Temperaturempfindung, an Augen, Mund und Ohrmuscheln, an den Armen (links fleckweise), besonders stark im Ulnarisgebiet, an dem grössten Theil der Beine, dem Scrotum, an verschiedenen Gebieten des Rumpfes.

Partielle Verdickung der N. N. supraorbitales und der N. N. ulnares. Dieselben sind wenig druckempfindlich.

Ueberempfindlichkeit des unteren N. tibialis. Gesteigerte mechanische Erregbarkeit des N. peroneus sin.

Ulcerationen der Nasenschleimhaut; hier Leprabacillen nachgewiesen.

VII.

Dren. Il., Kmetensohn aus Trenj, Gemeinde Zgosća (Visoki), römisch-katholisch, 26 Jahre alt (cf. Tafel III).

Anamnese: Grosseltern sind gestorben, Vater aus Trenj, Mutter aus Bezirk Fojnica gebürtig, beide gesund. In der Ascendenz, auch in den Seitenlinien keine lepraähnlichen Krankheiten bekannt. Pat. hat noch eine, angeblich gesunde Schwester und drei Brüder, von denen zwei gesund sind, einer aber etwa seit 1883 an der gleichen Krankheit, wie er selbst, leidet. Derselbe wurde mit ihm in das bosnisch-herzogowinische Landesspital aufgenommen; es fand sich bei ihm eine Lepra nervosa, zu der sich während der Spitalsbeobachtung seit 1½ Jahren auch die Lepra tuberosa hinzugesellte. Die Vermögensverhältnisse der Familie sind mittlere. Sie hat etwas Grund und Boden, nährt sich überwiegend von Vegetabilien, ausserdem von Milch, Käse, selten Fleisch, höchst selten Fischen.

Pat. bemerkte 1890 (?) als erste Krankheitserscheinung eine Bläschenbildung an den oberen Extremitäten und am linken Knie. Er hat niemals erhebliche Schmerzen gehabt.

Stat. praes. 25./4. 1897: Pat. ist mittelgross, gracil gebaut, in einem mittleren Ernährungszustande. Die Gesichtshaut hat einen schmutzigbraunen Ton, die des Rumpfes ist seborrhoisch, weiss und zeigt zahlreiche Comedonen.

Augenbrauen intakt. Rechte Pupille ist weiter, als die linke, beide reagiren prompt auf Lichteinfall. Die linke Nasolabialfalte ist etwas verstrichen, der linke Mundwinkel hängt etwas. Spärliche Barthaare. Unterkieferwinkeldrüsen beiderseits fast haselnussgross.

An der Haut des Stammes, besonders des Rückens verschieden grosse, meist rundlich geformte, pigmentlose Stellen, in deren nächster Umgebung die Haut dunkler pigmentirt erscheint. Am Schultergelenke und an den oberen Extremitäten theils flache und blasse, theils das Hautniveau beträchtlich überragende, hyperämische Narben, über denen die Epidermis verdünnt ist. Am stärksten treten solche Narben an der Streckseite der Ellbogen auf, wo sich auch mit Krusten und Schuppen bedeckte, etwa kreuzergrosse Defekte vorfinden. Cubitaldrüsen beiderseits bohnengross. N. N. ulnares stark verdickt fast bis zur Achselhöhle hin zu verfolgen. Muskulatur des Thenar und Hypothenar atrophisch; an der Thenarwurzel ein hellergrosses Geschwür, dessen Ränder von einer hornartig verdickten Epidermis gebildet werden. Grund- und Mittelphalanx des rechten Zeigefingers sind spindelförmig aufgetrieben, die Gelenke stumpfwinklig ankylosirt. Der Nagel des rechten vierten Fingers ist verdickt, opak und stark gerifft. An der linken Vola manus sind ähnliche Geschwüre, nur kleiner, wie rechts.

Genitalien klein, nicht pathologisch. Inguinal- und Cruraldrüsen mandelgross, flach, multipel indolent geschwellt. An den Beinen theils atrophische, theils keloidartige hypertrophische Narben. An beiden Kniescheiben Defekte, zumeist von dicken Krusten überlagert. Die Unterschenkelvenen sind erweitert und leicht varikös. An den Zehen fällt ausser der Missfarbigkeit und Verkümmerung der Nägel auf, dass die vierte Zehe beiderseits im Metatarsophalangealgelenke hyperextendirt ist und dadurch herausgehoben erscheint. An der Planta des linken zweiten Metatarsus befindet sich ein thalergrosses $1^1/_2$ cm tiefes Geschwür, ähnlich einem Mal perforant; es greift, sich terrassenförmig verjüngend, in die Tiefe, zeigt am Grunde flache schlaffe Granulationen und am Rande in zwei concentrischen Ringen eine um mehrere mm verdickte Epidermiswucherung. Patellarreflex ist nur links zu erzielen. Fussklonus fehlt.

Empfindung für leichte Berührungen an den Oberarmen herabgesetzt, an den Vorderarmen und Händen aufgehoben, ebenso an den Beinen. Stiche werden durchweg richtig lokalisirt.

Mai—November 1897: Behandlung mit Airolsalbe. In der linken Kniebeuge ein querovales 5 cm langes, 2 cm breites, eitrig belegtes Geschwür mit glatten, scharfen Rändern. Allmähliche Uebernarbung der geschwürigen Defekte. Am linken Ellbogen bildet sich ein flacher, haselnussgrosser Abscess, der incidirt wird. Im Eiter keine Leprabacillen. Laryngoskopischer Befund: leichte Verdickung des rechten Aryknorpels, mässige Röthung der Stimmbänder. Blutuntersuchung: Hämoglobin nach Fleischl: 80%, spec. Gew. 1055—1080 (Hammerschlag), Zahl der rothen Blutkörperchen 3632750.

Ende November 1897: Linsengrosse Ulceration an der hinteren unteren Nasenwurzel. Leprabacillen hier gefunden.

December 1897: N. auricul. magn. ist beiderseits sehr deutlich verdickt zu fühlen. An der Streckseite des linken Vorderarms drei überkreuzergrosse, geröthete, flach erhabene, schuppende Infiltrate.

Januar 1890: Am rechten Daumen ein 4 cm langes, $1^1/_2$ cm breites Geschwür, nach Verbrennung entstanden. Bacilläre Untersuchung negativ.

März 1898: Lidspalten und Pupillen sind gleich- und mittelweit, Licht- und Convergenzreaktion prompt. Die Augenbewegungen sind nicht beeinträchtigt. Der Lidschluss ist beiderseits sehr schwach, rechts noch schwächer als links. Im untern Facialisgebiet keine Paresen. Pfeifen nicht beeinträchtigt. Häufig Zittern in der rechten Oberlippe bemerkbar. Keine Kau-, Schluck- oder Sprachstörungen. Die Zunge nicht atrophisch, wird allseitig gut bewegt. Gaumen-, Würgreflex schwach, aber deutlich. Die N.N. auriculares sind beiderseits als derbe Stränge fühlbar, der linke ist weithin sichtbar, auch der N. supraorbitalis verdickt zu fühlen (rechts mehr als links). Keine Druckempfindlichkeit derselben. Auf der Backe und oberhalb der Augenbrauen ist die Haut in unregelmässiger Ausdehnung leicht gefältet und glänzend. Rechts oben am Halse zwischen Proc. mastoid. und Kehlkopf, nach unten bis zum Sternocleidomastoideus, nach oben bis zur Kiefergegend reichend, unregelmässig begrenzte Morphaea.

Gleichmässige dorsale Kyphose leichten Grades, keine Skoliose. Wirbel nicht empfindlich. Ausgedehntes landkartenartiges Leucoderma, von beiden Oberarmen unregelmässig auf den Rumpf übergreifend, hinten bis etwa zum inneren Skapularrande, vorne die ganze Brustgegend zwischen zweiter und sechster Rippe einnehmend und nach dem Proc. xiphoideus zu spitz zulaufend. Unter der Achsel und zwischen Scapula und Wirbelsäule nur vereinzelte Flecken, Achselhöhlen beiderseits mit Schweiss bedeckt.

An den oberen Extremitäten zahlreiche Narben, die Haut im Ganzen pigmentarm, an den Volae trocken und schilfernd. Krallenstellung des fünften bis dritten Fingers rechts, in leichtem Grade auch des fünften Fingers links. Auftreibung der Phalangealgelenke des rechten Zeigefingers. Interossealräume auch Hypothenar abgeflacht, besonders rechts, Thenar schlaff. Druck des ersten Interossealraums links etwas empfindlich, rechts nicht. Bewegungen im Fingergebiet des N. ulnaris links nur schwach, rechts fehlend. Opposition des Daumens ist rechts nur schwach, links etwas besser ausführbar. Die Ulnarflexion der Hand und die Funktion aller proximalwärts gelegenen Muskeln, ebenso der am Halse sind nicht beeinträchtigt. Zielbewegungen sicher. Biceps- und Tricepssehnenphänomene schwach, Periostreflexe am Vorderarme nicht deutlich, Palmarreflexe beiderseits schwach auszulösen. Die N.N. ulnares dick, derb, links ungleichmässig, wenig empfindlich (jedoch etwas Kribbeln in den Fingern). Drüsen am Halse und in dem Sulc. bic. internus zu fühlen.

An den unteren Extremitäten zahlreiche Narben, besonders in der Kniegegend, am rechten Unterschenkel und unter der linken grossen Zehe eine ulcerirte Stelle. Vitiligo an den Oberschenkeln, hinten bis über die Glutäalansätze hinauf, seitlich höher, als in der Mittellinie, vorne bis zur Cruralgegend. Der linke Unterschenkel ist dünner, als der rechte. Die zweite bis fünfte Zehe stehen links in Krallenstellung, die rechte vierte Zehe ist überstreckt. Seitliche Zehenbewegungen schwach, fehlen links ganz. Auswärtserhebung und Abduktion des Fusses links schwach. Zielbewegungen sicher. Bei passiven Bewegungen keine Spannungen. Kniephänomene von mittlerer Stärke, links etwas schwächer als rechts, die der Achillessehne nur mit „Jendrassik" zu erzielen. Kein Klonus. Die Plantarreflexe sind auch durch Stechen nicht, die Hoden- und Bauchreflexe in normaler Weise auszulösen. Die N.N. peronei und tibiales sind verdickt, letzterer unten in hohem Grade. Keine Druckempfindlichkeit. Geringes Schwanken nach Augenschluss.

Leichte Berührungsanästhesie, Hypalgesie für Stiche und sehr mangelhafte Temperaturempfindung, besonders für „kalt“, im Bereich der Flecken des Gesichts und Halses, über den Augenlidern, an den Ohren (vorne und hinten oben). Etwas stärkere Stiche sind überall schmerzhaft. Ueber den Flecken des Rumpfes werden Pinselberührungen häufig ausgelassen oder von leichtem Druck nicht unterschieden (nach den Grenzen zu bessere Empfindung, aber häufig ungenaue Lokalisation), Nadelstiche wenig schmerzhaft (tiefe empfindlich), „warm“ und „kalt“, besonders letzteres, sehr unsicher angegeben. Die Hypalgesie überragt scheinbar, die Thermohypästhesie sicher die sichtbaren Grenzen der Flecke. — Berührungsanästhesie an den Armen (kräftiger Stieldruck überall empfunden), desgl. Analgesie und Thermanästhesie (an den Fingern Schmerzempfindung vorhanden, aber vielleicht verlangsamt); an der Hand kann man bis auf die Knochen stechen, ohne Schmerzreaktion. In der Achselhöhle und an der maculafreien Rumpfhaut sehr lebhafte Schmerzempfindung. In dem Grenzgebiet verschiedene dunkler pigmentirte Hautinseln mit normaler Empfindlichkeit. — Die gleichen Empfindungsstörungen an den Beinen, nach abwärts zu an Intensität zunehmend, bis zur Grenze der Flecken. Hinten wird dieselbe von der Thermohypästhesie überschritten. Passive Lageveränderungen in den Zehen scheinen richtig empfunden zu werden, in dem linken fünften und im rechten vierten und fünften Finger werden sie meist falsch angegeben.

Keine Blasen- und Mastdarmstörungen. Milz überragt den Rippenbogen um zwei Querfinger, ist derb-palpabel, nicht empfindlich. Im übrigen Befund der inneren Organe negativ.

Zusammenfassung: Ein Bruder leidet seit 1883 an Lepra nervosa, seit 1896 auch an tuberosa. 1890: Bläschenbildung an oberen und unteren Extremitäten.

April 1897: Rechte Pupille weiter, als linke. Linke Nasolabialfalte verstrichen. Multiple Drüsenschwellungen. Weitverbreitete pigmentarme Maculae, auch am Rumpf. Narben, Ulcerationen an den Armen, besonders zahlreich an den Beinen. Mal perforant der Palmae und der linken Sohle. Nägelverbildung an Fingern und Zehen. Osteopathien am Zeigefinger. Atrophie des Thenar und Hypothenar. Patellar-Reflexe nur links. Hypästhesie an Armen und Beinen. Starke Verdickung der N. N. ulnares und auricul. magni. Laryngitis levis.

November 1897: Ulceration an der hinteren unteren Nasenwurzel; hier Leprabacillen gefunden.

März 1898: Lidschluss beiderseits schwach. Zittern der rechten Oberlippe. Achselhöhlen feucht, Haut der Extremitäten trocken. Atrophische Paralyse und sekundäre Krallenstellung im Ulnarisgebiet rechts, in dem Beginne auch links und im Medianusgebiet der Finger. Krallenstellung der Zehen, links weitgehender als rechts.

Allgemeine Hypästhesie, besonders für „kalt“ über den Flecken des Gesichts, Halses und Rumpfes, an den Armen und Beinen, in ihren distalen Theilen sehr intensiv. Leichte Lagegefühlsstörungen in dem Ulnarisgebiet beiderseits.

Kniephänomen links schwächer als rechts, die der Achillessehne sehr schwach, Plantarreflexe fehlen.

Verdickung des N. N. auriculares magni, supraorbitales, ulnares, peronei und tibiales. Dieselben sind nicht druckempfindlich.

VIII.

Per. Bud., Taglöhner aus Milodraz-Fojnica, 21 Jahre alt, katholisch.

Anamnese: Der Vater starb vor fünf Jahren in hohem Alter, eine Schwester vor fünfzehn Jahren an unbekannter Krankheit; die Mutter und drei Brüder leben und sind gesund. Pat. arbeitet seit Jahren als Taglöhner, theils in Sarajevo selbst, theils in der Umgebung; er ernährte sich sehr mangelhaft, da er von seinem Verdienst auch die Mutter unterstützen musste.

Er bemerkte angeblich im Juni 1897 ein Gefühl von Kribbeln und Ameisenlaufen im rechten kleinen Finger, keine eigentlichen Schmerzen. Die Hand magerte nach und nach ab. Seit Weihnachten 1897 besteht ein Geschwür am Oberarm und Geschwüre im Munde.

Vor etwa 3 Monaten (Oktober 1897) zog er sich eine geschlechtliche Infektion zu, die er nicht weiter beachtete. Ende 1897 bemerkte er einen allgemeinen Körperausschlag.

Stat. praes. 10./1. 1898. Pat. ist gracil gebaut, ziemlich schlecht genährt, anämisch. Inguinal-, Cubital-, Hals- und Nackendrüsen multipel indolent geschwellt, bis haselnussgross, hart, glatt, beweglich. Zerstreut am Stamme vereinzelte Reste einer makulösen Syphilids. An der Mundschleimhaut der linken Oberlippe, entsprechend den oberen Backenzähnen, je ein erbsengrosses, scharfrandiges, eitrig belegtes Schleimhautgeschwür. Rachengebilde leicht geröthet. Am vorderen Gaumenbogen rechts ein flaches, mandelgrosses Papillom.

An der Hinterfläche des rechten Oberarms oberhalb des Condylus int. befindet sich eine handtellergrosse infiltrirte Stelle, innerhalb welcher mehrere linsen- bis fingernagelgrosse, ziemlich scharfrandige Geschwüre zu sehen sind, deren Basis zum grössten Theil eitrig belegte, wuchernde Granulationen aufweist. Die Ränder zeigen Tendenz zur Uebernarbung. Die Haut beider Vorderarme ist trocken und wird an der Radialseite beiderseits durch einen kleienförmig schuppenden Saum abgegrenzt. Muskulatur des rechten Vorderarms an der Streck- und Beugeseite dünner als links, sehr deutliche Atrophie der M. M. Interossei, des Thenar und Antithenar, der fünfte und vierte Finger stehen in mässiger Beugestellung. Die Abduktion derselben ist geringgradig behindert. Taktile, Schmerz- und Temperaturempfindung ist hier im Bereich der Metakarpi und Phalangen (mit Ausnahme der Volarfläche) bedeutend abgeschwächt. Der rechte N. ulnaris ist ziemlich stark, aber gleichmässig verdickt; auch die beiden N. N. auriculares magni sind deutlich durchzufühlen. Im Bereiche der Hirnnerven keine Störungen. Im Nasenschleim keine Leprabacillen zu finden.

Ord.: Progressiv steigende Sublimatinjektion, Burow'sche Lösung, Lapis-Aetzungen.

16./I.: Papeln im Rachen überhäutet.

21./I.: Klagt über Jucken am rechten Vorderarm.

25./I.: Das Geschwür am rechten Oberarm ist vollständig vernarbt. Eczema squamosum am rechten Vorderarm. Am Rücken Herpes tonsurans (Unguentum Wilkinsonii).

4./II.: Herpes tonsurans bedeutend zurückgegegangen. An der Unterfläche der Zunge sind neue Papeln aufgetreten.

16./II.: An der Zunge noch Papeln.

26./II.: Die Haut am Vorderarme ist jetzt vollständig zur Norm zurückgekehrt.

12./III.: Ein vor sechs Tagen bemerkter kleiner schmerzhafter Abscess an der rechten Ferse (wahrscheinlich durch einen Fremdkörper entstanden) ist jetzt nach Incision glatt geheilt, die Wunde vernarbt. Die Papeln an der Zunge und Wangenschleimhaut sind bis auf einzelne Epitheltrübungen geschwunden.

Mitte März 1898: Allgemeinbefinden gut. Pat. giebt an, bisweilen im rechten kleinen Finger Kribbelgefühl zu haben. wünscht seine baldige Entlassung.

Lidspalten gleich und mittelweit, Pupille rechts etwas enger als links. Licht- und Convergenzreaktion vorhanden. Er konvergirt nicht vollkommen. Geringer Strabismus divergens. In der seitlichen Endstellung etwas Zucken der Bulbi, keine eigentlichen Lähmungserscheinungen; alle einzelnen Bewegungen ausführbar. auch nach innen. Conj. catarrhal. duplex. V = $^6/_6$, H + 1 D rechts und links. Orbicularis oculi und oris, sowie die übrige Facialis-Muskulatur nicht paretisch. Die Zunge zittert etwas beim Herausstrecken, nicht atrophisch, frei beweglich, ebenso Gaumen. Keine Schluck- und Sprachstörungen. Gaumen- und Würgreflex leicht zu erzielen, auch der Conjunktivalreflex beider Seiten. Masseterreflex nicht gesteigert. Trigeminus ist nicht verdickt, aber ebenso wie der Facialis bei Druck leicht empfindlich (allgemeine Hyperalgesie). N. auricul. magnus beiderseits etwa 2 cm weit über den Sternocleidomastoideus als überstecknadeldicker Strang zu fühlen, links mehr als rechts, nicht empfindlich. Hinter dem Sternocleidomastoideus und am Kieferwinkel mehrfache Drüsenschwellungen.

Haut am rechten Handrücken und Vorderarm cyanotisch und kalt, Vola beiderseits feucht. Der fünfte und vierte Finger sind leicht gekrümmt, die Haut über dem zweiten Phalangealgelenke daselbst auffallend glatt. Muskulatur der Zwischenknochenräume stark abgeflacht und druckempfindlich (besonders der erste). Fibrilläre Zuckungen nicht bemerkbar. Aktive Seitwärtsbewegungen der Finger sind nicht möglich, ebenso Streckung der Endglieder des fünften und vierten Fingers (die des dritten und zweiten ist schwächer, als auf der linken Seite) und Opposition des fünften. Opposition des Daumens relativ kräftig. Die übrigen Armmuskeln wirken kräftig. Zielbewegungen werden sicher ausgeführt. Die linke Handmuskulatur ist nicht atrophisch, nicht paretisch; nur die Opposition des fünften Fingers ist etwas schwach (?). N. ulnaris rechts an der Umschlagstelle verdickt, unzweifelhaft dicker, als links, rechts weniger druckempfindlich als links (rechts und links dabei Kribbeln in den Fingern),

N. radialis etwas, N. medianus nicht empfindlich. Sehnen- und besonders Periostreflexe beiderseits schwach, Tricepsreflex rechts schwächer, als links. Eine oberflächliche elektrische Untersuchung ergiebt, dass die direkte und indirekte faradische Erregbarkeit im Ulnarisgebiet links gut, rechts aufgehoben ist, bei galvanischer Reizung indirekt vom N. medianus aus prompte, vom N. ulnaris rechts auch bei starken Strömen keine Zuckung, direkt im Medianusgebiet kurze, in dem des ulnaris links kurze, rechts träge Zuckungen und erst bei hoher Stromstärke zu erzielen sind. (Im Gebiet des N. facialis direkt und indirekt gute Erregbarkeit.)

Links vom Os coccygis eine guldenstückgrosse, pigmentärmere, hell glänzende, fein gefältelte, oberflächliche Narbe; an den Oberschenkeln oben hinten rechts eine gleichgrosse, oberflächliche, etwas eingesunkene, links eine heller pigmentirte, unregelmässig begrenzte Narbe von etwa demselben Umfange. Auch am rechten Oberschenkel vorne eine über handtellergrosse, oberflächliche, vielfache stärkere Einsenkungen (in der Mitte eine von Kronenstück-Grösse) zeigende Narbe. Die Bein- und Fussmuskulatur erscheint nicht atrophisch; alle einzelnen Bewegungen werden kräftig ausgeführt; bei Zielbewegungen keine Unsicherheit. Knie- und Achillessehnenphänomene von mittlerer Stärke, jedoch letzteres rechts schwächer als links. Plantarreflex zu erzielen; auf Nadelstiche erfolgt Zurückziehen. Cremaster- und Bauchreflexe vorhanden. Man fühlt Inguinal- und Cruraldrüsen reichlich. N. peroneus und N. tibialis nicht druckempfindlich, letzterer vielleicht etwas dick.

Am Kopf und Hals Pinselberührungen nur an den Ohrmuscheln hinten oben häufig nicht empfunden (links konstanter ausgelassen, als rechts); hier auch leichte Hypalgesie und Hypästhesie für „kalt“ (= warm) und auch für „heiss“. (W u. K bisweilen überhaupt nicht erkannt.)

Am Rumpf, wie überhaupt an den nicht hypästhetischen Hautgebieten, allgemeine Hyperalgesie für Nadelstiche.

Am rechten Arme taktile Anästhesie über dem Hypothenar, auf der dorsoulnaren Seite der Hand (Druck empfunden), Hypalgesie für Stiche nur am fünften Finger und am ulnaren Rande der Hand (von den übrigen Stellen eher Hyperalgesie; (wiederholte Stiche im ganzen Ulnarisgebiet empfunden), hier auch Schmerzempfindlichkeit für faradokutane Reizung herabgesetzt, „heiss“ und „kalt“ mangelhaft empfunden. Im Bereich der oben beschriebenen Narben am Oberarm keine nachweisbare Störung der Sensibilität. Passive Lageveränderungen im rechten fünften Finger nicht oder falsch angegeben. In der linken Hand keine Sensibilitätsstörungen.

An den Beinen ergiebt eine häufig wiederholte Sensibilitätsprüfung, dass konstant im Gebiet der oben geschilderten Narben Pinselberührungen nicht angegeben, Stieldruck schlecht lokalisirt, feine Nadelstiche nicht, erst stärkere schmerzhaft empfunden, „heiss“ und „kalt“ nicht bemerkt werden („kalt“ mehrmals als „warm“). Ausserdem findet sich noch rechts am Innenrande der Sehne des Extens. halluc. long. über Metatarsus und Phalangen, bis zum unteren Fussrande hin ein Hautgebiet, in welchem „kalt“ als warm bezeichnet wird — über dem proximalen Theil des Metacarpus „heiss“ und „kalt“ nur als Berührung —. Taktile Hypästhesie und Hypalgesie hier nicht deutlich. Keine Lagegefühlsstörungen in den Zehen.

Milz vergrössert, palpabel, derb.

Zusammenfassung: Aermliche Verhältnisse; keine besonderen ätiologischen Anhaltspunkte. Juni 1897: Parästhesien im rechten kleinen Finger. Oktober 1897: syphilitische Infektion. December 1897: sekundäres Exanthem. Januar 1898: schlechter Ernährungszustand, multiple Drüsenschwellungen. Makulöses Syphilid am Stamm. Hautinfiltration mit Geschwüren oberhalb des rechten Ellbogens. Muskelatrophie (Krallenstellung) und allgemeine Hypästhesie im Bereich des rechten N. ulnaris. Dieser selbst ist verdickt, desgleichen beide N.N. auriculares. Unter Sublimatinjektionen gehen die Haut- und Schleimhautaffektionen in den folgenden zwei Monaten zurück. Kleiner Abscess an der rechten Ferse (traumatisch?).

März 1898: Rechtsseitige motorische und sensible Ulnarislähmung, schwere Entartungsreaktion. Rechte Pupille etwas enger, als linke. Strabismus divergens. Conj. catarrhalis. Verdickung der N. N. auriculares, ulnaris-dexter, tibialis (?). Druckanalgesie des N. ulnaris und peroneus. Hypästhesie, besonders für Temperaturempfindung, an den Ohrmuscheln, im Bereich verschiedener an den Oberschenkeln befindlicher oberflächlicher Narben, am Innenrande des rechten Fusses. Lagegefühlsstörungen im rechten Ulnarisgebiet. Allgemeine Hyperalgesie der Haut. — Milzvergrösserung.

Leprabacillen im Nasenschleim bisher nicht gefunden.

IX.

Vit., Spaniole, 20 Jahre alt, aus Stambul.

Anamnese: Pat. giebt an, dass bisher in seiner Familie keine lepraähnlichen Erkrankungen aufgetreten seien. Er wohnt aber in einer Lepragegend.

Im Jahre 1895 verspürte er starke Schmerzen in den Fingern, besonders der linken Hand. Dieselben nahmen eine Beugestellung an.

Anfang 1897: Neuralgien im linken Arm. Muskelatrophie im Ulnarisgebiet links; bandförmige Hypästhesie aller Qualitäten. Linker Ulnaris verdickt.

Juni 1897: Quälende Neuralgien. Beginnende Atrophie auch an der rechten Hand.

November 1897: Heftige Neuralgien. Atrophie beider, besonders der linken oberen Extremität.

December 1897: Neuralgien auch im rechten Arm. In beiden Armen bandförmige Anästhesie aller Qualitäten an der Ulnarisseite, links fast absolut, rechts Hypästhesie. Im übrigen Theil der linken oberen Extremität Hypästhesie; an den Streckseiten des Oberarms wird nur „kalt“ empfunden. Am übrigen Theil der rechten oberen Extremität, sowie am Thorax deutliche Hyperästhesie bis zum Rippenrand. An der Streckseite beider Oberarme lichenoide Knötchen. An den unteren Extremitäten starke Cyanose, eigenthümliche, wie ältere Hämorrhagien aussehende Flecken, aber keine Sensibilitätsstörungen.

In der Nase am Septum eine Ulceration: Bacillen.*)

Ende März 1898: Gracil gebaut, in schlechtem Ernährungszustand; leidender Gesichtsausdruck. Allgemeines Erythem zurückgegangen. Milz vor dem Rippenrand derb palpabel.

Eitrige Conjunctivitis und Keratitis rechts (Synechien). Am linken Auge keine Störungen. Orbiculares kräftig; linke Oberlippe leicht kontrakturirt (Narben?), keine deutlichen Lähmungserscheinungen im Facialisgebiet. Keine Schluck- und Sprachstörungen. Würgreflex und linker Conjunktivalreflex leicht auszulösen, N. auricularis magnus beiderseits als etwas dicker Strang fühlbar.

Starke Atrophie und Funktionstörung der kleinen Handmuskeln im Ulnaris- und Medianusgebiet; sekundäre Krallenstellung. Letztere ist passiv auszugleichen. Auffallende Hypotonie in den Finger- und Handgelenken. Arthropathie im Metakarpo-Phalangealgelenk des zweiten linken Fingers. Reflexe schwach. N. ulnaris fast sperlingseigross verdickt und weit nach unten zu fühlen, auch N. medianus auffallend derb und dick. Beide sind ausserordentlich druckempfindlich, ebenso die Musculi interossei. Bei Beklopfen der Sehnen und des Periosts gleichfalls grosse Empfindlichkeit.

An den Beinen noch ausgedehnte Infiltration der Haut, letztere sehr empfindlich. Keine Muskelstörungen. Knie- und Achillessehnenphänomene sind sehr leicht zu erzielen, aber ohne Nachzittern; kein Patellarklonus, kein andauernder Fussklonus (3 bis 4 mal Nachzucken). Bei Prüfung des Plantarreflexes jedesmal rasches Zurückziehen. Hoden- und Bauchreflexe vorhanden. N. tibialis unter Malleol. internus als verdickter Strang fühlbar und, ebenso wie Peroneus, ausserordentlich druckempfindlich. Beim Stehen mit Augenschluss geringes Schwanken.

An den Ohren leichte Thermohypästhesie.

An den Armen im Bereich der Hände und Vorderarme Thermohypästhesie, im Ausbreitungsgebiet des N. ulnaris stärkere Hypästhesie für alle Qualitäten. Im Medianusgebiet, weiter aufwärts, am Rumpf und an den unteren Extremitäten auffallende Ueberempfindlichkeit für Stiche. Taktile Anästhesie und Thermohypästhesie bis über die Knie hinauf. Am Oberschenkel und über den Glutaei prompte Angaben.

Leichte Störung der Empfindung für passive Lageveränderungen im fünften Finger links.

Zusammenfassung: Pat. wohnt in einer Lepragegend. Seit 1895: heftige Schmerzen in der linken Hand, Beugestellung der

*) Der hier gegebene Status ist der von Düring'schen Arbeit entnommen: Die Schwierigkeiten in der Diagnose nervöser Lepraformen, insbesondere in Beziehung zur Syringomyelie, Separatdruck der Festschrift zu Ehren von Th. F. Pick 1898 p. 17 (b).

Finger. 1897: quälende Neuralgien erst im linken, dann im rechten Arm, rasche Entwicklung einer Muskelatrophie und allgemeinen Anästhesie im linken, später auch im rechten Ulnarisgebiet. Verbreitete, zum Theil partielle, Hypästhesie an den Armen, besonders im Gebiet des N. cut. med. int. Weiter oben und am Thorax Hyperalgesie. Lichenoide Knötchen am Oberarm. Cyanose und (hämorrhagische?) Flecken an den Beinen. Ulceration am Septum narium: hier Leprabacillen gefunden, später auch im Blut.

März 1898. Schlechter Ernährungszustand. Milztumor.

Eitrige Conjunktivitis. Keratitis rechts. Knotige Hautinfiltration an den Beinen. Atrophische Lähmung im Ulnaris- und Medianusgebiet beiderseits. Krallenstellung. Arthropathie in einem Metakarpophalangealgelenk.

Hypästhesie, zum Theil partiell für Temperaturempfindung, an den Ohren und an den Extremitäten bis Ellbogen- und Kniegegend, besonders intensiv im Ulnarisgebiet. Allgemeine Hyperalgesie im übrigen Hautgebiet, auch der Sehnen und des Periosts. Lagegefühlsstörungen im linken fünften Finger.

Sehnenphänomene an den Beinen sehr lebhaft.

Verdickung der N. N. auriculares magni, ulnares, mediani, tibiales. Sehr lebhafte Druckempfindlichkeit der Nerven, desgleichen der Spatia interrossea.

X.

Karak., Zeitungsverkäufer in Konstantinopel, gebürtig aus Erzerum, Armenier, 23 Jahre alt.

Anamnese: Der Vater lebt und ist gesund, die Mutter starb an einer Herzkrankheit — der fünfte Finger beider Hände stand bei ihr in Beugekontraktur*) —, ein Bruder leidet an Asthma, eine Schwester starb als Kind an Variola, eine andere 7 Jahr alt an einer Halskrankheit. Ein jüngerer Bruder, welcher mit ihm zusammenlebt, ist gesund. Pat. selbst hat mit 7 Jahren seine Heimat verlassen, war 1882 in Syrien und ist seit 1890 in Konstantinopel, wo er auf der Galatabrücke Zeitungen verkauft. In Erzerum giebt es eine Reihe von Leprösen.

Im Alter von zwei Jahren wurde er von einer schweren fieberhaften Krankheit befallen, wurde von den Aerzten bereits aufgegeben, erholte sich aber und war nach einigen Jahren wieder ganz gesund. Er hält seine Krankheit für eine angeborene und glaubt, dass die Finger schon bei der Geburt gekrümmt gewesen seien. Im Jahre 1893 wurde er zuerst von von Düring gesehen; damals hatte er noch alle Finger.

---

*) Nach Zambako litt sie auch an Atrophie der Handmuskeln.

Krankheitsbefund Juni 1896 (nach Zambako*). Rechte Hand: ainhumoide Einschnürung der Grundphalanx des Zeigefingers, starke Verkrümmung des Mittelfingers (feste Ankylose des ersten Phalangealgelenkes), geringere des vierten (zugleich hier ainhumoide Einschnürung der Nagel- und beginnende der Grundphalanx) und fünften Fingers (hier ist die Endphalanx durch einen weichen Stummel ersetzt). Linke Hand: Krallenstellung des zweiten bis fünften Fingers. Beiderseits, besonders links, Atrophie der kleinen Handmuskeln.

Inkomplete Analgesie am rechten, komplete am linken Vorderarme, besonders auf der Extensorenseite, und an der linken Handfläche (Druck empfunden). Die rechte Handfläche dagegen ist sehr empfindlich gegen Stiche (lebhafte Reflexe). „Heiss" und „kalt" wird an Vorderarm und Hand beiderseits nicht unterschieden, „kalt" als „warm" bezeichnet. Taktile Anästhesie am Vorderarm und Handrücken.

An den unteren Extremitäten ist objektiv nichts festzustellen, jedoch vom Knie ab Analgesie, während Berührungs- und Temperaturempfindung erhalten sind. Verbiegung der Wirbelsäule im Dorsaltheil mit der Convexität nach links, Cubitalnerven angeschwollen, mit kleinen Knoten.

Frühjahr 1897 (nach Ehlers**). Im Gesicht keine Krankheitserscheinungen. Die linksseitige Schweisssekretion hat aufgehört. Thermanästhesie im Gebiete des linken Ulnaris, Unterarms und auf der ganzen linken Hand. Seiner Angabe nach ist in der rechten R. infraspinata eine Partie, in welcher sowohl Thermanästhesie als auch Berührungsanästhesie besteht. Alle Eindrücke werden hier mit geminderter Leitungsschnelligkeit empfunden. Im Gebiete der linken Ulnarishand ist Analgesie, Pinselanästhesie an allen 10 Fingern, am stärksten an der linken Hand. Bei kaltem Wetter schläft sein linker Arm ein. Ein Druck auf N. ulnaris wird nicht schmerzhaft empfunden. Beim Arbeiten mit dem linken Arm, welcher fast kraftlos ist, tritt Tremor intentionis auf.

Man sieht keine Exantheme. Im linken N. ulnaris fühlt man deutlich erbsengrosse oder perlenschnurartige Verdickungen.

Plantae natürlich. Die linke Hand eine Klaue, aber alle Finger sind erhalten; im Uebrigen Klauenbildung auf beiden Händen (type Aran-Duchenne). Die Muskulatur in Thenar, Hypothenar und der Interossei ist ganz atrophisch.

Die rechte Hand zeigt ainhumoide Furchen, welche folgendermaassen verlaufen: 1. eine Furche grade unter dem zweiten Gliede des Zeigefingers. Phalanx fühlt man spindelförmig, atrophisch nach dem Gliede hin. Oberhalb der Schnürfurche ist die Volarfläche in dem subkutanen Gewebe myxödematös und elephantiastisch geschwollen. — 2. Eine Furche auf dem zweiten Gliede der Dorsalseite des vierten Fingers; diese Furche zieht sich aber nicht um den ganzen Finger herum. Am vierten und fünften Finger sind die abgeschnürten Endstücke jetzt abgefallen (resp. von Zambaco mit einer Scheere schmerzlos abgeschnitten). Der Versuch, Bacillen bei ihm nachzuweisen, scheiterte an seinem Widerstande.

Anfang April 1898: Allgemeinbefinden gut; Pat. hat keine besonderen Klagen. Er kommt einmal sehr erhitzt zur Untersuchung und schwitzt dabei sehr stark an beiden Gesichtshälften und an beiden Händen. Lidspalten und

---

*) Zambako Pascha, les lépreux ambulants de Constantinople. 1897, p. 242.

**) Edw. Ehlers, Aussatz-Rekognoscirungsreise auf der Balkanhalbinsel. Dermatol. Zeitschrift von Lassar, 1898, p. 7.

Pupillen gleichweit, verengen sich bei Lichteinfall und Convergenz. Augenschluss beiderseits nicht sehr kräftig, rechts vielleicht etwas schwächer, als links. Im übrigen Facialisgebiet keine Schwächeerscheinungen. Zunge nicht atrophisch. Keine Kau-, Schluck- oder Sprachstörungen. Gaumen- und Würgreflex auszulösen; ob auch Conjunktivalreflex, bleibt fraglich, da Pat. sehr ängstlich auf die Annäherung eines Gegenstandes achtet und schon frühzeitig die Augen krampfhaft schliesst. N. supraorbitalis, auch N. infraorbitalis sind rechts auffallend gut zu fühlen, nicht empfindlich. N. auricularis magnus ist beiderseits als derber Strang abzutasten, links noch dicker als rechts und geschlängelt; rechts auch der N. subcutaneus colli; auch diese Nerven sind nicht druckempfindlich.

Leichte Dorsalkyphose der Wirbelsäule, zugleich weicht diese im oberen Dorsaltheil etwa um 0,5 cm seitlich ab (Pat. hat viel Lasten auf dem Rücken getragen).

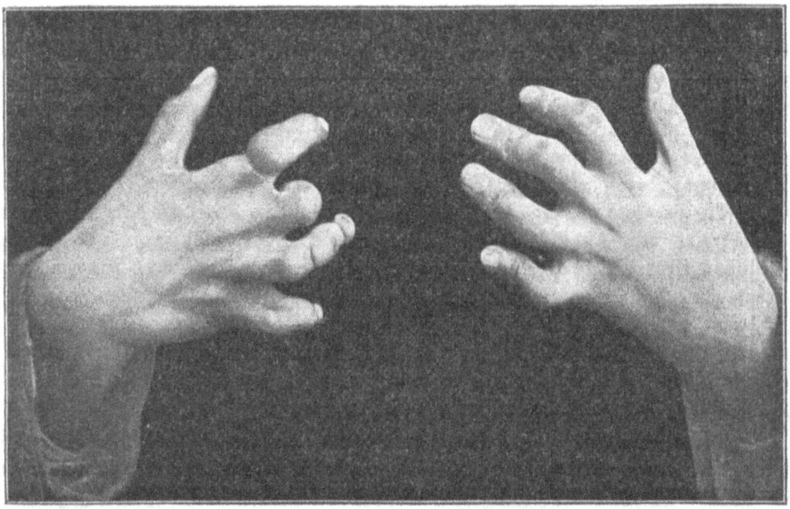

Umfang der Oberarmmitte rechts 26, links 25,9 cm, des Vorderarms (10 cm unterhalb des Condyl. internus) rechts 23,6, links 23,5 cm; ainhumoide Ein- und Abschnürungen an den Fingern beider Hände. Starke Atrophie der Endphalangen. Krallenstellung des zweiten bis fünften Fingers. Links hochgradige Muskelatrophie aller Spatia interrossea, des Hypothenar und Thenar; rechts dasselbe, aber in geringerem Grade, am stärksten am Hypothenar, am geringsten am Thenar, welcher nur nach aussen zu auffallend dünn ist. Kein fibrilläres Zittern sichtbar. Aktive Bewegungen in Schulter-, Ellbogen- und Handgelenk beiderseits sehr kräftig, auch Beugung der Finger und Streckung der Grundphalangen. Bei längerem Gestreckthalten der Arme und Hände leichtes feines Zittern; beim Fassen nach der Nase kein Schütteln, kein Danebengreifen. Opposition und Abduktion des Daumens leidlich kräftig, des fünften Fingers rechts sehr schwach, links ausfallend; Adduktion des Daumens schwach, nur bei gleichzeitiger Flexion kräftiger. Die übrigen Bewegungen in den Fingern sind aktiv nicht möglich; die kleinen Handmuskeln sind druckempfindlich. Sehnenreflexe schwach, Periostreflex nicht regelmässig zu erzielen. Der N. ulnaris ist beiderseits, links mehr als rechts, oberhalb der Umschlagsstelle spindelförmig verdickt fühlbar, nicht druckempfindlich (kein Gesichtszucken), daneben Drüsen fühlbar.

Die Beinmuskulatur ist nicht atrophisch und kräftig, auch die der Füsse. Keine Ataxie. Gang sicher und fest. Nach Augenschluss unbedeutendes Balanciren. Knie- und Achillessehnenphänomene sind leicht auszulösen (aber ohne Nachzittern, kein Fuss- oder Patellarklonus), ebenso Plantarreflex. Adduktorenreflex ist nicht deutlich, die des Hodens und Bauches in mittlerer Stärke zu erzielen. N. peroneus und N. tibialis (unten unter Mall. inter.) verdickt und auffallend unempfindlich. N. ischiadicus auf Druck nicht schmerzhaft. Inguinaldrüsen geschwollen. Spindelförmige Verdickung des rechten N. cruralis (?).

An beiden Ohren werden Pinsel- und Stielberührung nicht prompt unterschieden, die ersten Nadelstiche nicht oder wenig schmerzhaft, kalte Gegenstände häufig als warm angegeben (bisweilen auch warme als kalt). Rechts ist diese Hypästhesie intensiver als links.

An beiden Händen, rechts bis etwas oberhalb des Handgelenks, links bis zum mittleren Drittel des Vorderarms (i. G. cirkelförmige Abgrenzung) wird Pinsel- und Stielberührung überhaupt nicht angegeben (nur in der Vola meist richtig). Das Verbreitungsgebiet des Ulnaris scheint intensiver befallen, als das des Medianus. Nadelstiche sind in der Vola manus sehr schmerzhaft; am Dorsum und am fünften und vierten Finger eher Hypalgesie (scharfe Abgrenzung nicht möglich). „Heiss" und „kalt" werden an den Händen nicht erkannt. In der Schultergegend, speciell über der Scapula sind jetzt keine Störungen nachweisbar.

An den unteren Extremitäten werden feine Pinselberührungen nicht immer, „kalt" häufig als „warm", „heiss" verspätet, bisweilen als kalt angegeben. (Stiche sind empfindlich):

1. am regelmässigsten in der Kniekehle beiderseits über zwei relativ symmetrisch gelegenen, unregelmässig begrenzten, glatten, glänzenden, haarlosen oberflächlichen Hautnarben und an der Wade (rechts intensiver als links);
2. bisweilen an den Zehen, besonders am Hallux;
3. am Hoden (nicht am Anus und Penis). Hodendruck ist schmerzhaft.

Keine Blasen- oder Mastdarmstörungen. Milzdämpfung vergrössert. Milz fühlbar.

Zusammenfassung: Mutter litt vielleicht an Lepra. Stammt aus einer Lepragegend. Im Alter von 2 Jahren schwere, fieberhafte Krankheit.

Juni 1896: Ainhumoide Abschnürungen an den Fingern, theilweise Verkrümmung der Finger, Atrophie der kleinen Handmuskeln. An- resp. Hypalgesie und Thermohypästhesie an beiden Armen und Beinen. Cubitalnerven angeschwollen.

Frühjahr 1897: Anhidrosis der linken Seite des Gesichts. Anästhesie, zum Theil nur partiell und unvollkommen, in der Schultergegend, an den distalen Theilen der Arme. Ulnarisdruckanalgesie. Zunahme der Verdickung des N. ulnaris, der Muskelatrophie und ainhumoiden Abschnürungen.

April 1898: Starkes Schwitzen im Gesicht und an den Händen. Schwäche im orbicularis oculi, atrophische Lähmung der kleinen Handmuskeln, besonders im Ulnarisgebiet.

Hypästhesie, besonders für Kälteempfindung, an den Ohren, den distalen Gebieten der Arme (am intensivsten im Ulnarisgebiet) an den Zehen, dem Hoden und über mehreren feinen Narben in der Kniekehle und an der Wade.

Sehnenphänomene an den oberen Extremitäten schwach, an den unteren leicht auszulösen. Plantarreflex vorhanden.

Verdickung des rechten N. supra- und infraorbitalis. beider N.N. auriculares magni, des rechten N. subcutan. colli, beider N. N. ulnares, einzelner Beinnerven. N. ulnaris nicht, Peroneus und Tibialis unempfindlich. Multiple Drüsenschwellungen. Milztumor.

XI.

Avr. Pard., Spaniole aus Konstantinopel. 16 Jahre alt. (cf. Tafel IV, Fig. 2.)

Sein Bruder starb 1891 an der schweren lazarinen Form der Lepra. Der Kranke selbst kam 1890, 8 Jahre alt, in die Behandlung von Düring's mit einem fünfmarkstückgrossen erythematösen Infiltrat vor dem linken Ohr, das zerstört wurde. In einem excidirten Stück desselben fand v. D. Leprabacillen. Im Herbst 1896 Wiederbeginn der Eruptionen an derselben Stelle. Bacillen wurden nachgewiesen in der Haut (Erythemflecken im Gesicht und über den Glutaei) und im Nasensekret.

Er hat seit langer Zeit Schmerzen im linken Vorderarm und den ulnaren Fingern dieser Seite.

Stat. praes. April 1898: Gracil gebauter, nicht gut genährter Junge mit leidendem Gesichtsausdruck. Ueber beiden Backen befindet sich, rechts umfangreicher, als links, eine frische, im Gebiet einer älteren liegende, wallartig begrenzte Macula. Zwischen der äusseren, älteren Fläche und dem neuen erhabenen Wall liegt eine vollständig atrophische Zone von etwa 1 cm Breite.

Lidspalten und Pupillen gleichweit; Verengerung der Pupillen tritt bei Lichteinfall und Convergenz ein. Links ist der Augenschluss schwächer, als rechts. Im übrigen Facialisgebiet keine Paresen. Keine Sprach- und Schluckstörungen. Würgreflex lebhaft, Conjunktivalreflex beiderseits sehr schwach. Trigeminusäste nicht empfindlich, nicht verdickt. N. auricul. magn. rechts und links strangartig zu fühlen, desgleichen links auch N. subcut. colli, nicht druckempfindlich.

Am rechten Oberarm bis zur Streckseite des Vorderarms über alten Flecken eine frischere, uhrglasähnliche Infiltration. Am linken Vorderarm, wesentlich auf der Dorsalseite, eine ganz unregelmässig zackig begrenzte Macula, am Rande lebhaft pigmentirt. Links sind die kleinen Fingermuskeln, speciell die Mm. interossei, aber auch die kleinen Daumenmuskeln auffallend dünn und wenig kräftig. Spat. inteross. prim. druckempfindlich. Die übrigen Muskeln sind von gutem Volum und wirken kräftig; Zielbewegungen sicher. Sehnenreflexe vorhanden. Beide N. N. ulnares sind unregelmässig verdickt, links sehr druckempfindlich, rechts etwas weniger.

Alte pigmentfreie Macula an der Hinterfläche des linken Oberschenkels und der Vorderseite des linken Unterschenkels; frische Infiltration in der Glutäalgegend und um beide Kniegelenke, ähnlich der des Erythema nodosum. Keine deutlichen Muskelatrophieen, keine Lähmungserscheinungen. Knie- und Achillessehnenphänomene mittelstark, letztere vielleicht eher verstärkt. Kein Fuss- oder Patellarklonus. Plantarreflexe auszulösen (bei Stichen Zurückziehen), Hoden- und Bauchreflexe desgleichen. N. tibialis rechts weniger druckempfindlich, als links. Beim Stehen mit Augenschluss kein Schwanken. Am Kopf im Bereich der Flecken im Gesicht, ausserdem hinter beiden Ohren (links > rechts) taktile Hypästhesie, leichte Hypalgesie und hochgradige Störung der Temperaturempfindung („heiss" und „kalt" meist nur als Druck empfunden).

Am Hals links ein pigmentfreier, ebenfalls hypästhetischer Fleck.

An den oberen Extremitäten: Links über der Hand (Vola und Dorsum) Berührungsanästhesie, intensive Hypalgesie (nur an den Fingerbeeren lebhafte Schmerzempfindlichkeit) und Thermanästhesie, am Vorderarm wesentlich im Bereich des oben beschriebenen Flecks die gleiche allgemeine Hypästhesie, am Ellbogen nur für Temperatur-, in geringerem Grade auch für Schmerzempfindung. — Rechts allgemeine Hypästhesie leichteren Grades bis zum unteren Drittel des Vorderarms, in ihrem oberen Abschnitt nur für Schmerz- und vorwiegend für Temperaturempfindung; die gleiche Hypästhesie über der Infiltration am rechten Oberarm. Passive Bewegungen im fünften Finger links werden unsicher angegeben.

An den Beinen: Im Bereiche der oben angegebenen Hautveränderungen Hypästhesie, wesentlich für Temperaturempfindungen, an den Knien auch deutlich für Berührungen, am Oberschenkel nur, soweit die Flecke reichen; am Scrotum keine Störungen. Thermanästhesie von unten bis oberhalb des Knies. Schmerzempfindung im Ganzen wenig beeinträchtigt.

Milz derb unter dem Rippenbogen fühlbar.

Zusammenfassung: Bruder an der lazarinen Form der Lepra 1891 gestorben. 1890 erythemat. Infiltrat vor dem linken Ohr, mit Paquelin zerstört. 1896 Wiederauftreten desselben. Schmerzen im linken Ulnarisgebiet.

April 1898: Nicht gut genährt. Haut-Infiltrationen und Maculae im Gesicht, am Halse, an den Armen und Beinen.

Parese des linken Orbicularis oculi, Atrophie und Parese im Ulnarisgebiet beiderseits.

Hypästhesie, besonders für die Schmerz- und Temperaturempfindung, über den Flecken im Gesicht, am Halse und den Extremitäten, an den Ohren, den Armen (rechts weniger weit hinauf reichend, als links, Fingerbeeren sehr schmerzempfindlich), und an den Beinen bis zum Knie hinauf.

Lebhafte Achillessehnenphänomene. Plantarreflexe erhalten. Conjunktivalreflexe schwach.

Verdickung der N.N. auricul. magni, des linken N. subcut. colli, der N.N. ulnares. Druckempfindlichkeit der letztern, der N. tibiales und des Spat. interosseum I.

Drüsenschwellungen. Milztumor. Leprabacillen gefunden.

XII.

Sim., Cigarettenarbeiter, Spaniole aus Stambul, 32 Jahre alt.

Anamnese: Pat. stammt aus einem Bezirk, in dem zahlreiche Leprakranke wohnen. In seiner Familie ist angeblich kein derartiger Krankheitsfall vorgekommen. Vor zweieinhalb Jahren kam er zu Herrn von Düring mit einer erysipelatösen Schwellung des ganzen Gesichts, deren Entstehung er auf einen Schreck zurückführte. Dieselbe ging bald wieder zurück, recidivirte aber ca. alle sechs Wochen, und zwar stets unter Ausbruch von Fieber und schwerem allgemeinen Krankheitsgefühl (Kopfschmerzen, Gliederschmerzen etc.); in der letzten Zeit tritt sie alle zwei Wochen ein, aber ohne diese schweren Allgemeinerscheinungen, und nicht mehr symmetrisch im Gesicht, sondern bald auf der rechten, bald auf der linken Seite. Er klagt z. Z. wieder über Kopfschmerzen, Schwindelgefühl und allgemeine Gliederschmerzen.

Positiver Bacillenbefund in der Gesichtshaut.

Stat. praes. April 1898: Gracil gebaut, nicht gut genährt, leidender Gesichtsausdruck. Milzdämpfung vergrössert; Milz fühlbar.

Auf der rechten Wange sieht man ein bis über die Brauen reichendes, die ganze Jochbeingegend einnehmendes, peripherisch langsam verblassendes, dabei aber scharf abgegrenztes erysipelatös-erythematöses Infiltrat, welches auf Druck nicht empfindlich ist. Im Bereiche der motorischen Gesichtsnerven mit Ausnahme einer leichten Schwäche und eines bei anhaltendem Augenschluss sich einstellenden Tremors im Orbicularis oculi keine Störungen. N. auricularis magnus rechts fühlbar; ausserdem mehrfach indolente Halsdrüsen. Keine Sprach- und Schluckstörungen. Conjunktivalreflex rechts schwächer, als links. An den oberen Extremitäten keine Atrophien, keine Paresen. Alle Bewegungen kräftig. Bei Gestreckthalten der Arme geringer Tremor. Sehnen- und Periostreflexe vorhanden, nicht auffallend stark. N. ulnaris rechts oberhalb der Umschlagsstelle verdickt; alle Nerven sind druckempfindlich, auch die Muskeln, speciell die M.M. Interossei.

Unterhalb des linken Knies vorne und über der linken Wade sieht man je einen 1—2 Markstück-grossen, unregelmässig begrenzten, pigmentarmen, fein gefältelten Fleck.

Auch an den Beinen keine Motilitätsstörungen. N. tibialis am Innenrande des Fussgelenks als dicker Strang zu fühlen; ebenso wie der N. peroneus druckempfindlich. Knie- und Achillessehnenphänomene leicht zu erzielen (kein Nachzittern, kein Klonus), Plantar-, Hoden- und Bauchreflexe desgleichen.

Am Rumpfe keine Besonderheiten. Leichte dorsale Kyphose der Wirbelsäule. Kein Schwanken nach Augenschluss.

Im Bereich des Infiltrates der rechten Wange und an den Ohren werden Pinselberührungen von leichtem Stieldruck meist nicht unterschieden. „Kalt" wird an den Ohrmuscheln (nicht im Quintus-Gebiet), besonders vorne unten häufig als „warm" bezeichnet.

An dem fünften bis zweiten Finger und an der ulnaren Seite der vola manus rechts werden zwar leiseste Pinselberührungen angegeben und leidlich lokalisirt, aber „kalt" und „heiss" meist als warm bezeichnet. Links werden meist richtige Angaben gemacht. Keine Lagegefühlsstörungen.

Ueber den feinen Narben am linken Unterschenkel Berührungshypästhesie und Thermanästhesie („heiss" und „kalt" als warm bezeichnet).

Zusammenfassung: Pat. stammt aus einem Leprabezirke. Vor $2^1/_2$ Jahren nach Schreck Gesichtsschwellung. Diese recidivirte seitdem häufig, unter schweren Allgemeinerscheinungen, in letzter Zeit nur einseitig. Jetzt allgemeine Gliederschmerzen.

April 1898: Nicht gut genährt. Milztumor. Drüsenschwellungen.

Hautinfiltrat auf der rechten Wange. Pigmentarme Narben am linken Unterschenkel.

Parese im Orbicularis oculi. Reflexe leicht zu erzielen, der der Conjunktiva rechts schwach.

Hypästhesie für taktile und Temperaturempfindung über den Hautveränderungen der Wange und des linken Beines. Thermanästhesie am zweiten bis fünften Finger und der ulnaren Hälfte der vola manus. Verdickung des rechten N. auricul. magnus, des rechten N. ulnaris, des N. tibialis unten. Alle Nerven auffallend druckempfindlich, auch zum Theil die Muskeln. Leprabacillen nachgewiesen.

XIII.

H., 10 Jahre alt, Spaniole aus Stambul.

Anamnese: Nach Angabe des Vaters hat kein Familienmitglied an Lepra gelitten. Dagegen verkehrte während der Kinderzeit des Pat. im elterlichen Hause eine leprakranke Frau. Seit 8 Monaten fühlt er sich krank; es wurde ein Ausschlag im Gesicht bemerkt.

Stat. praes. April 1898: Schlechter Allgemeinzustand. Pat. ist von gracilem Körperbau, mangelhaft genährt. Milz unter dem Rippenbogen fühlbar.

Ausgedehnte tuberöse Leprome im Gesicht (Augen, Backen und Nase). An den Augenbrauen links Ulcerationen. An der Conjunktiva links ebenfalls Knoten. Orbicularis oculi und oris kräftig. Conjunktivalreflex schwach. Lichtreaktion prompt. Keine Lähmungserscheinungen an den cerebralen Nerven. N. auricularis magnus beiderseits zu fühlen. Pinselberührungen am Ohr hinten links werden falsch lokalisirt nach der behaarten Kopfhaut; keine weiteren Sensibilitätsstörungen.

Knoten und lichenoide Lepride an der unteren Hälfte der Oberarme und an den Vorderarmen. N. N. ulnares unregelmässig verdickt. Keine Atrophie, keine Verkrümmung, keine deutlichen motorischen oder sensiblen Ausfallserscheinungen.

Ueber den Glutaei, auch an den Ober- und Unterschenkeln pigmentärmere, violett gezeichnete Flecke, durch einen pigmentreichen Saum scharf begrenzt. Die Grenzlinie verläuft nach innen etwa entsprechend dem äusseren Sakralrande in Form eines lateinischen V. Die Beinnerven sind druckempfindlich, speciell N. ischiadicus und peroneus. Knie- und Achillessehnenphänomene von mittlerer Stärke. Kein Klonus. Plantar-, Hoden- und Bauchreflexe fehlen nicht.

Im Stehen nach Augenschluss kein Schwanken. Leichte Unterempfindlichkeit für Kälteempfindung über den Glutaei im Bereich der oben beschriebenen Flecken.

Leprabacillen in den Gesichtsknoten nachgewiesen.

Zusammenfassung: Früher Verkehr mit einer Leprösen. Seit 8 Monaten Krankheitsgefühl, Ausschlag im Gesicht.

April 1898: Tubera im Gesicht Ulcerationen an den Augenbrauen. Knoten und lichenoide Lepride an den Armen. Morphaea an den Beinen. Hypästhesie an den Ohren und am Gesäss. Conjunktivalreflexe schwach. Verdickung des N. auricularis magnus und der N. N. ulnares. Beinnerven druckempfindlich. Leprabacillen in den Knoten nachgewiesen. Milztumor.

XIV.

Niss., 16 Jahre alt, aus Couscoundjouk (asiatisches Ufer des Bosporus). (cf. Tafel IV, Fig. 1.)

Anamnese: Der Vater soll leprakrank gewesen sein und starb, als Pat. zwei Jahre alt war. Ueber den Beginn des Leidens sind nur unbestimmte Angaben zu gewinnen. Seit zwei bis drei Jahren wurde Röthung des Gesichts und Ausfallen der Brauen bemerkt.

August 1893: Erythem des Gesichts mit unbedeutender allgemeiner Schwellung; Brauen fast vollständig ausgefallen. Leichtes cyanotisches chronisches Oedem der Hände mit Pigmentirung; seidenartige Atrophie der Haut. Symmetrische Pigmentflecken (Residuen von Erythemen) auf beiden Armen. Sensibilität an den unteren Extremitäten bis etwas unterhalb der Knie in allen Qualitäten herabgesetzt, nicht erloschen.

Januar 1895: Seit einigen Wochen lichenoide Lepride an den Beinen. Infiltrate auf den Lidern, Wimpern vollständig ausgefallen. Sensibilitätsstörungen an den unteren Extremitäten sehr ausgesprochen, an der oberen rechten, auf der Ulnarseite bis zur Mitte des Vorderarms, deutlich, unbedeutend auch an der linken.

Im Laufe der nächsten Monate bildeten sich an den unteren Extremitäten von Zeit zu Zeit mit starken Oedemen einhergehende ekzematöse Eruptionen von universeller Ausbreitung. Gleiche Erscheinungen zeigten sich am Thorax in begrenzten Flecken, da wo die Hose am Leib anliegt, um den Nabel, in der Achselhöhle und an der Streckseite der oberen Extremitäten.

Oktober 1896: Zwei Leprome auf dem rechten Handrücken. Sonst keine Veränderung.

April 1898: Chronisches erythematöses Oedem an beiden Augen und Backen mit Ausfall der Augenbrauen und Cilien. An den Oberlidern tuberöse Leprome. Linke Pupille ist grösser als die rechte, beide nicht rund, sondern verzogen, reagiren schlecht auf Lichteinfall und bei Convergenz. Augenschluss beiderseits schwach. Beim Heben der Lippen Zittern; Lippenschluss leidlich kräftig.

N. auricularis magnus beiderseits mit knotenförmigen Anschwellungen, auch N. subcut. colli grade fühlbar. Conjunktivalreflex nicht aufgehoben.

An den Vorderarmen und Händen cyanotische Verfärbung, seidenartige Atrophie und chronisches Oedem der Haut. Vereinzelt Knoten auf dem rechten Handrücken, mit positivem Bacillenbefund. Keine ausgesprochenen Atrophien oder Paresen; vielleicht eine geringe Schwäche in den Seitwärtsbewegungen des fünften Fingers. Bei Zielbewegungen keine Ataxie. N. N. ulnares verdickt, wenig druckempfindlich, daneben Drüsen zu fühlen. Sehnenreflexe lebhaft.

An den unteren Extremitäten keine Abmagerung, keine Lähmungserscheinungen. Kniephänomene sehr lebhaft, mit geringem Nachzittern. Rechts mehrmals geringer Patellarklonus zu erzielen. Achillessehnenphänomene ebenfalls sehr leicht auszulösen; beiderseits kurzdauernder Fussklonus. Plantarreflex fehlt dagegen beiderseits, auch auf Stich erfolgt kein Zurückziehen der Beine. Hoden- und Bauchreflexe fehlen nicht.

N. ist bei der Untersuchung sehr ängstlich und zu Sensibilitätsprüfungen wenig aufgelegt. Taktile Hypästhesie (Pinselberührung meist nicht von leichtem Stieldruck unterschieden), geringe Hypalgesie, erhebliche Herabsetzung der Temperaturempfindung an beiden Augen und Backen; letztere beide Störungen scheinen auch an den Ohren zu bestehen.

An den Armen taktile Hypästhesie bis zu den Ellbogen (an der Vola manus auch feine Pinselberührungen gut lokalisirt), Thermohypästhesie bis zur Achselgegend (ziemlich ringförmige Begrenzung); lebhafte Schmerzempfindlichkeit.

An den Beinen die gleiche Hypästhesie bis oben hinauf, hier ungefähr mit den Grenzen einer pigmentarmen und an dem Rande mit einem pigmentreichen Wall versehenen Macula abschliessend. Diese liegen vorne etwa 2 cm unterhalb des Poupart'schen Bandes, hinten seitlich vom Kreuzbein, von hier nach aussen bis über die crista ilei hinaufsteigend. Milz unter dem Rippenbogen palpabel, derb.

Zusammenfassung: Anamnese: Vater leprakrank. Seit 1891 Gesichtserythem und Ausfallen der Brauen; 1893 Oedem, Atrophie der Haut und Pigmentflecken an den Vorderarmen und Händen. Hypästhesie unterhalb der Kniee. 1895 lichenoide Lepride an den Beinen, Hypästhesie auch an den Vorderarmen (Ulnarseite), Oedem, Ekzem an den Beinen und am Rumpf. 1896 Leprome auf dem rechten Handrücken.

April 1898: Chronisches erythematöses Oedem und Tubera an den Augen und auf dem rechten Handrücken. Pupillen verzogen und schlecht reagirend. Cyanose, Oedem und seidenartige Atrophie der Haut an den Händen, Morphaeae an den Beinen.

Schwäche des Orbicularis oculi und der Lippenmuskeln, beginnende atrophische Parese im Ulnarisgebiet.

Hypästhesie, besonders für die Temperaturempfindung, im Gesicht, an den Ohren (?), an den distalen Partien der Arme und an den Beinen.

Lebhafte Sehnenphänomene an den Armen und besonders an den Beinen (Clonus). Plantarreflex fehlt, Conjunktivalreflex schwach.

Verdickung der N. N. auriculares magni, subcut. colli, ulnares. Ulnarisdruckanalgesie. Multiple Drüsenschwellungen. Milztumor. Bacillenuntersuchung positiv.

XV.

Frau mit scheinbar abgelaufener, früher tuberöser Lepra, Spaniolin aus Couscoundjouk.

Herbst 1889: Schwere tuberöse Form der Lepra am ganzen Körper. Bacillenuntersuchung positiv. Ausgebreitete Ulcerationen an den unteren Extremitäten. Pigmentflecke am Rumpf. Ulcerationen am Gaumen. Mal perforant der linken Fusssohle.

Die Knoten wurden mit Paquelin zerstört. Ulcerationen ausgekratzt, Transplantation, 2 mal Abort, 2 Kinder.

April 1898: Allgemeinzustand gut. Keine Klagen.

Beiderseits Krallenhand, Atrophie der kleinen Fingermuskeln mit Einschluss des Daumenballens. N. ulnaris spindelförmig verdickt, daneben zahlreiche Drüsen zu fühlen. Ausgedehnte Empfindungsstörungen für alle Qualitäten an den distalen Theilen der Arme. Nerven und Muskeln nicht empfindlich.

M. orbicularis oculi schwach. Augenbrauen fehlen.

N. auricularis magnus verdickt. Hypästhesie an den Ohren. An den unteren Extremitäten keine Atrophien. Sehnenreflexe vorhanden. Hypästhesie, besonders an den distalen Theilen.

XVI.

Aeltere Frau, Spaniolin, aus Couscoundjouk.

Lebhafte Klagen über ausstrahlende Schmerzen in den Armen und Beinen, besonders heftig aber über dem rechten Auge.

Keine Muskelatrophien, keine Lähmungen.

N. ulnaris oberhalb des Handgelenks und über dem Olecranon, N. auricularis magnus, Tibialis unterhalb des Malleol. internus,

Peroneus und Saphenus major verdickt zu fühlen, desgleichen der rechte N. supraorbitalis. Alle sind sehr druckempfindlich, im besonderen Grade der letztgenannte.

Sehnenreflexe an den Beinen lebhaft, Plantarreflexe nicht auszulösen. Hypästhesie für alle Qualitäten an den Ohren, den oberen und unteren Extremitäten, nicht am Rumpfe. Milz palpabel.

Zusammenfassung der bei den untersuchten Kranken festgestellten Erscheinungen.

Indem ich die aus den mitgetheilten Krankengeschichten gewonnenen Erfahrungen zusammenfasse, möchte ich in ätiologischer Beziehung nur hervorheben, dass von den acht hier beschriebenen bosnischen Kranken fünf römisch-katholisch und drei griechisch-orthodox sind, keiner jedoch den in Bosnien zahlreich vertretenen Spaniolen angehört. Dagegen befinden sich unter den aus Konstantinopel stammenden Kranken mit Ausnahme eines aus Kleinasien gekommenen Armeniers nur Spaniolen. Dieses eigenthümliche Verhalten entspricht der bereits von anderer Seite hervorgehobenen Erfahrungsthatsache, dass die Lepra, welche in Konstantinopel endogen nur unter den spanischen Juden beobachtet wird, ihre Stammesbrüder in Bosnien, deren Vorfahren im 16. Jahrhundert aus der Türkei eingewandert sind, mehr oder weniger ganz zu verschonen scheint. Wenigstens hat I. Neumann, auf dessen ausführliche Besprechung der „Lepra in Bosnien und der Herzogowina" bezüglich aller Einzelheiten verwiesen sei, unter 133 Leprösen dieser Länder keinen einzigen Israeliten finden können. Mit Recht stellt daher von Düring in seiner kürzlich erschienenen Abhandlung über die Lehre von der Heredität der Lepra an Zambako, welcher die endemische Lepra der Israeliten Stambuls auf Heredität zurückführt, die Frage, wie denn die Israeliten Bosniens der atavistischen Heredität entgangen seien.

Nur bei fünf von unsern sechzehn Kranken (3 bosnischen, 2 konstantinopolitanischen) ergiebt die Anamnese Anhaltspunkte dafür, dass die Lepra familiär aufgetreten ist. In Fall IV sind Vater und Schwester, in Fall XIV der Vater, in Fall XI und möglicherweise auch in Fall I ein Bruder derselben Krankheit erlegen, bei Fall VII ist ein Bruder leprakrank. Alle Kranken hatten aber jedenfalls Gelegenheit, in mehr oder weniger enge Berührungen mit Leprösen zu kommen: von einigen sind derartige Beziehungen ausdrücklich in der Anamnese hervorgehoben (VI, IX, XII, XIII).

Noch weniger bestimmte Angaben waren von den Einzelnen über die Dauer ihrer Erkrankung zu gewinnen. Die Krankheit entwickelt sich eben so unbemerkt und langsam. ihr Prodromalstadium macht häufig Jahre hindurch nur so geringfügige Erscheinungen, dass dieselben selbst von intelligenten Personen lange Zeit hindurch überhaupt nicht bemerkt oder aber doch nicht in ihrer wahren Bedeutung erkannt werden. Um so schwieriger gestaltet sich natürlich nach dieser Richtung hin die Anamnese bei solchen Kranken, wie die von mir untersuchten sind. welche noch auf einer relativ niedrigen Kulturstufe stehend, und zum Theil in recht dürftigen Verhältnissen aufgewachsen, weder an eine sorgfältige Beobachtung ihres eignen Körpers gewohnt sind, noch auch Zeit hierzu haben. Die wenigsten von ihnen hatten bei ihrem Eintritt in ärztliche Behandlung eine Ahnung davon, an welcher Krankheit sie litten. Meist gaben auch nicht die erythematösen Flecken und Verfärbungen der Haut, welche eine grosse Ausdehnung erreichen können, ohne einer besonderen Beachtung gewürdigt zu werden, sondern erst heftige Schmerzen in den Extremitäten, oder, wo letztere weniger ausgesprochen waren, Verbrennungen, Geschwüre, Mutilationen, wie sie bei längerem Bestande des Leidens nicht auszubleiben pflegen, den Kranken Veranlassung, den Arzt aufzusuchen. Bei einem eingehenden Examen der intelligenteren unter ihnen wurde nicht selten als frühestes Symptom, dessen sie sich zu entsinnen vermochten, eine Bläscheneruption, häufig unter gleichzeitigen Gliederschmerzen, angegeben. Wenn wir auf Grund dieser recht ungenügenden Anhaltspunkte die bisherige Krankheitsdauer der Einzelnen abschätzen, so finden wir als längsten Zeitraum 28 Jahre (VI), als kürzesten 8 Monate (XIII) und zwischen diesen Grenzwerthen 11, 8 (4 mal), 5 (3 mal), 3, 2½, 1 Jahr. Bei dreien fehlen nach dieser Richtung hin alle näheren Angaben.

Das Lebensalter der von mir untersuchten Kranken schwankt zwischen 70 und 10 Jahren: zufälligerweise ist der älteste Kranke zugleich derjenige, welcher am längsten von der Lepra behaftet erscheint und umgekehrt der jüngste der, bei dem die ersten Erscheinungen erst vor 8 Monaten bemerkt wurden. Eine mit Berücksichtigung der Krankheitsdauer aufgestellte Tabelle des Lebensalters der einzelnen Patienten zeigt folgendes Bild:

Lebensalter:	Krankheitsdauer:
70 Jahre	28 Jahre
über 40 „ (2)	über 10 „
32 „	$2^1/_2$ „
30 „	5 Jahre
28 „	5 „
26 „	8 „
25 „	11 „
23 „	über 2 „
21 „	1 Jahr
20 „ (2)	5 resp. 3 Jahre
19 „	8 „
16 „ (2)	7 resp. 8 „
10 „	8 Monate.

Die Untersuchung auf Leprabacillen hatte bei neun Kranken einen positiven, bei fünf einen negativen Erfolg; bei zweien (X, XVI) musste dieselbe aus äusseren Gründen bisher unterbleiben. Die Bacillen wurden dreimal in den tuberösen Eruptionen (XIII, XIV, XV), dreimal in erythematösen resp. makulösen Hautgebieten (I, XI, XII), viermal in dem Nasensekret (VI, VII, IX, XI), einmal auch in dem excidirten Stück eines verdickten Nerven (I) nachgewiesen. In dem letztgenannten Falle gelang dies — trotz positiver Befunde im Nerven und in der Haut — nicht im Nasensekret. Bei den fünf Kranken mit negativem Befunde hatte sich die Untersuchung auf den Nasenschleim, bei II, IV, V auch auf das Sekret von Geschwüren resp. Blasen, bei III auch auf die Haut und das Blut erstreckt. Von den letztgenannten Kranken litten aber vier an charakteristischen Hauteruptionen, so dass durch letztere allein schon die Diagnose der Lepra gesichert war. Die Richtigkeit derselben könnte daher nur bei dem Patienten Nr. VIII angezweifelt werden. Trotzdem glaube ich, ihn den andern anreihen zu dürfen, weil er mir von kompetenter Seite als Lepröser bezeichnet wurde und ein Krankeitsbild darbot, welches in seinen wesentlichen Zügen dem bei den übrigen Leprösen festgestellten durchaus gleicht.

Wenden wir uns nunmehr zu den Krankheitserscheinungen, welche im Einzelnen bei den vorher beschriebenen Kranken vorgefunden wurden, so mag gleich von vornherein auf die wichtige Thatsache hingewiesen werden, dass trotz individueller Besonderheiten der Symptomenkomplex bei allen ein durchaus einheitlicher ist. Die wesentlichen Krankheitserscheinungen finden sich fast ausnahmslos bei jedem Einzelnen, nur ihre In- und Extensität ist eine verschiedene.

Zunächst vermissen wir bei Keinem ausgesprochene Hautveränderungen. Auf diese hier im Speciellen einzugehen, entspricht nicht dem Zweck meiner Arbeit; ich beschränke mich deshalb darauf, dieselben nur ganz kurz aufzuzählen. Nur drei meiner Kranken wiesen neben flächenhaften Eruptionen vereinzelte knotige Leprome auf (XIII, XIV) oder hatten früher daran gelitten (XV), würden also zu den gemischten Formen zu rechnen sein, die übrigen zeigten die der Lepra maculosa entsprechenden Infiltrate; bei VIII und X wurden auch diese vermisst; ob zu letzteren auch die unter XVI verzeichnete Frau zu rechnen ist, vermag ich bei der ungenügenden Anamnese und bei der Unvollkommenheit der Körperuntersuchung, welche aus äusseren Gründen bei ihr geboten war, nicht mit Bestimmtheit zu sagen. Es verdient vielleicht hervorgehoben zu werden, dass bei der Mehrzahl der bosnischen Kranken die Fleckeneruption sehr ausgesprochen und weit verbreitet war — nur der unter Nr. VIII beschriebene schien bisher frei davon gewesen zu sein —, während die in Constantinopel untersuchten Patienten viel geringfügigere Veränderungen dieser Art aufwiesen. Wurden bei den erstgenannten die durch ihre Pigmentanomalien ausgezeichneten Flecken in weiter Ausdehnung über den ganzen Körper — besonders am Rumpf — verstreut angetroffen, so finden wir bei den Düring'schen Kranken hiervon wenig und nur an den Extremitäten und im Gesicht erwähnt; bei XI und XII treffen wir auf ausgedehnte Gesichtserytheme, welche sich, besonders bei dem Letzteren, durch unter grossen Schmerzen eintretende Recidive auszeichnen. Bei Vielen konnten wir bestätigen, dass an den Extremitäten die Gegend über dem Olekranon und die über dem Knie eine Prädilektionsstelle für die leprösen Hautinfiltrate darstellen. Eine besonders reichliche Ausbreitung der Leukodermaflecken mit centraler Pigmentarmuth und stärker pigmentirten, zum Theil hyperämischen und leicht erhabenen Rändern wurde bei den Kranken I, II, V, VII wahrgenommen (vgl. die beigegebenen photographischen Reproduktionen, Tafel I—III).

Handelt es sich bei diesen Infiltraten und Flecken nach Ansicht der meisten Autoren um direkte lepröse Hauteruptionen, so werden die weiter zu besprechenden Hautveränderungen allgemein auf indirekte, nervöse Einflüsse zurückgeführt und unter die trophisch-vasomotorischen Störungen gerechnet. Indem ich hier an die auch bei unseren Kranken in verschiedener Ausbreitung und Stärke beobachteten venösen Stasen, cirkumskripten Oedeme und elephantiastischen Verdickungen der Haut, an die der glossy skin entsprechenden Hautatrophien der Hände und Füsse, an die von von Düring als seidenartige Atrophie bezeichnete Hautveränderung (XIV) nur kurz erinnere, möchte ich etwas länger bei den pemphigoiden Eruptionen verweilen, von welcher die Mehrzahl unserer Kranken im Laufe ihres Leidens befallen worden ist. Nicht nur, dass ihr plötzliches recidivirendes Einsetzen, häufig mit neuralgischen Schmerzen und vorübergehenden Fieberbewegungen, dem Krankheitsbilde ein besonderes Gepräge giebt, nicht selten auch als das erste Symptom bezeichnet wurde, dessen sich die Kranken erinnerten: vielleicht noch wichtiger sind die Folgeerscheinungen derselben. Denn wahrscheinlich geben sie die Veranlassung zu den oberflächlichen, über den ganzen Körper zerstreuten Hautnarben, welche bei Leprakranken so ausserordentlich häufig sind und, wenigstens nach unseren Beobachtungen, eine sehr wichtige differential-diagnostische Bedeutung erlangen. Diese feinen, oberflächlichen, meist etwas eingesunkenen, seltner leicht erhabenen Narben mit gewöhnlich gefältelter, glänzender Epidermis bedeckt, haben wir bei keinem unserer Kranken vermisst. Meist fallen sie schon bei der ersten oberflächlichen Betrachtung in die Augen, bisweilen erst bei geeigneter Beleuchtung und genauer Absuchung der ganzen Hautoberfläche. Sie fehlten, was ich noch besonders hervorheben möchte, auch bei den vorher erwähnten Kranken (VIII und X) nicht, welche frei von Flecken waren. Sie gewinnen dadurch eine ganz besondere Bedeutung, dass sie in ähnlicher Weise, wie dies von dem Leukoderma leprosum bekannt ist, eine Abstumpfung der Hautempfindlichkeit, speciell der für Kälte und Wärme erkennen lassen. Die qualitative Veränderung der Hautsensibilität, welche, wie gesagt, bei beiden im Wesentlichen dasselbe Bild zeigt, bei den Maculae meist nur intensiver und verbreiteter, lässt sich kurz in Folgendem zusammenfassen. Ihr geringster und wie es scheint, zeitlich zuerst bemerkbarer Grad besteht im Allgemeinen in einer Beschränkung resp. Herabsetzung der Temperaturempfindung (für gewöhnlich zuerst der für Kältereize), in stärker erkrankten Gebieten hat zugleich auch die Tastempfindung gelitten, meist allerdings in viel geringerem Maasse. Damit einher geht eine Veränderung des Schmerzsinns, ob, wie es bisweilen den Eindruck machte, stets erst eine Ueberempfindlichkeit oder von Anfang an eine Herabsetzung der Schmerzempfindung, welche sich in entwickelteren Fällen stets und unter Umständen sehr stark ausgebildet zeigte, möchte ich nicht entscheiden. Nicht selten fiel jedenfalls eine rasche Summation der Schmerzreize auf, indem solche Nadelstiche, welche Anfangs keine Schmerzen zu bereiten schienen, nach mehrfacher Wiederholung lebhafte Zeichen des Unwillens hervorriefen. Auch darüber möchte ich mich eines Urtheils enthalten, ob in der Umgebung der hypästhetischen Hautpartie eine hyperästhetische Zone besteht. In einigen Fällen schien das allerdings der Fall zu sein, jedoch ist die Feststellung einer solchen so viel Irrthümern unterworfen, dass ich hieraus keinen bestimmten Schluss ziehen möchte, um so mehr, als die Kranken meist über der nicht hypästhetischen Haut eine allgemeine Hyperalgesie gegen schmerzhafte Reize erkennen liessen.

Diesem Verhalten der einzelnen Empfindungsqualitäten entsprechend zeigen die ausgedehnteren Lepraflecken in der Regel in ihrem Centrum eine allgemeine Hypästhesie, nach der Peripherie zu dagegen ein allmähliches Abklingen derselben an Intensität und Qualität, so dass in ihren äusseren Partien nur noch eine Herabsetzung der Temperatur-, in erster Linie der Kälteempfindung bemerkbar ist. Letztere schnitt in einigen meiner Fälle nicht scharf mit den pigmentirten Rändern der Flecken ab, sondern war auch noch über dieselbe hinaus in den umgebenden, äusserlich gesund erscheinenden Hautpartien nachweisbar. Andererseits liess sich über vereinzelten, wenig ausgedehnten Flecken und Narben, wenigstens mit den von mir angewandten, einfachen Methoden, überhaupt keine deutliche Sensibilitätsstörung feststellen. Schliesslich muss betont werden, dass die Ausbreitung der geschilderten Narben eine ganz regellose zu sein schien, und auch die der Maculae keineswegs eine streng symmetrische war oder bestimmten Versorgungsgebieten grösserer Nervenstämme resp. einzelner Rückenmarkssegmente entsprach. Daneben bestanden bei einer erheblichen Zahl unserer Kranken frischere und ältere Hautulcerationen, welche, wenigstens zum Theil, mit grosser Wahrscheinlichkeit auf vereiterte Pemphiguseruptionen zurückzuführen waren (II, III, V) und sich mehrfach durch die Schlaffheit ihrer Granulationen und geringe Tendenz zur Uebernarbung auszeichneten. Mit besonderer Vorliebe entwickeln sich derartige Geschwüre über dem Olekranon und den Knien einerseits, an den Händen und Füssen andrerseits, hier ganz dem bekannten Mal perforant gleichend. Die Haut ist in der Umgegend derselben meist derb infiltrirt, trocken und stark schuppend, und in der Mitte liegt das trichterartig sich verjüngende, nässende Geschwür. Fast alle bosnischen Kranken zeigten solche Geschwüre in reichlicher Menge, besonders ausgebreitet an den Füssen, aber nicht nur unter den Metakarpalköpfchen der ersten und fünften Zehe, sondern häufig auch an der Plantarfläche der Endphalangen, am inneren oder äusseren Fussrande, in dem Zwischenknochenraum, auch auf der Dorsalfläche. In anderen Fällen wiesen ausgedehnte, bisweilen stark pigmentirte, mehrfach auch keloidartige Narben auf das frühere Vorhandensein derartiger Ulcerationen hin.

Hierdurch, wie durch die damit einhergehenden atrophischen und hypertrophischen Veränderungen an den Phalangen, die Gelenkaffektionen, die Nagelverstümmelungen, und vor allem durch die aus allen diesen Processen resultirenden Mutilationen gewinnen die oberen und unteren Extremitäten das eigenthümliche Aussehen, welches veranlasst, dass ihre Träger in Lepraländern ohne Weiteres als Lepröse betrachtet werden. Auftreibungen einzelner Phalangealknochen und Knochenatrophien, speciell der Endphalangen der Zehen, begegnen wir vielfach in unseren Krankengeschichten (II, IV, V, VII) — mehrfach ist von einer Zehe nur noch ein kleiner Weichtheilkegel vorhanden —, desgleichen auch Arthropathien von Hand-, Fuss- und Fingergelenken (II, III, VII, IX) und mit relativer Häufigkeit Veränderungen der Nägel. Besondere Beachtung verdienen die eigenthümlichen ainhumoiden Abschnürungen der Fingerphalangen von Nr. X, welche bereits von von Düring, Zambako und Ehlers eine eingehende Besprechung erfahren haben.

Ein Ausfallen der Kopfhaare wurde bei keinem unserer Kranken bemerkt, ein theilweiser Verlust der Augenbrauen nur bei drei Kranken, von denen einer an einem von der Wange nach oben sich ausdehnenden erythematösen Hautinfiltrat (XII), die beiden anderen an Lepraknoten im Gesicht litten (XIII, XIV); der zuletzt aufgeführte zeigte entsprechend der Entwicklung von Lepromen auf dem Oberlid auch einen Cilienausfall.

Die von Manchem als charakteristisch für Lepra beschriebene Trockenheit der Haut fanden wir in der Mehrzahl der Fälle an den Extremitäten, auch am Gesicht sehr ausgesprochen, aber doch keineswegs ausnahmslos. Auch wenn wir von der bei I und VII ausdrücklich bemerkten starken Schweisssekretion in der Achselhöhle absehen, treffen wir noch bei V, VIII und X auf die Angabe, dass die Haut an Händen und Kopf, d. h. im Bereich der ausgesprochenen Erkrankung, feucht war. Bei dem Letztgenannten, welcher an einem heissen Mittage rasch gegangen und die Treppe zum Untersuchungszimmer heraufgestürzt war, fand sich sogar eine auffallende Hyperhidrosis.

Unter den Schleimhautaffektionen wird, wie wir oben sahen, denen der Nase in neuerer Zeit eine besondere Bedeutung zuerkannt: von unseren Kranken zeigten nur sieben hier deutliche Veränderungen: umschriebene Hyperämien (I), Exkoriationen und Ulcerationen (II, V, VI, VII, IX), atrophische Processe (IV). Mund, Rachen und Kehlkopf, welche ja nicht selten bei schweren Lepraformen erkrankt gefunden werden, waren bei Keinem auffallend verändert; der unter VIII aufgeführte Kranke litt an syphilitischen Rachen- und Mundgeschwüren, welche einer specifischen Allgemeinbehandlung rasch wichen.

Zu den konstantesten und verbreitetsten Veränderungen der Nervenlepra gehören auch nach unseren Untersuchungen die Verdickungen der Nervenstämme. Wir fanden sie bei allen unseren Kranken, einerseits in Form umschriebener knotiger oder mehr spindelförmiger Auftreibungen, andrerseits als mehr gleichmässige, derbe, verdickte Stränge, wodurch selbst solche Nerven, welche unter gewöhnlichen Verhältnissen kaum fühlbar sind, nicht nur in weiter Ausdehnung abzutasten, sondern nicht selten auch gut sichtbar werden. Häufig zeigte sich dann auch ihre Form verändert, indem aus feinen glatten Strängen derbe, geschlängelte, unregelmässig oder rosenkranzartig aufgetriebene Gebilde geworden waren, welche beim ersten Anblick für sklerotische Gefässe gehalten werden konnten. In der Umgebung derselben wurden verdickte Lymphdrüsen, oft in grosser Menge, angetroffen, so dass es für den tastenden Finger nicht immer leicht war, dieselben von wirklichen, im Nervenstrang selbst liegenden Auftreibungen zu trennen. Unter den Nervenstämmen, welche mit besonderer Vorliebe befallen zu werden scheinen, sind in erster Linie die Hautnerven am Halse und am Vorderarme zu nennen, die N.N. auricularis magnus, subcutaneus colli, cutaneus brachii internus, weiterhin aber auch der Tibialis, Peroneus und Saphenus. Da für die Verbreitung und Häufigkeit dieser Nervenverdickungen eine tabellarische Zusammenstellung die beste Uebersicht gewährt, gebe ich hierunter eine solche und bemerke zu ihrem Verständniss, dass jeder verdickte Nerv einzeln, bei auf beiden Seiten symmetrischer Auftreibung deshalb doppelt gerechnet ist.

Nervus	ulnaris	29 mal	(bei 3 Kranken nur einseitig)
„	auricularis magnus	26 „	(„ 2 „ „ „)
„	tibialis (hinter dem malleolus internus)	17 „	(„ 1 „ „ „)
„	supraorbitalis	13 „	(„ 3 „ „ „)
„	peroneus (hinter dem capitul. fibulae)	11 „	(„ 1 „ „ „)
„	subcutaneus colli	10 „	(„ 2 „ „ „)
„	tibialis (in der Kniekehle)	4 „	
„	medianus	4 „	
„	radialis	2 „	
„	cutaneus brachii internus	2 „	
„	saphenus major	1 „	

Bei keinem Kranken beschränkten sich die Nervenverdickungen auf einen einzelnen Nerven. Am zahlreichsten sind sie bei dem Kranken I verzeichnet (18), es folgen V mit 13, X und XVI mit 11, IV mit 8, III, VII, XI, XIII mit 6, II und VIII mit 5, VI, IX, XII, XIII, XV mit 4 verdickten Nerven.

Im Bereiche derjenigen Nervenstämme, welche sich durch eine dem Gefühle und nicht selten auch dem Gesichte zugängliche Volumszunahme als erkrankt erweisen, treffen wir nun auch auf die wesentlichsten nervösen Funktionsstörungen, und zwar nicht nur auf die oben bereits angeführten und als trophisch-vasomotorische bezeichneten, sondern auch auf die muskulären, sensiblen und reflektorischen. Jedoch geht die Stärke der Nervenverdickung keineswegs der Intensität der genannten Veränderungen parallel; im Gegentheil lehren auch unsere Beobachtungen, dass bisweilen trotz schwerer Ausfallserscheinungen im Bereiche eines Nerven dieser selbst relativ geringgradig verändert gefunden wird, und dass sich noch häufiger Verdickungen von Nervenstämmen feststellen lassen, deren Versorgungsgebiet keine oder jedenfalls nur äusserst geringfügige Funktionsstörungen aufweist.

Fassen wir zunächst die muskulären Veränderungen in's Auge! Hier stehen obenan die atrophischen Paresen im Bereiche der kleinen Fingermuskeln. Sie wurden nur bei vier unserer Kranken ganz vermisst (III, XII, XIII, XVI). Obwohl meist das Muskelgebiet beider Nerven, des Ulnaris und Medianus, ergriffen war, zeigte sich doch regelmässig ein stärkeres Befallensein des erstgenannten Nerven, sodass gewöhnlich die Atrophie der Zwischenknochenräume und die Behinderung der Seitwärtsbewegung der Finger viel ausgesprochener war, als die Abmagerung und Funktionsbehinderung des Daumenballens. Eine ziemlich reine Ulnaris-Atrophie finden wir bei dem Kranken Nr. VIII. Das Vorwiegen in der Ulnaris-Muskulatur kommt auch besonders in den Fällen zum Ausdruck, welche nur in einzelnen Fingern eine Abnahme der Beweglichkeit erkennen lassen. Stets fand sich dann der Defekt am deutlichsten in der Opposition, Seitwärtsbewegung und Extension des fünften Fingers. Dementsprechend scheint sich ziemlich konstant hier zuerst eine Krallenstellung auszubilden (V, VII, XIV). Je weiter vorgeschritten die Atrophie ist, um so mehr zeigt sich dann auch die Krümmung an den mehr radial gelegenen Fingern; in einer Reihe von Beobachtungen ist eine totale Krallenhand verzeichnet. An den Muskeln des Vorderarmes fanden wir eine ausgesprochene Parese nur noch in dem M. flexor carpi ulnaris (IV). Zwar meist auf beiden Seiten erkennbar, wenn auch nicht stets in gleichem Grade, war diese Atrophie der kleinen Handmuskulatur doch in einzelnen Fällen auch wesentlich nur einseitig, so bei XI und VIII, hier, wie schon bemerkt, lediglich im Ulnarisgebiet.

Sieben unserer Kranken litten an ähnlichen Atrophien an den Füssen und an einer davon abhängigen Krallenstellung der Zehen (I, III, IV, VI, VII), soweit diese nicht durch die gerade hier sehr starken Mutilationen und tiefgehenden Narben verhindert wurde. Bei der Mehrzahl (nur nicht bei II) war auch die Muskulatur der Unterschenkel auffallend dünn und zum Theil auch paretisch, in erster Linie die vom N. peroneus innervirten Zehen- und Fusserheber. Dem entsprach die Spitzfussstellung und einige Male auch der für Peroneuslähmungen charakteristische Steppergang (I, VII). Der Kranke VI war nur nicht im Stande, die grosse Zehe dorsalwärts zu flektiren, während die übrigen Dorsalflektoren leidlich gut funktionirten. Bei III war das ganze rechte Bein abgemagert, die Funktion der die Zehen und den Fuss bewegenden Muskeln aufgehoben, die der weiter oben gelegenen dagegen nur wenig herabgesetzt.

Neben den distalen Theilen der Extremitäten verdient das Facialisgebiet eine ganz besondere Beachtung. Nur bei vier meiner Kranken fand ich es ganz intakt (IV, VIII, XIII, XVI); bei einem fünften wurde eine genaue Prüfung durch eine starke Conjunctivitis und Keratitis purulenta unmöglich gemacht. Am häufigsten ist der M. orbicularis oculi paretisch, so dass das Auge entweder überhaupt nicht mehr ganz geschlossen werden, oder aber sein aktiver Schluss auch bei stärkster Anspannung schon durch einen leichten Gegendruck verhindert werden kann. In fünf Beobachtungen (VI, X, XI, XII, XV) fand sich dieser Muskel allein ergriffen, und zwar meist auf beiden Seiten, wenn auch keineswegs immer in gleicher Intensität, in fünf weiteren bestand ausserdem eine Schwäche im Orbicularis oris und geringgradig vielleicht auch in den Erhebern der Oberlippe (II, V, III, VII, XIV). Bei I ist eine wesentlich rechtsseitige Schwäche im Orbicularis oculi, Corrugator und Frontalis erwähnt, zugleich auch eine Schwierigkeit zu pfeifen, welche vorher nicht bestanden haben soll.

Weitere Muskelgruppen habe ich nicht erkrankt gefunden.

Alle hier aufgeführten Muskelaffektionen sind dadurch gekennzeichnet, dass in ihnen Atrophie und Parese Hand in Hand gehen. Dies ergiebt sich nicht nur aus der Anamnese, in der stets von einer sich ganz langsam entwickelnden Abmagerung und damit zugleich sich allmählich einstellenden Muskelschwäche und Stellungsanomalie der Glieder die Rede ist: auch aus dem klinischen Befunde ist dies ersichtlich. Nirgends wurde eine totale Lähmung von noch leidlich gut erhaltenen Muskeln bemerkt, stets waren vielmehr die bereits deutlich atrophischen Muskeln noch relativ gut aktiv funktionsfähig, und die Herabsetzung ihrer Leistungsfähigkeit entsprach dem Grade ihrer Abmagerung; nur in ganz atrophischen Muskeln war die Lähmung eine vollständige.

F i b r i l l ä r e s Z i t t e r n habe ich in den atrophischen Muskeln der oberen und unteren Extremitäten nicht bemerkt, dagegen war nicht selten ein Zittern im Facialisgebiet, speciell im Orbicularis oculi, um den Mund und in der Oberlippe zu sehen. Die Muskelparesen waren stets als schlaffe zu bezeichnen; nirgends begegnete ich abnormen Muskelspannungen, auch nicht in den unteren Extremitäten. Mehrmals war dagegen die passive Beweglichkeit in den distalen Gelenken durch Hautnarben, Sehnenverkürzungen und Arthopathien erheblich beschränkt.

Die Reaktion der erkrankten Muskeln auf den e l e k t r i s c h e n R e i z ist von mir nur sehr unvollkommen untersucht worden. Bei dem Kranken Nr. III waren in den stark atrophischen und total gelähmten Unterschenkel- und Fussmuskeln auch bei starken faradischen und galvanischen Strömen direkt und indirekt keine Zuckungen zu erhalten. Allerdings hinderte hier eine Elephantiasis die volle Wirkung des Reizes. Im atrophischen Ulnarisgebiet des

Kranken Nr. VIII fand sich eine schwere Entartungsreaktion (Aufhebung der indirekten faradischen und galvanischen und der direkten faradischen Erregbarkeit, träge Zuckungen bei direkter galvanischer Reizung). Der paretische Augenschliessmuskel des Kranken Nr. II schien auf starke faradische Reizung noch zu reagiren, bei direkter galvanischer zuckte er deutlich träge. Es scheint hiernach, dass sich die Reaktion der atrophischen Muskeln auf den elektrischen Reiz entsprechend dem Grade der Atrophie verschieden verhält und zwischen partieller Entartungsreaktion, alleiniger Aufhebung der faradischen Erregbarkeit und vollkommenem Verluste, auch der galvanischen, schwankt. Es ist dies Verhalten ja bereits von anderer Seite festgestellt. Die mechanische Erregbarkeit der atrophischen Muskeln fand ich meist stark herabgesetzt oder ganz aufgehoben; bei einigen Kranken trat auf Druck des N. ulnaris am Ellbogen eine auffallend starke Zuckung der — in diesen Fällen übrigens nicht atrophischen — Fingermuskeln ein, so dass man hier vielleicht von einer gesteigerten Nervenerregbarkeit sprechen könnte.

Die Störungen im Bereiche der sensiblen Nerven, denen eine besondere Bedeutung in der Lepradiagnose zuerkannt wird, verlangen eine etwas eingehendere Besprechung. Sensible Reizerscheinungen spielen, wie bereits an anderer Stelle erwähnt wurde, im Prodromalstadium eine nicht unwichtige Rolle. Neun unserer Leprösen klagten über spontane unangenehme Empfindungen in bestimmten Nervengebieten und bezeichneten diese als Schmerzen, Brennen, Reissen, Kribbeln, Ameisenlaufen u. s. w. Einer gab an, vor ca. 12 Jahren, als sich zum ersten Male Blasen an den Knieen und Schultern gezeigt hatten, an Reissen in den Gliedern gelitten zu haben; später scheint er von diesen Schmerzen verschont geblieben zu sein. Von den übrigen acht wurde über derartige Empfindungen auch noch zur Zeit der Untersuchung geklagt, obwohl seit ihrem ersten Auftreten meist bereits mehrere Jahre vergangen sein sollten. So gab der Kranke III an, schon seit Jahren von unangenehmen Empfindungen in dem fast ausschliesslich erkrankten rechten Beine gequält worden zu sein. Einige Patienten wurden überhaupt erst durch die Stärke der Gliederschmerzen zum Arzt getrieben, so der Kranke Nr. I, welcher, obwohl angeblich bereits seit fünf Jahren Blaseneruptionen an Armen und Beinen aufgetreten waren, sich doch erst im letzten Jahre wegen der Heftigkeit der Schmerzempfindung veranlasst sah, ärztliche Hilfe in Anspruch zu nehmen.

Diese Nervenschmerzen zeigen in ihrer Intensität einen zeitlichen Wechsel und treten nicht selten mehr oder weniger ganz zurück, um aber häufig nach relativ schmerzfreien Intervallen wieder in alter Heftigkeit zu recidiviren. Ein typisches Beispiel hierfür giebt der Kranke Nr. IX, welcher seit 1895 immer wieder von neuem, von derartigen Exacerbationen heimgesucht wird. Die Kranken Nr. V und XVI litten an äusserst heftigen Neuralgien im Supraorbitalis, Nr. XIII an einer Neuralgia ischiadica.

Diesen spontanen Schmerzen entsprechend wurde die Druckempfindlichkeit zahlreicher Nervenstämme ausserordentlich erhöht gefunden: und in der Mehrzahl der Beobachtungen waren letztere zugleich auch als verdickte Stränge fühlbar, so bei den Kranken I. III, IV, IX, X. XII. XVI. Aber dies erwies sich doch nicht als Regel, da mehrfach auch solche Nervenstämme druckempfindlich schienen, deren Umfang nicht auffallend verändert war. Andrerseits ist es ja bekannt und wird durch unsere Erfahrungen von neuem bestätigt, dass die verdickten Nerven der Lepra häufig gerade auffallend unempfindlich sind. Es scheint, als ob im Laufe der Zeit die Anfangs gewöhnlich vorhandene Ueberempfindlichkeit durch eine auffallende Analgesie abgelöst wird. Die Druckanalgesie lässt sich entsprechend dem frühzeitigen Befallensein des N. ulnaris besonders häufig in diesem Nerven feststellen, nicht selten schon zu einer Zeit, wo andere Nerven noch sehr schmerzhaft sind — bei IV, VII. X doppel-, bei I, II, VI, XI wesentlich einseitig —; bei anderen Nervenstämmen, wie dem Peroneus und Tibialis, ist ja auch unter normalen Verhältnissen die Druckempfindlichkeit eine so schwankende, dass die Entscheidung schwierig wird, wann dieselbe als pathologisch anzusprechen ist.

Schliesslich möchte ich hier noch hervorheben, dass sich bei nicht wenigen Kranken die kleinen Handmuskeln, speciell das erste Spatium interosseum, auffallend druckempfindlich zeigten (II, VI, VII, IX. X, XI, XII).

Viel konstanter verhalten sich die objektiven Sensibilitätsstörungen. Bei keinem der von uns Untersuchten fehlten ausgesprochene Hautanästhesien. und zwar, was besonders betont werden muss. für alle Qualitäten der Empfindung. denn wenn auch im Allgemeinen ein Vorwiegen der Temperatur- und Schmerzsinnstörung unverkennbar war, so zeigte sich doch bei Keinem ein völliges Verschontbleiben der taktilen Empfindungen. Wie über den hypästhetischen Flecken und Narben, so ist auch die Anästhesie der für den äusseren Anblick nicht veränderten Hautgebiete in erster Linie eine solche der Temperaturempfindung und speciell des Kältesinns. Diese erscheint im einzelnen Falle unter den verschiedenen Qualitäten der Empfindung stets am intensivsten und auch in grösster Ausdehnung betroffen. Nächst ihr leidet das Vermögen, Wärmereize richtig als solche zu erkennen. In viel engeren Grenzen zeigt sich die Störung des Drucksinns, meist nur in der Weise, dass leichte Berührungen unsicher oder überhaupt nicht empfunden werden, während stärkerer Druck fast stets aufgefasst und auch leidlich gut lokalisirt wird. Nur in vereinzelten Fällen mit stark entwickelten und weit ausgebreiteten Gefühlsstörungen wurde an den Füssen auch Druck schlecht wahrgenommen. Im Bereiche der Thermohypästhesie bestand meist auch eine deutliche Herabsetzung der Schmerzempfindlichkeit, jedoch nur in vorgeschrittenern Stadien der ersteren eine Aufhebung derselben. Im Allgemeinen stellte sich vielmehr bei Wiederholung der Nadelstiche eine rasche Zunahme der Schmerzreaktion und bald eine Hyperalgesie ein, mehrmals schien die letztere sogar von Anfang an vorhanden zu sein. Wie ich schon bei Besprechung der anästhetischen Flecken hervorhob, war im Gegensatz zu diesen hypalgetischen Gebieten die Empfindlichkeit der nicht anästhetischen Hauttheile für schmerzhafte Reize in der Regel eine ausserordentlich lebhafte. Mehrmals wurde in den stärker hypalgetischen Hautpartien eine Prüfung mit dem Induktionsstrome vorgenommen, hierbei zeigte sich in entsprechender Weise eine mehr oder weniger starke Herabsetzung der elektrokutanen Schmerzempfindlichkeit (V, VIII).

Die Vertheilung dieser Sensibilitätsstörungen lässt gleichfalls bei allen Kranken eine auffallende Gleichmässigkeit erkennen. Sie entspricht im Wesentlichen der bereits besprochenen Lokalisation der Nervenverdickungen und neuralgischen Schmerzen. Während die Haut des Rumpfes häufig lange verschont bleibt, treffen wir die genannten Anästhesien an den Armen, Beinen und am Kopf, am ausgesprochensten und regelmässigsten in deren peripheirsten Abschnitten. Bei keinem der 16 Kranken wurde im Bereiche des N. auricularis magnus hiernach vergeblich gesucht. An erster Stelle fanden wir eine Hypästhesie an den Ohrmuscheln, speciell an ihrer hinteren und äusseren Fläche, bisweilen sehr ausgesprochen, mehrmals nur in ihren ersten Anfängen erkennbar. Die Hände und Vorderarme zeigten sich bei 13 resp. 12 von ihnen hypästhetisch; bei 6 derselben griff die Thermohypästhesie noch auf den

Oberarm über; bei I und IV war auch die Schultergegend mit betroffen, bei IV sogar auch noch die äusseren Abschnitte der Brust- und Rückenhaut. Der Kranke Nr. VI unterschied auch an der Haut des Abdomens Pinselberührungen und leichten Stieldruck nicht genau von einander, möglicherweise aber nur in Folge mangelhafter Fähigkeit, seine Aufmerksamkeit zu koncentriren.

Die überwiegende Mehrzahl (13) litt auch an Anästhesien in den unteren Extremitäten, und zwar zum grösseren Theil von erheblicher Intensität und Ausdehnung. Bei VIII und X finden wir ausser einzelnen hypästhetischen Narben nur eine Empfindungsstörung an den Zehen resp. nur an der grossen Zehe, bei den übrigen reicht dieselbe mehr oder weniger über den ganzen Fuss und den Unterschenkel hinauf; in acht Beobachtungen ist auch noch die Haut des Oberschenkels betroffen, und zwar vorwiegend in ihren äusseren und hinteren Theilen, während die inneren oberen Partien mehr verschont geblieben sind. Hinten breitete sich die Hypästhesie in einigen Fällen bis über die Nates aus (I, II, IV, VI), hier mehr mals mit anästhetischen Maculae zusammentreffend und nach oben in Form einer römischen V abschliessend, deren Scheitelpunkt den untersten Sakralfortsätzen entsprach. Bei den Kranken IV, VI, X konstatirten wir auch eine Hypästhesie der Skrotalhaut.

Eine Betheiligung der Gesichtshaut ist mehrfach erwähnt. Bei I und II beschränkte sich die Empfindungsstörung auf die Umgebung des Auges, bei VI war ausserdem die des Mundes hypästhetisch, bei V auch noch die Backengegend betroffen. Die Kranken VII und XIV litten zugleich an sichtbaren Infiltrationen dieser Gegend.

Eine genaue Abgrenzung dieser Sensibilitätsdefekte begegnet ausserordentlichen Schwierigkeiten, weil der Uebergang in die normalen Verhältnisse kein plötzlicher, sondern ein ganz allmählicher zu sein scheint; im Allgemeinen war hierauf, wie das ja auch von Anästhesien aus anderer Ursache bekannt ist, die Art der Untersuchung von grossem Einflusse, indem die Grenzen weiter erschienen, wenn man von dem anästhetischen Gebiete aus die Prüfung begann, und enger wurden, wenn man sie umgekehrt von den normalen Hautgebieten nach den anästhetischen hin unternahm. Soweit es sich bei unseren Kranken bestimmen liess, zeigte sich übereinstimmend an den Extremitäten nicht nur die Intensität der Anästhesie von den distalen Theilen nach dem Stamm zu allmählich ziemlich gleichmässig abnehmend, sondern auch ihre schliessliche Begrenzung nach oben im Ganzen ringförmig und senkrecht zur Achse des Gliedes gestellt. Aber es waren dies, wie gesagt, keineswegs scharfe Grenzlinien: in einer Reihe von Fällen liess sich auch ein vorwiegendes Befallensein bestimmter Hautnervengebiete erkennen, so des vom N. peroneus und tibialis versorgten (VIII. X), noch deutlicher des vom N. ulnaris (VIII, XII), vom N. ulnaris und cutaneus internus (I, VI, IX, X). Am ausgeprägtesten kam diese Begrenzung bei VIII zum Ausdruck, wo sich die motorischen und sensiblen Störungen der linken Hand vollkommen mit denen einer gewöhnlichen Ulnarislähmung deckten. An den Beinen fand sich, wie bereits hervorgehoben, mehrmals eine Ausdehnung der Anästhesie, welche der bei Erkrankung sakro-lumbaler Wurzelsegmente gefundenen ähnelt, aber doch durchaus nicht vollkommen entspricht. Mehrmals wurde trotz weitreichender Analgesie einer oberen Extremität an den Volarflächen der Finger noch eine auffallende Empfindlichkeit für Nadelstiche bemerkt. Eine segmental bestimmt umgrenzte, von der normaler Weise hier vorhandenen sicher zu trennende Hyperalgesie des Rumpfes konnte ich bei keinem meiner Kranken feststellen.

Die Empfindungsstörungen der tieferen Theile beschränkten sich bei unseren Leprösen nicht auf eine in vorgeschrittenen Stadien nicht seltene Hyp- und Analgesie der Weichtheile und Knochen. Wir fanden vielmehr auch bei einigen derselben eine deutliche Herabsetzung der Lageempfindlichkeit in den Finger- und Zehengelenken, am ausgesprochensten auch wieder im Ulnarisgebiet, so bei II, IV, VII, VIII, IX, XI, ein- oder doppelseitig in den Gelenken des fünften, vierten und dritten Fingers. Bei V war auch in den Zehen die Lageempfindlichkeit beeinträchtigt. Voraussichtlich würde die Feststellung dieser Empfindungsstörung hier sowohl, wie an den Fingern noch häufiger geglückt sein, wenn ihre Prüfung nicht vielfach durch hochgradige Mutilationen und Gelenkadhäsionen unmöglich gemacht worden wäre.

Diesen Bemerkungen über die leprösen Sensibilitätsstörungen schliesse ich am besten gleich einige Worte über das Vorkommen von ataktischen Phänomenen an. Keiner der von mir untersuchten Kranken liess Erscheinungen einer Bewegungsataxie erkennen, auch nicht bei Spreizbewegungen der Finger, doch ist hier zu bemerken, dass die letzteren durch die Ausbildung der Krallenstellung und gleichzeitige narbige Veränderungen von vornherein in ihrer Beweglichkeit ausserordentlich eingeschränkt waren. Auch eine statische Ataxie wurde niemals beobachtet. Nach Augenschluss trat wohl bei einer Reihe von Kranken eine gewisse Unsicherheit und ein leichtes Schwanken ein, aber doch bei Keinem die deutlichen Erscheinungen des Romberg'schen Phänomens.

Im Bereich der motorischen und sensiblen Störungen kommt es begreiflicher Weise auch zu Veränderungen der Reflexerregbarkeit. Dieselben bestanden vorwiegend in einer Verminderung resp. Aufhebung der Haut- und Schleimhautreflexe in allen den Nervengebieten, deren Erkrankung aus atrophischen Paresen und Hypästhesien ersichtlich war. So fiel in der Hälfte der beobachteten Fälle die Schwäche resp. das Ausbleiben des Conjunktivalreflexes auf, eine Erscheinung, welche besonders dann als pathologisch gedeutet werden darf, wenn sie, wie bei II, IV, XII, sich nur auf einer Seite feststellen lässt. Sodann blieb bei einer grösseren Anzahl der Plantarreflex aus, und zwar nicht nur die durch leichtes Streichen normaliter auszulösende Bewegung der Zehen und des Tensor fasciae latae, sondern auch der sogenannte Stichreflex: d. h. auch nach energischem Stechen der Fusssohle wurde das Bein nicht in toto zurückgezogen (Nr. I—VI, XIV, XVI). Der von der inneren oberen Hautpartie des Oberschenkels auslösbare Kremasterreflex wurde bei zwei Kranken (IV und V) sehr schwach gefunden resp. ganz vermisst. Dagegen konnten die Bauchreflexe in ihren verschiedenen Höhen bei jedem Kranken hervorgerufen werden.

Das Verhalten der Sehnenphänomene war nicht in allen Fällen das gleiche. Zwar in der Mehrzahl vermindert, wurde sie doch auch in einzelnen Beobachtungen erhöht angetroffen. Während sich das der Achillessehne auf jeder oder nur auf einer Seite bei sechs Kranken (II, III, V, VI, VII. VIII) abgeschwächt fand oder überhaupt nicht zu erzielen war, und auch das Kniephänomen bei III und VII eine einseitige Verminderung erkennen liess, waren beide Phänomene bei fünf anderen auffallend leicht hervorzurufen (I, IV, IX, XIV, XVI). Bei IV kam es sogar auf der rechten Seite zu einem schwachen Patellarklonus und beiderseits zu einem leichten Fussklonus. Die in I und IV festgestellte Steigerung der Reflexerregbarkeit ist um so auffallender, weil dieselbe hier mit atrophischen Paresen und ausgedehnten Hautanästhesien im Bereich derselben Hauptnervenstämme zusammenfällt; allerdings waren die Waden- und Oberschenkelmuskeln selbst nicht paretisch.

Bei den anderen Kranken wurden die genannten Reflexe in gewöhnlicher Stärke angetroffen. Die Sehnenphänomene an den oberen Extremitäten (hier wurden besonders die Biceps- und Tricepssehnen geprüft) waren meist zu erhalten, in einzelnen Fällen nur sehr schwach (VI, VII, X), in anderen hingegen, was von grösserem Interesse sein dürfte, auffallend stark (II, XIV). Bei II bestand zugleich eine unverkennbare Steigerung der Periost- und auch der Palmarreflexe.

Der Vollständigkeit wegen sei dann noch bemerkt, dass die Würgreflexe vom Rachen aus in jedem Falle auszulösen waren, und auch eine Verengerung der Pupillen auf Lichteinfall stets festgestellt wurde. Bei VI erfolgte diese allerdings sehr schwach und auch bei XIV nur wenig ergiebig. Im ersteren Falle betraf diese Störung aber einen Mann von 70 Jahren, bei dem es sich zudem um einen beginnenden Katarakt zu handeln schien, und im zweiten litt der Betreffende an Lepromen der Augenlider, auch waren die Pupillen verzogen. Bei dem unter VIII beschriebenen Kranken bestand eine leichte Pupillendifferenz.

Zum Schluss hebe ich aus unseren Befunden noch ein bei einigen im Laufe einer längeren Krankenbeobachtung sicher festgestelltes Auftreten von Fieberbewegungen hervor, sowie die Häufigkeit von Drüsenschwellungen und Milzvergrösserung. Bei allen Kranken fanden sich mehr oder weniger weit verbreitete, indolente Drüsenpakete am Halse, in der Cubita, der Achsel, in der Inguinal- und Cruralgegend, bei zehn von ihnen eine perkutorisch und palpatorisch sicher nachweisbare Vergrösserung und Verhärtung der Milz.

Die einzelnen Symptome der Nervenlepra und ihre differentialdiagnostische Bedeutung.

Wie aus der im vorhergehenden Kapitel gegebenen Zusammenstellung ersichtlich ist, zeichnen sich die bei unseren Untersuchungen festgestellten Krankheitserscheinungen der Nervenlepra nicht nur durch ihre Verbreitung über mehr oder weniger zahlreiche Ausbreitungsbezirke bestimmter Nervengebiete, sondern auch durch gewisse Besonderheiten der nervösen Störungen vor anderen Nervenaffektionen aus. Es soll zunächst meine Aufgabe sein, ohne Rücksicht auf das Gesammtbild der klinischen Erscheinungen jede einzelne derselben für sich in's Auge zu fassen und auf dem Wege einer vergleichenden klinischen Betrachtung in ihrer Bedeutung für die klinische Diagnose, weiterhin dann aber auch für ihre anatomische Lokalisation zu würdigen. Wenn wir auf diese Weise zu einer richtigen Beurtheilung der thatsächlichen Verhältnisse zu gelangen versuchen, werden wir am ehesten den Fehler vermeiden, einzelne Befunde in ihrem differentialdiagnostischen Werth zu überschätzen. Zugleich wird sich hierbei genügend Gelegenheit bieten, die eigenen Befunde mit denen Anderer zu vergleichen und die Litteratur der Nervenlepra in ausreichender Weise zu berücksichtigen.

Voran seien einige Bemerkungen über die cutanen Erscheinungen der Nervenlepra gestellt. Nach den statistischen Berechnungen von Petersen's traten dieselben bei 83 % zuerst an den Extremitäten (bei 46,2 % an den unteren, bei 30,2 % an den oberen, bei 6,6 % an beiden gleichzeitig) und bei 8 % zuerst im Gesicht auf. Ich muss es einer berufeneren Feder überlassen, ihre Pathogenese und vor allem ihre Bedeutung gegenüber den Hautveränderungen mancher nicht lepröser Haut- und

Nervenaffektionen abzuschätzen, und beschränke mich deshalb darauf, einige mir differentialdiagnostisch besonders wichtig erscheinende Momente hervorzuheben. Wo sich, wie bei drei von meinen Kranken, ausgesprochene Knotenbildungen finden, wird kaum ein Zweifel über die Natur derselben laut werden, um so weniger, als ja in derartigen Fällen der Nachweis von Leprabacillen leicht zu führen ist. Mehr Schwierigkeiten können jedoch unter Umständen die makulösen und neurotischen Hautveränderungen machen. Erstere besonders dann, wenn sie sich erst entwickeln oder nur vereinzelt und nicht in Form der unregelmässig zerstreuten, wallartig begrenzten Leukodermaflecke auftreten, wie bei der Mehrzahl unserer Leprösen. Nach Hansen haben sie bisweilen eine grosse Aehnlichkeit mit Psoriasis und können im Ausnahmefall auch einem syphilitischen Exanthem vollständig gleichen. Das Letztere ist ja von verschiedenen Seiten bereits eingehend erörtert worden, zuletzt und zwar besonders ausführlich von Zambako. In einem besonderen, „Lepra und Syphilis" überschriebenen Kapitel schildert er, wie seit dem grauen Alterthum diese beiden Krankheiten verwechselt worden sind und auch heutzutage noch von vielen Aerzten zusammengeworfen werden eben wegen der in beiden Krankheiten nicht selten so ähnlichen Haut- und Schleimhauteruptionen. Und als drastisches Beispiel hierfür erwähnt er eines ihm 1884 von Danielssen in Bergen gezeigten Kranken, bei welchem dieser erfahrene Lepraforscher die Diagnose zwischen Lepra und Syphilis vorläufig offen lassen musste. Diese kurzen Bemerkungen mögen als Beweis dafür dienen, dass bisweilen die Hautveränderungen keineswegs auf den ersten Blick als lepröse angesprochen werden dürfen. Unter den einzelnen Merkmalen, welche hier für oder gegen Lepra sprechen sollen, wird an erster Stelle die für Lepra charakteristische Sensibilitätsstörung der Hauteruptionen hervorgehoben, für noch entscheidender aber erst der Nachweis von gleichzeitigen Empfindungsstörungen in äusserlich nicht veränderten Hautpartien gehalten. Demgegenüber muss man doch aber im Auge behalten, dass in seltenen Fällen von Lepra die Gefühlsstörung im Bereiche kleinerer makulöser Hauteruptionen eine auffallend geringe sein kann, wie das auch aus einigen meiner eignen Befunde ersichtlich ist. Auf jeden Fall aber scheint dieser Unterschied dann nicht mehr rein zu bestehen, wenn es sich nur um die kleinen, zerstreuten, aus pemphigoiden Eruptionen hervorgegangenen feinen pigmentarmen Narben handelt, welche wir bei Leprösen so regelmässig finden. Wenigstens glaube ich mich selbst bei alten Syphilitischen davon überzeugt zu haben, dass, wenn auch keineswegs regelmässig, so doch einige Male im Bereiche von oberflächlichen, weissen Hautnarben eine leichte Hypästhesie bestand, und zwar ebenfalls in erster Linie für die Kälteempfindung.

Andrerseits sind auch Verwechslungen zwischen Lepra maculosa und Vitiligo benigna durchaus möglich, weniger in den frischeren Stadien, in denen die leprösen Flecke von einem hyperämischen, hyperästhetischen Walle begrenzt sind (Hutchinson), als in späteren, wo dieser Wall zurücktritt, und sich nur pigmentarme Flecke finden, zumal, wenn dieselben noch durch einen stärker pigmentirten Rand ausgezeichnet sind (nach Coffin fehlt dieser bei Lepra stets). Blaschko, dessen Angaben ich hier folge, legt den Hauptwerth auf die verschiedene Lokalisation (bei Lepra ist vorwiegend der Rumpf, bei Vitiligo vorzugsweise Hals, Gesicht, Vorderarme, Radialrand der Hände, Beckengürtel und Genitalien befallen) und vor allem auf die bei Lepra nie fehlende Anästhesie.

An früherer Stelle (p. 2) wurde bereits der Meinungsverschiedenheit gedacht, welche unter den verschiedenen Autoren zur Zeit noch darüber besteht, ob die makulösen Hauteruptionen eine regelmässige Begleiterscheinung der leprösen Nervensymptome sind oder nicht. Meine eignen, wegen des relativ beschränkten Krankenmaterials allerdings keineswegs beweisenden Erfahrungen sprechen dafür, dass, wenn auch nur selten, trotz ausgesprochener nervöser Erscheinungen die genannten Flecken vermisst werden können. Andrerseits fehlten doch aber bei keinem der von mir Untersuchten Hautveränderungen anderer Art in Gestalt der über Hals, Kopf und Extremitäten zerstreuten feinen hypästhetischen Hautnarben.

Dass in den mannigfaltigen neurotischen Hauteruptionen, in den venösen Stasen, Oedemen, Hyperämien und Anämien, in den Hyper- und Atrophien, den geschwürigen Veränderungen umschriebener Hautbezirke ebensowenig ausschliesslich lepröse Eigenthümlichkeiten zu sehen sind, wie in den arthritischen Processen, den Knochenauftreibungen und -Resorptionen, den Nagelveränderungen und in den Mutilationen, bedarf keiner längeren Begründung. Aehnliche und gleiche Veränderungen sehen wir bei einer grossen Reihe von Nervenkrankheiten der verschiedensten Lokalisation und Aetiologie gelegentlich auftreten, bei peripherischen Neuritiden, Wurzelaffektionen, Hinterstrangserkrankungen, centralen Rückenmarksaffektionen, vereinzelt selbst bei cerebralen Läsionen.

Nur ihre Häufung und vielleicht auch ihre Intensität spricht im Allgemeinen mehr für Lepra, aber doch keineswegs mit Sicherheit, wie in erster Linie die bei der Syringomyelie gesammelten Erfahrungen lehren. Dies gilt auch für die spontanen Knochenresorptionen der Phalangen, welche zu den eigenthümlichen ainhumoïden Abschnürungen der Finger oder zu der „patte d'ours“ Leloir's (Kalindéro) Veranlassung geben können. Aehnliche Deformitäten zeigte jedenfalls auch ein Kranker, welcher von Goldscheider im Berliner Verein für Innere Medizin unter der Diagnose „Syringomyelie“ vorgestellt wurde, und den ich selbst später Gelegenheit hatte, mehrmals zu untersuchen. Ob sich, wie Kalindéro will, durch Röntgenbilder ein durchgreifender Unterschied dieser Knochenveränderungen bei Lepra (Fraktur und Resorption der knöchernen Phalangen) und Syringomyelie (Usur der Epiphysen und Lockerung der Gelenke — cf. Marinesco, Catrin) gewinnen lässt, erscheint unter diesen Umständen doch sehr fraglich. Eine grössere Differenz liegt vielleicht in der Ausbreitung derartiger Knochenatrophien, indem die leprösen sich fast ausschliesslich an den distalen Abschnitten der Extremitäten zeigen oder wenigstens von hier ihren Ausgang nehmen, die syringomyelitischen dagegen häufig gerade an den langen Röhrenknochen zuerst in Erscheinung treten. Der gleiche Unterschied gilt ja auch für die Lokalisation der Atropathien.

Auf der anderen Seite dürfen wir auch in der P. Marie'schen „Main succulente“ kaum eine bestimmt gegen Lepra sprechende Erscheinung sehen. Bekanntlich hat Marinesco dieselbe als pathognomisch für Syringomyelie erklärt; eine Behauptung, die aber bereits von verschiedenen Seiten als irrthümlich hingestellt ist, nachdem diese auf vasomotorisch-trophischen Störungen der Haut und der Zwischenknochenmuskeln beruhende Handdeformität bei den verschiedensten nervösen Erkrankungen beobachtet wurde. Auch bei Leprösen glaube ich Aehnliches gesehen zu haben.

Hinsichtlich der Anomalien der Schweisssekretion ist im Ganzen das Gleiche zu bemerken. Auch sie sind keineswegs specifisch für Lepra, in gleicher Weise sehen wir solche bei peripherischen Neuritiden und spinalen Erkrankungen. Im Allgemeinen herrscht ja im gewissen Gegensatz zur Syringomyelie bei der Lepra eine abnorme Trockenheit der Haut vor, aber doch ebensowenig ausnahmslos wie eine Hyperidrosis bei der Syringomyelie. Beweisend hierfür sind sowohl mehrere unserer eignen Beobachtungen, in erster Linie der unter X. beschriebene Kranke, welcher nach körperlicher Anstrengung am ganzen Körper, auch im Bereich der mutilirten Hände, stark schwitzte, sondern auch vereinzelte Mittheilungen aus der Litteratur, so der Jakoby'sche Kranke, der nach Pilokarpin-Injektion einen allgemeinen Schweissausbruch erkennen liess (vergl. auch von Düring). Der von Baelz gemachte Vorschlag, nach voraufgegangener Einreibung mit Farbstoffen, durch künstliche Anregung der Schweisssekretion mittelst Pilokarpininjektion an dem Ausbleiben der Verfärbung die anhidrotischen Hautpartien zu ermitteln, kann deshalb, selbst bei gutem Gelingen der Probe, allein zu keiner sicheren Entscheidung führen.

Die muskulären Veränderungen der Lepra äussern sich unter dem Bilde einer langsam von Faser zu Faser fortschreitenden Atrophie. Sie gleichen dadurch in ihrem äusseren Verhalten denjenigen Muskelaffektionen, welche wir bei der progressiven, spinalen, bei der neuralen Muskelatrophie, bei der amyotrophischen Lateralsklerose, bei der Syringomyelie, bei meningitischen Wurzelaffektionen und bei chronischen peripherischen Neuritiden beobachten, kurz bei allen Erkrankungen, welche mit einer chronisch-progressiven Schädigung des peripherischen motorischen Neurons einhergehen. Dem entspricht auch ihre Reaktion auf den elektrischen Reiz. Je nach dem Grade der Atrophie ist die direkte und indirekte Muskelerregbarkeit für beide Stromesarten einfach herabgesetzt, oder aber auch qualitativ im Sinne einer nur partiellen oder auch totalen Entartungsreaktion verändert, schliesslich nicht selten auch ganz aufgehoben. In alledem stimmen unsere eignen, allerdings mangelhaften Untersuchungen mit denen einer grossen Anzahl anderer Autoren überein (Fr. Schultze, von Sass, Zambako, Jakoby, Brasch u. A.); eine für Lepra specifische Reaktion hat bisher Niemand entdecken können.

Auch eine gesteigerte mechanische Erregbarkeit der erkrankten Muskeln ist beschrieben worden, ebenso eine solche einzelner Nervenstämme, wie sie auch mir bei einigen meiner Kranken auffiel (Fr. Schultze, v. Sass, v. Bergmann).

Fibrilläre Zuckungen der in Atrophie begriffenen Muskeln, welche wir bei spinaler Ursache meist weit verbreitet und stark ausgesprochen, bei peripherischen Affektionen dagegen mehr zurücktreten sehen, sind von den meisten Beobachtern ausdrücklich als fehlend bezeichnet, aber von einzelnen, so von v. Sass und Habel, doch auch nicht ganz vermisst worden. Ich selbst habe sie, wenigstens im Facialisgebiet, mehrfach gesehen, allerdings in nicht ganz typischer Weise.

Befällt die Muskelerkrankung die kleinen Handmuskeln, und kommt es in Folge dessen hier zu einer Krallen- und Affenhandstellung, so stimmt das äussere Bild derselben mit dem der spinalen progressiven Muskelatrophie, der Syringomyelie und mancher Neuritisformen überein. In einer vor Kurzem erschienenen Arbeit hat P. Marie besonders darauf hingewiesen, dass die Duchenne-Aran'sche Formveränderung der Hand das Symptomenbild einer Muskelatrophie von ganz verschiedener Aetiologie sein kann. Ob es überhaupt möglich sein wird, einen bestimmt charakterisirten Typus der centralen Muskelatrophie gegenüber dem der peripherischen, also einen segmentalen, aufzustellen, wird die weitere Forschung zeigen. Der von Marinesco nach dieser Richtung hin unternommene Versuch hat bisher keine Anerkennung gefunden; die Charcot'sche Predigerhand, welche nach Marinesco für eine syringomyelitische Erkrankung des unteren Cervikalmarks sprechen soll, findet sich auch bei Lepra (vergl. die von von Düring gegebene Abbildung).

Von viel grösserer Bedeutung als die Art der Muskelerkrankung erscheint die Multiplicität ihrer Lokalisation. Wenn, wie in der überwiegenden Mehrzahl der veröffentlichten Fälle und auch bei einer grösseren Zahl unserer Kranken, die degenerative Muskelatrophie nicht nur an den distalen Theilen der oberen, sondern auch an denen der unteren Extremitäten zur Entwicklung kommt, so ist dies ein Symptomenkomplex, wie wir ihn weder bei der progressiven, spinalen Muskelatrophie und der Syringomyelie noch auch bei der Pachymeningitis cervicalis beobachten. Wohl kommt es auch bei diesen Krankheiten, besonders bei der Syringomyelie, zu muskulären Affektionen in den unteren Extremitäten, aber entweder, in Folge von Erkrankungen der Seitenstränge in den cervicodorsalen Rückenmarkssegmenten, zu spastischen Paresen oder aber, wenn zu schlaffen atrophischen, dann doch kaum ohne voraufgehende Betheiligung der proximalen Rumpf- und der Arm- und Beinmuskeln. Eine elektive Erkrankung nur ihrer peripherischen Muskelabschnitte spricht vielmehr durchaus gegen diese Erkrankungen, sie sehen wir vielmehr sonst nur noch bei den chronischen Polyneuritiden und bei der neuralen Muskelatrophie (Hoffmann)

Zu noch weiterer Einschränkung führt die Berücksichtigung der atrophischen Processe in der Gesichtsmuskulatur, speciell im Orbicularis oculi, welche nur in vier meiner Fälle fehlten, und deren Häufigkeit von allen Lepraforschern betont wird, so in jüngster Zeit besonders von Kondriavsky, welcher in der Schwäche des unteren Augenlides das erste und charakteristische Zeichen der Lepra sieht. Eine isolirte Erkrankung im Facialisgebiet ist allen progressiven spino-bulbären Muskelatrophien nicht eigenthümlich. Wohl gehen auch diese Erkrankungen mit atrophischen Lähmungen im Bereiche cerebraler Nerven einher, jedoch dann stets nur unter dem Bilde der Bulbärlähmung, d. h. einer meist doppelseitigen, gleichzeitigen Affektion der Larynx-, Pharynx-, Zungen- und Lippenmuskulatur; und in allen diesen Fällen ist, wenn überhaupt das Facialisgebiet, so fast ausschliesslich das untere betroffen, nur in seltenen Ausnahmen auch das obere, und dann auch nur in viel geringerem Grade. Bei der Lepra dagegen treffen wir auf eine doppel- oder auch wesentlich einseitige partielle Gesichtslähmung, an erster Stelle des Augenschliessmuskels, weiterhin auch einzelner Stirn- und Lippenmuskeln, während die Kau-, Schluck- und Sprachmuskulatur intakt bleibt. Vereinzelt wurde auch eine Lähmung der Masseteren und dadurch bedingt ein Herabfallen der Kiefer beobachtet (Hansen). Aber von einer Schwäche der Zungen- und Gaumenmuskeln habe ich selbst nichts bemerkt und auch in der Litteratur hiervon nichts verzeichnet gefunden. Allerdings behauptet Zambako, auch die paralysie glosso-labio-laryngée bei einem Leprösen festgestellt zu haben, aber bei dem Kranken, auf den er sich hierbei beruft (Fall 25 seiner „Lépreux ambulants"), handelt es sich nach seiner eignen Beschreibung, abgesehen von einer augenscheinlich leprösen Nervenerkrankung an Armen und Beinen und einer gleichzeitigen Nasenaffektion, um eine Atrophie der unteren Augenlider, eine linksseitige Ptosis (?) und eine linksseitige Facialislähmung, also keineswegs um das Krankheitsbild einer Bulbärlähmung.

Diese so ausserordentlich häufige Miterkrankung bestimmter Gesichtsmuskeln trennt also die lepröse Muskelatrophie von den ihr in anderer Hinsicht sehr ähnlichen progressiven centralen Muskellähmungen, am meisten Beziehungen ergeben sich auch hier zu polyneuritischen Affektionen, wenigstens zu den akuten Erkrankungen dieser Art, die bisweilen neben Lähmungen an den Extremitäten auch zu Facialisparalysen führen; aber auch hier finden wir eine Besonderheit der leprösen Gesichtslähmung in dem vorwiegenden, häufig isolirten Befallensein des Augenschliessmuskels. Selbstverständlich muss im einzelnen Falle stets noch die Möglichkeit erwogen werden, ob die etwa vorhandene Facialislähmung nicht etwa nur eine zufällige Complikation darstellt. Jedenfalls kann aus ihrem Vorhandensein in Verbindung mit atrophischen Lähmungen an den Extremitäten noch keineswegs die lepröse Ursache mit Sicherheit erschlossen werden.

Aus nicht wenigen Publikationen ergiebt sich, dass die Muskelerkrankung nicht ausschliesslich die distalsten Abschnitte der Extremitäten befällt, sondern auch weiter centralwärts fortschreitet, aber auch in derartigen Beobachtungen fanden sich in der Peripherie immer die stärksten Veränderungen; eine isolirte Atrophie in den höher gelegenen Muskelabschnitten, speciell den die Schultern und das Becken umgebenden, wie wir sie bei spinalen Erkrankungen häufig auftreten sehen, scheint bisher nicht mitgetheilt zu sein. Dasselbe gilt von einer auf die Muskeln des Rumpfes beschränkten Atrophie. Eine Mitbetheiligung der die Augen bewegenden Muskeln wird gleichfalls für gewöhnlich nicht gefunden; aber Ausnahmen scheinen hier doch vorzukommen. Wenigstens berichtet Zambako in der vorher angeführten Beobachtung von einer einseitigen Ptosis. Und ich selbst gebe anhangsweise die Krankheitsgeschichte eines in Athen untersuchten Kranken mit einseitiger partieller Oculomotoriuslähmung, bei dem ich mich für berechtigt hielt, aus dem übrigen Symptomenkomplex die Diagnose auf Nervenlepra zu stellen. Eine solche Ophthalmoplegie würde sehr wohl auf eine peripherische Erkrankung des Oculomotorius oder einzelner Aeste desselben zurückgeführt werden können. Ich brauche nur daran zu erinnern, dass dieselbe auch im Verlaufe einer Polyneuritis beobachtet worden ist; andrerseits ist von Augenmuskellähmungen bei der Syringomyelie nur eine meist doppelseitige Abducensparese bekannt, nicht aber eine solche im Bereiche des dritten Hirnnerven.

Nun treffen wir aber nicht in allen Fällen von Nervenlepra auf derartig ausgebreitete Muskelatrophien; bisweilen ist nur eine einzige Extremität davon ergriffen. So berichtet Zambako (observation XXVI) über einen Kranken mit jahrelang allein auf die linke Hand beschränkter Muskelatrophie (Ulnaris- und Medianusgebiet), und bei unserem Kranken Nr. VIII finden wir sogar eine isolirte Atrophie im Muskelgebiet eines einzelnen Nerven, des N. ulnaris der linken Seite, welche sich in Nichts von dem einer gewöhnlichen schweren peripherischen Neuritis ulnaris unterschied. Auch sei an die mutilirenden Formen der Lepra erinnert, in denen die motorische Störung hinter den sensiblen und trophischen fast ganz zurücktreten kann.

Ein viel umstrittenes Gebiet bilden die Empfindungsstörungen der Lepra. Wenn man in manchen Aeusserungen derselben lange Zeit eine Besonderheit der leprösen Nervenerkrankung zu sehen glaubte, so hat doch die zunehmende Erfahrung immer mehr das Gegentheil gelehrt, wenigstens gilt dies für die bisher fast ausschliesslich betonten qualitativen Veränderungen der Sensibilität. Keine derselben kann heutzutage mehr als absolut charakteristisch für Lepra gelten. Ich beginne mit den sensiblen Reizerscheinungen, welche zwar keineswegs von jedem Leprösen angegeben werden, aber doch in Form von Kribbel- und Taubheitsgefühl, Brennen, Kälteempfindungen, Reissen, auch von sehr heftigen neuralgischen Schmerzen eine sehr gewöhnliche Klage derselben bilden und besonders in den Frühstadien der Lepra durch ihre häufigen Exacerbationen zu ausserordentlich qualvollen Zuständen Veranlassung geben können. Sie entsprechen nach Art wie Ausbreitung am meisten den subjektiven Beschwerden, welchen wir bei Affektionen der peripherischen Nerven begegnen, und ähneln denen der Polyneuritis besonders dann, wenn sie sich, wie gewöhnlich, nicht auf eine Extremität beschränken, sondern zugleich oder nach einander die Arme und Beine, oder auch umschriebene Nervengebiete derselben (Ulnaris, Medianus, Peroneus, Tibialis, Trigeminus etc.) befallen. Werden sie nur in den oberen Extremitäten oder im Gesicht empfunden, so können sie auch den Parästhesien und Algien im Gefolge spinaler Erkrankungen ähneln, von denen hier neben Wirbelaffektionen, Neubildungen, Myelitiden u. a. mit Rücksicht auf weitere symptomatologische Aehnlichkeiten besonders die Pachymeningitis cervicalis hypertrophica zu nennen, aber auch die Syringomyelie nicht zu vergessen ist. Während diese Reizerscheinungen bei der Pachymeningitis ein regelmässiges Symptom bilden, können sie zwar in vielen Fällen von Syringomyelie fehlen, treten häufig auch erst in späteren Stadien derselben auf und pflegen sich oft vorwiegend in Wärme- und Kälteempfindungen zu äussern. Unter Umständen, besonders dann, wenn schon frühzeitig die Hinterstränge in Mitleidenschaft gezogen werden, gehören sie jedoch auch mit zu ihren Anfangssymptomen. So hat M. Rosenthal kürzlich eine grössere Anzahl von Syringomyelie-Fällen mit initialen Schmerzen aus der Litteratur zusammengestellt (34 von 297 Beobachtungen der Dimitroff'schen, 13 von 36 der Bruhl'schen, 4 von 18 der Critzmann'schen Statistik). Er legt mit Recht Werth darauf, dass diese Schmerzen, ebenso wie die anderer Spinalaffektionen, weniger oberflächlich und meist auch an den proximalen Abschnitten der Extremitäten und am Rumpfe lokalisirt werden; sie unterscheiden sich also hierin von den leprösen, welche im Allgemeinen mehr in der Haut und vor allem wesentlich in den distalen Abschnitten und im Ausbreitungsgebiet einzelner peripherischer Nerven zur Empfindung kommen.

Auch darin gleichen diese leprösen Empfindungen im Allgemeinen den bei peripherischen Nervenaffektionen auftretenden, dass sich mit ihnen meist eine auffallende Druckempfindlichkeit der Nerven und nicht selten eine gesteigerte Empfindlichkeit der Haut verbindet. Diese Hyperästhesie bestimmter Hautstellen, welche auch von einigen unserer Kranken sehr unangenehm empfunden wurde, kann, wie aus Mittheilungen Anderer hervorgeht, so erhebliche Grade erreichen, dass die Kranken aus Furcht vor der leisesten Berührung nicht wagen, ihre Hände zu den einfachsten Verrichtungen, wie zum Essen, zu benutzen oder mit den Füssen aufzutreten. Aehnliches sehen wir bei manchen Formen von Polyneuritis, am häufigsten an den Beinen, wo dann die davon Befallenen es Wochen hindurch ängstlich vermeiden, mit den hyperästhetischen Fusssohlen den Boden zu berühren, und deshalb nicht selten überhaupt ganz auf das Gehen verzichten. Und auch die erhöhte Druckempfindlichkeit der Nervenstämme ist bekanntlich eine sehr gewöhnliche Erscheinung der verschiedenen Formen peripherischer Nervenerkrankungen, während sie im Allgemeinen den Erkrankungen des Centralnervensystems nicht eigenthümlich ist. Ja ihr Vorhandensein kann in zweifelhaften Fällen für die Diagnose einer peripherischen Nervenaffektion ausschlaggebend werden. Bei letzterer sind oft zugleich die zum Bereich der erkrankten Nerven gehörigen Muskeln ausserordentlich druckempfindlich, ein Symptom, welches wir auch in einer Reihe unserer Leprösen festgestellt zu haben glauben (im Ulnarisgebiet).

Die Aehnlichkeit mit peripherischen Neuritiden ergiebt sich auch aus dem weiteren Verlauf dieser Hyperästhesien. Der ganze Symptomenkomplex der spontanen Schmerzen, der erhöhten Druckempfindlichkeit der Nerven, der Haut und, wie es scheint, auch der Muskeln verschwindet bei der Lepra nach längerer oder kürzerer Zeit und macht einer abnormen Unterempfindlichkeit Platz, einer

Hypalgesie, welche nicht nur in der Haut und den tieferen Theilen, sondern auch an den Nervenstämmen nachzuweisen ist. Nicht selten fallen dann aber noch, wie in mehreren unserer Beobachtungen (vergl. auch Hallopeau, Jeanselme, v. Düring), innerhalb der hypalgetischen Hautbezirke einzelne hyperästhetische Flecken auf, so in den Hand- und Fussflächen und an den Fingerbeeren. Dem gleichen Ausgang begegnen wir bei vielen Neuritiden, auch hier kann man häufig beobachten, wie eine Anfangs abnorm gesteigerte Nerven- und Muskel-Druckempfindlichkeit allmählich immer mehr zurücktritt und noch im ausgesprochen paralytischen Stadium die ergriffenen Nerven vollkommen analgetisch geworden sind. Da meist erst vorgeschrittenere Fälle von Nervenlepra zur Beobachtung kommen, werden hier die am häufigsten betroffenen Nerven für gewöhnlich bereits nicht mehr druckschmerzhaft angetroffen, weshalb diese Druckanalgesie bestimmter Nerven, in erster Linie des Ulnaris, weiterhin auch des Peroneus und anderer, als für Lepra charakteristisch hervorgehoben ist. Sie fallen besonders dann in die Augen, wenn die symmetrische Nervenstelle der anderen Körperhälfte oder andere in der Nähe liegende Nerven, wie der Medianus, Radialis, Tibialis u. s. w. zu gleicher Zeit noch ein Stadium erhöhter Empfindlichkeit erkennen lassen.

Für die Differentialdiagnose hat allerdings diese Druckanalgesie doch nur einen beschränkten Werth, da einerseits die Druckempfindlichkeit, selbst des N. ulnaris, auch schon beim Normalen individuell ausserordentlich wechselt und nicht stets nachzuweisen ist, andrerseits dasselbe Symptom auch bei peripherischen und centralen Erkrankungen anderer Natur gefunden wird; ich erinnere nur an die Ulnarisdruckanalgesie bei Tabes dorsalis, Paralyse, vor allem auch bei Syringomyelie des unteren Cervikalmarks.

Die sensiblen Ausfallserscheinungen im Bereiche der leprös erkrankten Nervengebiete gleichen denen der leprösen Hautflecke; sie betreffen in der Regel alle Qualitäten der Hautempfindung, unter ihnen an erster Stelle jedoch den Wärme- und Kältesinn und im Allgemeinen die Schmerzempfindlichkeit in viel höherem Grade als den Drucksinn.

Dieses Hervortreten der Thermanästhesie ist eine Eigenthümlichkeit der Nervenlepra, aber keineswegs dieser Krankheit allein. Und zwar treffen wir auf diese Art der dissociirten Empfindungsstörung nicht nur bei der Syringomyelie, sondern auch bei einer ganzen Reihe anderer centraler Erkrankungen. Indem ich es hier unterlasse, eine grössere Zahl eigner Beobachtungen dieser Art anzuführen, beschränke ich mich darauf, auf einige litterarisch bekannt gemachte hinzuweisen, auf Fälle von Haematomyelie (Minor, Laehr, Higier u. A.), von traumatischer und nicht traumatischer Myelitis (Kahler-Pick, Minor, Marinesco, Steel, Verxiloff), von centraler Tuberculose (Schlesinger), Syphilis und des Rückenmarks und seiner Häute (hier besonders häufig), von hier sich entwickelnden Tumoren (Bruns), von Pachymeningitis cervicalis hypertrophica (Brissaud, Krauss, Potts), Compressionsmyelitis (Daxenberger, Edsall, Schlesinger, Vines), multipler Sklerose (Reichel). Es sind das alles Krankheiten, bei denen eine direkte oder indirekte Beeinträchtigung der centralen grauen Substanz des Rückenmarks, speciell der Hinterhörner oder aber gewisser Abschnitte der Seitenstränge, resp. des Bulbus, und damit wahrscheinlich eine Schädigung der hier verlaufenden Bahnen für die Schmerz- und Temperaturempfindung stattgefunden hat. Von manchen Seiten (Berger u. A.) ist auch eine isolirte Störung des Temperatursinns in Folge von cerebralen Herdläsionen beschrieben worden, doch ist das vorliegende Beobachtungsmaterial, wie auch von Monakow in seiner umfangreichen Monographie betont, zur Beantwortung dieser Frage noch vollkommen unzureichend. Die Erkrankungen der Hinterstränge, hinteren Wurzeln und peripherischen Nerven zeichnen sich dagegen im Allgemeinen durch eine gemischte Anästhesie aus, d. h. neben einer Beeinträchtigung der Temperatur- und Schmerzempfindung fehlt für gewöhnlich auch nicht eine Herabsetzung des Drucksinns. Ist nur eine der verschiedenen Empfindungsqualitäten beeinträchtigt oder aufgehoben resp. vorwiegend ergriffen, so ist dies häufig bei einer nur geringen Schädigung des Drucksinns die Schmerzempfindung. Derartige Beobachtungen sind wohl jedem Neurologen bekannt, so hat Nothnagel eine traumatische Ulnarislähmung mit Hypästhesie und Hypalgesie bei intakter Temperaturempfindung, Ziehl ein partielles Freibleiben der Kälteempfindung bei einer fast totalen Anästhesie im Medianus- und Ulnarisgebiet nach Schnittverletzung beschrieben. Viel seltener sind die Mittheilungen von einer vorwiegenden oder ausschliesslichen Aufhebung des Temperatursinns (Ballet, Berger, Cavazzani, Manca, J. B. Charcot, Pick, Strauss). Am interessantesten ist der von Charcot beschriebene Kranke, bei dem der Palmarast des N. ulnaris durch Narbengewebe komprimirt und dadurch neben Muskelatrophie eine partielle Anästhesie für Schmerz- und Temperaturempfindung zu Stande gekommen war. Nach Lösung der Narbe verschwand diese Empfindungsstörung im Verlaufe weniger Tage. Bezüglich weiterer Einzelheiten verweise ich auf eine früher von mir veröffentlichte Zusammenstellung*), hier kam es mir nur darauf an, zu zeigen, dass eine mehr oder weniger isolirte Thermanästhesie, wenn auch selten, bei sicher peripherischen Nervenaffektionen beobachtet ist. In der Mehrzahl dieser Fälle war mit dem Temperatursinn auch die Schmerzempfindung sehr erheblich beeinträchtigt; das Gleiche sehen wir bei der leprösen Anästhesie, in der Weise, dass dem Stadium der Hypalgesie nicht selten ein solches der Hyperalgesie vorausgeht, was aber durchaus nicht als beweisend für eine peripherische Lokalisation anzusehen ist. Schliesslich muss auch der hysterischen Anästhesien gedacht werden, welche nicht allzuselten unter dem Bilde einer nur partiellen Empfindungsstörung verlaufen.

Nun ist aber bei der Lepra für gewöhnlich die Anästhesie keineswegs eine nur auf den Temperatur- und Schmerzsinn beschränkte, im Gegentheil haben auch unsere Untersuchungen wieder gezeigt, dass in der Regel, wenigstens in beschränkten Grenzen, auch eine mehr oder weniger beträchtliche Abstumpfung der taktilen Empfindlichkeit festgestellt werden kann; nach Kalindéro wird bisweilen auch diese allein verändert angetroffen. Unsere eignen Erfahrungen dürften uns sogar berechtigen, gerade diesem Befallensein aller Empfindungsqualitäten in Uebereinstimmung mit Fr. Schultze, Dehio, Quinquand, Hoffmann, Kondriavsky, Marestang, Morrow u. A. eine nicht unwichtige diagnostische Bedeutung für die Lepra zuzuerkennen, selbstverständlich unter voller Anerkennung der Thatsache, dass in seltenen Fällen von Lepra auch eine rein partielle Empfindungsstörung beschrieben ist (Rosenbach, Babinski, Pitres, Pitres-Sabrazès, Schlesinger, Thibièrge-Bruhl, Jakoby, Marestang, Prus, Zambako u. A.). Dagegen leidet bekanntlich die Empfindung der tieferen Theile, der Muskeln, Sehnen, Fascien, Knochen und Gelenke, nur wenig, in vorgeschrittenen Stadien in erster Linie ihre Schmerzempfindlichkeit, wie wir das auch bei einer Reihe unserer Kranken an den distalen Theilen der Extremitäten gleich zahlreichen früheren Beobachtern feststellen konnten. Ja bei einzelnen Kranken fanden wir im Bereich der stärksten Gefühlsstörung auch eine Beeinträchtigung der Lageempfindung, in erster Linie an den Fingern, aber auch an den Zehen. Die von manchen

*) Arch. f. Psych. u. Nervenkr. XXVIII, p. 813. 1896.

Seiten, neuerdings von Fr. Schultze, mit Bestimmtheit ausgesprochene Behauptung, dass Lagegefühlsstörungen bei Lepra fehlen, kann demnach nicht mehr aufrecht erhalten werden. Uebrigens finde ich dieselben bereits von Pitres-Sabrazès und Kalindéro erwähnt. Am regelmässigsten bei der Tabes dorsalis, aber auch nicht selten bei andern spinalen und cerebralen Erkrankungen gefunden, wird diese Empfindungsstörung der tieferen Theile doch auch relativ häufig bei peripherischen Nervenaffektionen angetroffen. — In differentialdiagnostischer Hinsicht verdient wohl Beachtung, dass auch die syringomyelitische Anästhesie durchaus nicht immer eine rein partielle ist, dass sie, wenn auch in selteneren Fällen, neben der Empfindungsstörung für Temperatur und Schmerz auch für einfache Berührungen und selbst für Stellungsveränderungen der Glieder Defekte aufweist. Schliesslich muss gegenüber Jeanselme noch hervorgehoben werden, dass die Grenzen der syringomyelitischen Anästhesie für gewöhnlich keineswegs ganz scharfe sind, dass vielmehr auch bei dieser Krankheit häufig, in ähnlicher Weise wie bei der Lepra, ein allmählicher Uebergang nach dem gut empfindenden Hautgebiet hin festgestellt werden kann.

Nach alledem darf den qualitativen Veränderungen der leprösen Hautanästhesie trotz mancher Besonderheiten keine ausschlaggebende diagnostische Bedeutung zuerkannt werden; es fragt sich, ob vielleicht die Art und Weise ihrer Ausbreitung auf der Haut mehr Anhaltspunkte bietet. In der That liegt schon in den an anderer Stelle hervorgehobenen anästhetischen Flecken und Narben, welche sich über die ganze Körperhaut verstreut finden, eine Besonderheit der Nervenlepra gegenüber der Mehrzahl der übrigen Nervenkrankheiten. Abgesehen von diesen scheinbar regellos über die ganze Körperhaut zerstreuten hypästhetischen Plaques, treffen wir die mehr oder weniger dissociirten Anästhesien in scheinbar nicht veränderten Hautgebieten an den Extremitäten und am Kopf, bisweilen auch am Rumpf. Meine eignen Untersuchungen haben gezeigt, dass dieselben in der Regel an den distalen Theilen der Arme und Beine nicht nur am intensivsten, sondern auch am ausgebreitetsten sind, dass sie bald nur einzelne Finger und Zehen, bald Hand und Fuss, bald auch noch Vorderarm und Unterschenkel umgreifen, in vorgeschrittenen Fällen am Oberarm und Oberschenkel weit hinaufreichen, ja sich auch auf die Schulter- und Brustgegend resp. auf das Gesäss ausdehnen, hier nicht selten direkt in die Anästhesie lepröser Flecke übergehend. Eine scharfe Abgrenzung dieser Gebiete gegenüber der normal empfindenden Haut war in der Regel nicht möglich, im Allgemeinen entsprach ihre Ausdehnung der bekannten Charcot'schen „Handschuh" oder „Strumpf"-Form, doch soll hierbei auf eine regelmässige, genau senkrecht zur Gliedachse ziehende Grenzlinie kein Gewicht gelegt werden, wie auch hervorgehoben werden muss, dass bei weiter hinaufreichenden Hypästhesien bisweilen an einzelnen Fingern noch eine bessere Empfindlichkeit angetroffen wurde als weiter oben. Neben dieser mehr diffusen und gliedweisen Verbreitung treffen wir jedoch bei einer Reihe von Kranken auf ein Vorwiegen der Hypästhesie in ganz bestimmten Nervengebieten, in erster Linie in dem des Ulnaris und Cutaneus brachii internus, mehrmals zeigte sich sogar das vom N. ulnaris versorgte Hautgebiet ausschliesslich befallen. Diese Befunde stimmen mit denen anderer Beobachter, von denen ich hier nur Griesinger als einen der ersten topographischen Untersucher lepröser Anästhesien nenne, durchaus überein, und stehen auch, wie mir scheint, nicht in Widerspruch mit den von Jeanselme veröffentlichten, welcher dem Studium grade dieser Verhältnisse in letzter Zeit eine besondere Aufmerksamkeit geschenkt hat. Auch er beschreibt zwei topographische Verschiedenheiten der leprösen Anästhesie an den Extremitäten, eine im Ausbreitungsgebiet bestimmter Nerven liegende und eine mehr gliedweise Anordnung derselben. Die erstere bezeichnet er als bandförmige („rubanée"), weil er sie an der Innen- und Aussenseite der Extremitäten bandstreifenartig von der Peripherie nach den proximalen Theilen der Extremitäten verfolgen konnte, die zweite als segmentäre, weil sie die einzelnen Segmente der Glieder umgreift, sich hier ebenfalls von den distalen Abschnitten nach ihrer Wurzel zu ausbreitend*), und ist der Meinung, dass die forme rubanée zwar die zuerst festzustellende ist, aber schon sehr bald in die forme segmentaire übergeht. Damit übereinstimmende Befunde sind von Sterlin, welcher unter Jeanselme's Leitung gearbeitet hat, veröffentlicht worden, und auch die von v. Düring gegebenen Zeichnungen entsprechen im Allgemeinen diesem Typus.

*) Leider giebt die Bezeichnung nach „Segmenten" leicht zu Irrthümern Veranlassung, da Jeanselme unter segmentairer Anästhesie eine Anordnung nach Gliedabschnitten versteht, während ich selbst als segmentale Ausbreitung eine solche bezeichnet habe, welche einzelnen Rückenmarkssegmenten entspricht. Um nicht Verwirrung zu schaffen, habe ich zunächst meine Ausdrucksweise in dieser Arbeit beibehalten.

Wenn wir zunächst diese Ausbreitungsweise der leprösen Anästhesie, wie sie in der Regel zu beobachten ist, in's Auge fassen, so werden wir unzweifelhaft am meisten an die Hypästhesien multipler Neuritiden erinnert. Sehen wir davon ab, dass die Sensibilitätsstörungen hier häufig gegennüber den motorischen sehr zurücktreten, so finden wir bei der Polyneuritis in gleicher Weise eine Gefühlsabstumpfung an einzelnen Zehen oder Fingern, an der Hand und am Fuss, bisweilen auch entsprechend der gewöhnlich stärkeren Erkrankung an den unteren Extremitäten eine bis zum Knie oder noch weiter hinauf reichende Störung, welche meist allmählich in die gesunden Theile übergeht, so dass eine scharfe Abgrenzung nicht möglich ist. Sind bestimmte Nerven besonders stark erkrankt, so überwiegt auch in ihrem Ausbreitungsgebiet die sensible Störung ebenso, wie bei der Lepra. Nach Oppenheim wird die polyneuritische Anästhesie „nur ausnahmsweise vermisst, verbreitet sich in noch ausgeprägterer Weise als die Lähmung an der Peripherie der Extremitäten. . . Man beachte auch, dass an einem Hautabschnitt (z. B. dem Fussrücken) Hypästhesie bestehen kann, während sich an einem anderen, etwa der Fusssohle, Hyperästhesie findet". Nach Gowers „entwickeln sich die sensiblen Veränderungen zuerst an den Extremitäten, zuweilen an der Palma und der Planta; sie können sogar noch lokaler sein und nur an den Fingerspitzen vorkommen. . . Sie nehmen mit dem Ansteigen der Krankheit an Ausdehnung zu und dehnen sich in der Regel zuerst an der äusseren Seite des Unterschenkels und der radialen des Unterarms nach oben aus".

Diese diffuse Ausbreitung der Anästhesie an den Extremitäten unterscheidet sich wesentlich von der Topographie der radiculären Gefühlsstörung, deren Gesetzmässigkeit sich nach den bahnbrechenden Untersuchungen von Thorburn, Sherrington, Allen Starr immer mehr bestätigt. Je nach der Zugehörigkeit der erkrankten spinalen Wurzeln zu bestimmten Rückenmarkssegmenten treffen wir auf westenförmig den Rumpf umgreifende oder auf bandförmig an den Extremitäten entlang ziehende anästhetische Streifen. Entsprechend der für gewöhnlich über eine Reihe von Wurzelsegmenten sich erstreckenden Spinalerkrankung dehnt sich die Gefühlsstörung bis zur Mittellinie des Rumpfes aus und umfasst zugleich die ganze Extremität oder aber nur bestimmte Abschnitte derselben, welche im Allgemeinen an der oberen mehr innen oder aussen, an der unteren mehr vorne oder hinten liegen. Eine der eben beschriebenen gleichende Anästhesie scheint bei Lepra doch nur selten und isolirt wohl überhaupt nicht beobachtet zu werden. Allerdings überwiegt die Gefühlsstörung bisweilen an der Innenseite der Arme im Bereich des N. ulnaris, cutaneus internus und medialis (Jeanselme, Sterlin, v. Düring, eigene Beobachtungen) und ähnelt dann der segmentalen Anästhesie bei Erkrankungen der untersten Cervikalsegmente, aber sie greift dann doch in der Regel nicht auf die oberen Thoraxabschnitte, bis zum Brustbein hin, über; Jeanselme und Sterlin heben dies übrigens besonders hervor, und auch in keinem der von uns untersuchten Fälle erreichte die bandförmige Anästhesie die Mitte des Rumpfes. Handelt es sich um eine den ganzen Arm umfassende Gefühlsabstumpfung, so greift dieselbe zwar auch auf den Thorax über, aber sie endigt meist in einer keineswegs für segmentale Anästhesien charakteristischen Grenzlinie mehr oder weniger weit von der Mittellinie des Thorax entfernt, scheint auch nach unseren Untersuchungen häufig die Achselgegend freizulassen, welche grade bei Erkrankungen der cervikodorsalen Segmente mit betroffen ist. Bei noch ausgedehnterer Erkrankung wird auch die Mittellinie erreicht, aber eine typische westenförmige Vertheilung scheint doch zu den besonderen Ausnahmen zu gehören (Marestang, Jeanselme, v. Düring). Steigt die Anästhesie an den Beinen weiter nach oben, so bleibt häufig der innere obere Theil der Oberschenkel verschont, während die äusseren Abschnitte und die Haut der Gesässgegend relativ frühzeitig gefühllos werden. Bei mehreren unserer Kranken fanden wir ausserdem eine Anästhesie des Skrotum; in den von Jeanselme und Sterlin gegebenen Figuren ist die Analgegend ergriffen, dagegen Skrotum und Penis nicht betheiligt, ein Verhalten, welches nicht grade für eine Segmentalerkrankung des Sakralgebietes sprechen würde, da bei einer solchen voraussichtlich beide Gebiete zugleich anästhetisch gefunden würden.

In der ganz überwiegenden Mehrzahl dieser ausgedehnten leprösen Anästhesien sind alle Qualitäten der Empfindung betroffen und zwar meist in der oben besprochenen Weise, dass an den distalen Abschnitten die Störung eine allgemeine und sehr intensive, an den dem Rumpfe und seiner Mitte näher gelegenen eine immer mehr partielle und oberflächlichere ist. Eine allein Temperatur- und Schmerzsinn betreffende Anästhesie von segmentalem Charakter finde ich nur in Chauffard's und Pestana's etwas zweifelhaften Fällen und in der schon mehrfach erwähnten Arbeit von Düring's erwähnt. Letzterer beschreibt eine Kranke (Nr. IV) mit Analgesie und Thermanästhesie an den Armen und Abschwächung der Temperaturempfindung am Thorax, hier bis über den Rippenrand herabreichend. Partielle Empfindungsstörungen von einer derartigen Ausbreitung zeigen sich, wenigstens nach unseren bisherigen Erfahrungen, nur bei centralen Erkrankungen des Rückenmarks, in erster Linie bei der Syringomyelie. Es wird weiteren Untersuchungen vorbehalten bleiben müssen, ob sie unter besonderen Verhältnissen in gleicher Weise auch durch die Lepra bedingt sein können. Die erwähnten Beobachtungen sind hierfür nicht recht beweiskräftig, zumal von Düring selbst zugesteht, dass er seinen früheren Prüfungen von der Ausbreitung der leprösen Sensibilitätsgrenzen neuerdings etwas skeptisch gegenübersteht. Lassen sich, wie das wenigstens gewöhnlich der Fall zu sein scheint, in den peripherischen Abschnitten auch taktile Störungen nachweisen, so würde, auch wenn die Anästhesie einen spinalen Charakter zeigt, doch in der nicht segmentalen Ausbreitung der letzteren ein gegen eine reine Rückenmarkserkrankung sprechendes Symptom gegeben sein. Die im Vorstehenden geschilderten Differenzen der Ausbreitungsweise zwischen den genannten Krankheiten sind jedoch für den nicht vorhanden, welcher sich zu der früher allgemein vertretenen Ansicht bekennt, dass die partielle Empfindungsstörung bei Syringomyelie nicht eine segmentale, sondern eine gliedweise ist. Dann wäre die Aehnlichkeit der Anästhesien an den Extremitäten allerdings eine ausserordentlich grosse, und nur in dem Hervortreten einzelner auf bestimmte Ausbreitungsgebiete peripherischer Nerven beschränkter Anästhesien ein Unterschied gegeben. Es ist hier nicht der Ort, meine in einer früheren Arbeit eingehend begründete Anschauung von dem segmentalen Aufbau der dissociirten Empfindungsstörung, bei Syringomyelie und anderen spinalen Erkrankungen zu vertheidigen. Es genügt mir, zu ihrer Stütze anzuführen, dass neuere Untersuchungen von Schlesinger und Hahn zu demselben Ergebniss gekommen sind und dass andrerseits seit meiner Veröffentlichung keine Beobachtungen mitgetheilt sind, welche dieser Ansicht widersprechen. Allerdings hat sich Brissaud in einem kürzlich erschienenen Aufsatze mit aller Energie gegen meine Behauptungen ausgesprochen, aber er stützt sich dabei nur auf alte Beobachtungen, unter anderen auf den so merkwürdigen und wegen seiner Komplicirtheit für strittige Punkte überhaupt nicht verwerthbaren Fall von Pestana, und auf theoretische Betrachtungen. Viel werthvoller wäre die Mittheilung eines neuen Krankenbefundes, welcher den von ihm vertretenen reinen spinalen Typus aufweist.

Herrscht die gliedweise Anordnung der Anästhesie vor, so kann sie einer hysterischen, unter Umständen auch einer cerebralen Sensibilitätsstörung ausserordentlich ähnlich sehen, doch liegt gegenüber diesen Krankheiten schon in dem stärkeren Befallensein gewisser Nervengebiete, in der für die einzelnen Gefühlsqualitäten verschiedenen Höhe der Grenzen und in ihrer Unregelmässigkeit ein unterscheidendes Merkmal der leprösen Ausbreitungsweise. Da aber Hysterische nicht immun gegen Lepra sind, kann unter Umständen bei demselben Individuum eine lepröse und hysterische Anästhesie gefunden werden, wie dies von Etienne beschrieben ist und auch von mir gesehen wurde.

Wenn, wie so häufig bei der Lepra, auch die Gesichtshaut von der Anästhesie ergriffen wird, so entspricht deren topographische Anordnung nicht der bisher bei anderen Krankheiten gefundenen. Die Beschränkung der Hypästhesie auf die Umgebung der Augen, seltener auf die des Mundes und auf die Backen, vor allem aber die nach unseren Untersuchungen so häufige Gefühlsabstumpfung am äusseren Ohre, auf welche bisher im Allgemeinen weniger Werth gelegt zu sein scheint (bei Jakoby ist eine isolirte Anästhesie beider Ohren erwähnt), gleicht nicht den Befunden, wie sie bei peripherischen Erkrankungen des Quintus und seiner drei Hauptäste erhoben werden, und, wie es scheint, auch nicht derjenigen Anästhesie, welche bisweilen bei Facialislähmungen gefunden und auf eine Erkrankung der noch hypothetischen sensiblen Fasern dieses Nerven bezogen ist (vergl. Bernhardt). Ebensowenig entspricht sie der Gesichtsanästhesie spino-bulbärer Krankheitsherde, unter denen wegen ihrer relativen Häufigkeit sowohl, als wegen ihrer qualitativen Aehnlichkeit wiederum die Syringomyelie hervorgehoben werden muss. Hier trifft man nicht auf einzelne isolirte Flecken an den Ohren, Augen u. s. w., sondern für gewöhnlich entsprechend einer gleichzeitigen Erkrankung des oberen Cervikalmarks auf eine Empfindungsstörung, welche sich ein- oder doppelseitig kontinuirlich vom Hals aus nach oben über die Ohren und den behaarten Kopf nach dem Gesicht zu ausdehnt und hier, wie es scheint, regelmässig zuerst die Stirn, zuletzt die Umgebung des Mundes und die mehr von der Mittellinie weggelegenen Hautbezirke des Gesichts früher als die derselben nahegelegenen befällt (Laehr, Wallenberg, Schlesinger, Jeanselme).

Schliesslich darf wohl noch daran erinnert werden, dass bei der Syringomyelie Sensibilitätsstörungen unter Umständen Jahre hindurch vermisst werden können (Dejerine-Thomas), während dies bei der Lepra, wenn überhaupt, doch nur ganz ausnahmsweise der Fall zu sein scheint. Nur gelegentlich bemerkt Zambako, dass er derartige Fälle gesehen habe, und beruft sich dabei auf gleiche Erfahrungen von Rueda, Poncet und Moraga, doch finde ich in der Rueda'schen Abhandlung nur die Bemerkung, dass nach Poncet die Anästhesie selbst dann noch fehlen kann, wenn die Finger schon verschwunden sind. Das von Sevestre in der Pariser Soc. méd. des hôpitaux als möglicherweise leprös vorgestellte Kind mit allgemeiner Muskelatrophie und angeblichen Nervenverdickungen, aber ohne Sensibilitätsdefekte, ist von den Anwesenden nicht als solches anerkannt, von Raymond und Marie vielmehr als mit arthritischer Muskelatrophie behaftet erklärt worden.

Die Veränderungen der Reflexerregbarkeit entsprechen zwar im Allgemeinen den vorher besprochenen motorischen und sensiblen Störungen, verdienen doch aber nach manchen Richtungen hin eine besondere Berücksichtigung. Der Ausfall der Hautreflexe im Bereich der Hypästhesien und Muskelatrophien steht in Uebereinstimmung mit der Natur der beiden letztgenannten, welche wir nach den bisherigen Erörterungen auf eine Erkrankung der peripherischen Neurone — innerhalb oder ausserhalb der Wirbelsäule — zurückführen müssen, und hat an und für sich nichts für Lepra Charakteristisches. Wir finden sie in gleicher Weise bei neuritischen Affektionen und spinalen Krankheitsprocessen, welche die Wurzelfasern oder die motorischen Ganglienzellen in Mitleidenschaft ziehen. Während nun aber bei Erkrankungen dieser Art meist auch die Sehnen- und Periostreflexe eine Abschwächung erfahren resp. ganz verschwinden, ist dieses bei der Nervenlepra keineswegs ausnahmslos der Fall. Allerdings fanden wir dieselben bei einer Reihe von Kranken im Bereich der stärkeren Muskelatrophien ebenfalls vermindert oder aufgehoben, bei anderen mit sehr erheblichen Sensibilitätsdefekten aber doch auch lebhaft, vereinzelt sogar auffallend gesteigert. Diese Beobachtungen stimmen mit den in der Litteratur bekannten überein: neben Abschwächung resp. Verlust der Sehnenphänomene ist nicht selten auch von einer Steigerung derselben die Rede (Baelz, Breuer, Jakoby, Jeanselme, Rosenbach, Rosenthal, Suzuki, Zambako u. A.). Nun ist zwar der Begriff der Steigerung der Sehnenphänomene ein wenig fester, und wir wissen, dass durch die verschiedensten Einflüsse schon beim Gesunden, besonders aber bei nervösen Individuen, sowie durch allgemeine

Schwächezustände (cf. Sternberg), die Auslösbarkeit der Reflexe mehr oder weniger erleichtert wird; aber die Häufigkeit dieser Steigerung, ihre auch von uns einige Male festgestellte Einseitigkeit, im besonderen Maasse, wenn zugleich ein Clonus auslösbar ist, lässt doch daran denken, dass diesen Befunden organische Veränderungen zu Grunde liegen. Auf jeden Fall ähnelt dann das klinische Bild dem vieler Spinalerkrankungen mit Seitenstrangläsion, unter ihnen wieder ganz besonders der Syringomyelie oder der Pachymeningitis cervicalis, bei welcher eine pathologische Steigerung der Sehnenphänomene an den unteren Extremitäten, wenn auch meist in viel erheblicherem Grade, zu den gewöhnlichsten Erscheinungen gehört. Andererseits darf aber nicht ausser Acht gelassen werden, dass auch bei polyneuritischen Erkrankungen, wenigstens in ihrem hyperalgetischen Stadium, eine Erhöhung der Kniephänomene beobachtet werden kann (Oppenheim, Gowers, Sternberg, Sussmann u. A.), die genannten Reflexsteigerungen daher zum Theil auch vielleicht durch eine peripherische Ursache bedingt sein können, um so mehr, wenn wir, wie bei der Lepra, in erster Linie eine Erkrankung der sensiblen Haut- und nicht der Muskeläste annehmen dürfen. Unter den Haut- und Schleimhautreflexen verdienen der Conjunktival- und der Fusssohlenreflex eine besondere Beachtung. Ersterer wird allerdings auch schon beim Gesunden unter normalen Verhältnissen ausserordentlich wechselnd gefunden: meist sehr lebhaft, ist er bei Manchen nur schwach, bei nur Wenigen erst durch stärkere Reize auszulösen; aber in der Regelmässigkeit und Intensität, wie bei der Lepra, gewinnt seine Beeinträchtigung resp. Aufhebung doch eine besondere pathologische Bedeutung. Es bedarf keiner näheren Ausführung, dass dieselbe Reflexstörung natürlich bei allen peripherischen oder Kernerkrankungen des Facialis und Trigeminus, also auch unter Umständen bei der bulbären Form der Syringomyelie zu erwarten ist; ja, auch bei cerebralen Hemiplegien habe ich ihn merkwürdiger Weise auf der Seite der Lähmung fast regelmässig sehr erheblich abgeschwächt gefunden.*)

Fast in gleicher Häufigkeit lässt sich bei der Lepra eine Aufhebung des Plantarreflexes nachweisen, und zwar nicht nur, wie bei vielen Fällen von Polyneuritis, ein Ausbleiben der bekannten reflektorischen Zuckungen nach leichten Berührungen der Sohle, sondern sehr gewöhnlich fehlt auch nach Stichen das Zurückziehen der Beine, welches wir, sowohl bei polyneuritischen Anästhesien

*) Wenn Windscheid neuerdings behauptet, dass er sie bei Hysterischen häufig vermisst habe, so stimmt dies mit meinen eigenen Erfahrungen nicht überein.

als auch bei den verschiedenen oberhalb des Reflexbogens sitzenden Herderkrankungen des Rückenmarks, bei letzteren sogar auffallend lebhaft, selbst dann erhalten sehen, wenn die Haut des Fusses deutlich hypästhetisch resp. hypalgetisch ist.

Auch hier liegt die Besonderheit der Lepra nicht in einer einzelnen Reflexstörung, sondern viel eher in ihrer Verbreitung. Am auffallendsten erscheint da der gleichzeitige Ausfall eines Reflexes an der Konjunktiva und an der Fusssohle, wie dies an einer grösseren Reihe von Kranken festgestellt werden konnte. Eine derartige Kombination ist bei spinalen Erkrankungen durchaus ungewöhnlich und auch bei den gewöhnlichen Formen der Polyneuritis nicht beschrieben worden. Was speciell die Syringomyelie anbetrifft, so ist mit Recht stets Werth darauf gelegt worden, dass hier im Gegensatz zu der Lepra die Beine gewöhnlich überhaupt nicht oder erst in späteren Stadien ergriffen werden, weshalb an den unteren Extremitäten, wenn überhaupt, gewöhnlich nur eine Reflexsteigerung gefunden wird. Doch kennen wir bekanntlich auch Fälle von centralen Rückenmarkserkrankungen mit Beginn in den unteren Extremitäten, und andererseits wurde bereits bemerkt. dass auch bei der Lepra eine Reflexerhöhung, wenigstens der Sehnenphänomene, angetroffen wird.

Ueber das Verhalten der übrigen Reflexe ist nicht viel zu bemerken. Die Bauchreflexe waren, entsprechend der Geringfügigkeit, mit der im Allgemeinen die Bauchhaut von leprösen Veränderungen befallen wird, bei den von mir untersuchten Kranken vorhanden, die Kremasterreflexe desgleichen in der Mehrzahl der Fälle. Mehr Bedeutung möchte ich dem Verhalten der Würgreflexe beilegen, welche ich stets erhalten fand; denn hierin liegt ein gewisser Unterschied gegenüber den Bulbärerkrankungen, so der syringomyelitischen, bei denen zusammen mit der Mundmuskulatur auch das Versorgungsgebiet der anderen Bulbärnerven erkrankt und dementsprechend häufig Störungen der genannten Reflexe nachzuweisen sind. Dasselbe kann bei der Lepra nur dann erwartet werden, wenn es zu leprösen Infiltrationen der Mund- und Rachenschleimhaut kommt, doch fehlen mir hierüber eigene Erfahrungen.

Die Pupillarreflexe scheinen bei den Leprösen im Allgemeinen erhalten zu bleiben; selbstverständlich müssen sie dann beeinträchtigt werden, wenn eine Iritis voraufgegangen ist. Bekanntlich ist die Infiltration der Cornea mit ihrer Tendenz, nach dem Augeninnern sich auszudehnen, eine der nicht allzuselten beobachteten und wegen ihrer schweren Funktionsstörungen besonders gefürchteten Complikationen der Lepra. Nach den statistischen Angaben von Borthen nimmt die Häufigkeit der Augenaffektionen bei der makulo-anästhetischen Form in den vier ersten Decennien zu, ist zwar bedeutend niedriger als bei der tuberösen, beträgt aber immerhin 36—76 %. Es wird von manchen Autoren hervorgehoben, dass die Processe an den Augen denen nach Syphilis ähneln können, was mit Rücksicht auf andere, früher betonte Aehnlichkeiten der syphilitischen und leprösen Erkrankung Berücksichtigung verdient. Eine andere Ursache schwerer lokaler Augenerkrankungen kann der Lagophthalmus paralyticus bilden. Dieser pflegt bei der Syringomyelie entsprechend dem relativen Verschontbleiben der oberen Facialisgebiete meist auszubleiben, und auch eine in Folge der nicht seltenen Trigeminusbetheiligung vielleicht zu erwartende neuroparalytische Hornhauterkrankung mit ihren weiteren Folgen scheint zu den grössten Ausnahmen zu gehören. Wenigstens erwähnt Schlesinger nur eine einzige — ihm mündlich mitgetheilte — Beobachtung dieser Art. Die Pupillarreaktion bleibt bei dieser Krankheit in der Regel unbeeinträchtigt, jedoch sind auch eine ganze Reihe von Beobachtungen mitgetheilt, in denen, möglicherweise in Folge von Complikation mit Tabes oder Paralyse (Schlesinger), eine reflektorische Pupillenstarre bestand. Auf eine Pupillendifferenz allein wird man nur dann Gewicht legen dürfen, wenn sie einen erheblichen Grad zeigt, da ja auch bei normalen Individuen derartige Unterschiede nicht ungewöhnlich sind. Sie gewinnt mehr Bedeutung, wenn sie mit einer Verengerung der Lidspalte, eventuell noch mit vasomotorischen und sekretorischen Störungen der Gesichtshaut einhergeht, und zugleich noch eine Atrophie der kleinen Handmuskeln besteht. Diese als Dejerine-Klumpke'sche Lähmung bezeichnete Combination weist bekanntlich auf eine Erkrankung derjenigen nervösen Abschnitte hin, in denen die mit dem ersten Dorsalnerven austretenden Sympathikusfasern und die aus dem untersten Cervikalmark kommenden Nervenbahnen nahe zusammenliegen. Bekannt ist das häufige Auftreten dieser Lähmungsform bei Erkrankungen des cervikodorsalen Markes, der Prädilektionsstelle der Syringomyelie; aber dasselbe finden wir auch bei neuritischen Wurzelerkrankungen dieser Höhe. Wenn ich selbst auch unter meinen Leprösen diesen Symptomenkomplex nicht gefunden habe — bei dem unter VIII beschriebenen Kranken mit Ulnarisatrophie bestand nur eine leichte Pupillendifferenz —, so finden sich doch in der Lepra-Litteratur ganz vereinzelte Angaben dieser Art (Zambako), welche aber dringend der Nachprüfung bedürfen. Auf jeden Fall nöthigen sie dazu, das Vorhandensein einer derartigen Sympathikusbetheiligung nicht als ausschlaggebend gegen die Diagnose „Lepra" anzusehen, wie das im Allgemeinen von neurologischer Seite angenommen wird.

Seit langem gelten die Verdickungen bestimmter Nervenstämme als eine für die Nervenlepra charakteristische Erscheinung, und zwar hat man immer mehr erkannt, dass nicht nur der am häufigsten betroffene N. ulnaris und die grossen Nervenstämme, sondern auch zahlreiche feinere Hautnerven, welche unter normalen Verhältnissen überhaupt kaum fühlbar sind, in Folge der leprösen Erkrankung entweder eine gleichmässige oder eine mehr knotenförmige Auftreibung erfahren. Zwar sind vereinzelte Fälle von Lepra beschrieben worden, in denen eine Nervenanschwellung gefehlt hat (Pitres-Sabrazès, Zambako, Homén, Habel), das sind aber doch wohl Ausnahmen, so dass vorläufig eine gewisse Vorsicht in ihrer Beurtheilung gerechtfertigt ist, wenn nicht ausdrücklich hervorgehoben wird, dass ausser dem N. ulnaris auch die anderen häufig erkrankenden Nerven unverändert gefunden sind. Zu dieser Auffassung berechtigen uns vor allem unsere eigenen Untersuchungen, welche derartige Veränderungen nicht nur an den Extremitäten, sondern auch entsprechend den von Baelz gemachten Angaben besonders häufig am Hals ergaben.

Allerdings sind auch hier gewisse Einschränkungen durchaus am Platze. Vorerst ist die Frage, wann ein Nerv als verdickt zu betrachten ist, durchaus nicht so leicht zu beantworten. Hier ist der individuellen Beurtheilung des einzelnen Untersuchers ein weiter Spielraum gegeben. Wir brauchen uns nur der Diskussion auf der internationalen Leprakonferenz zu erinnern, in der die von einem grossen Theil der Anwesenden als unzweifelhaft behauptete Verdickung der Nervi ulnares bei einem der vorgestellten Kranken von zahlreichen anderen Untersuchern mit gleicher Bestimmtheit in Abrede gestellt wurde. Wenn man nach dieser Richtung hin vergleichende Untersuchungen an einer grösseren Reihe nicht lepröser Personen anstellt, dann kann man sich sehr bald davon überzeugen, dass die einzelnen Nervenstämme in sehr wechselndem Grade abzutasten sind und verschieden dick und derb erscheinen, je nach der mehr oberflächlichen oder tiefen Lage, dem Fettreichthum der Haut und anderen individuellen Besonderheiten. Dies gilt besonders vom N. ulnaris, in gleicher Weise aber auch von andern Nerven, von denen ich speciell zwei bei der Lepra von uns sehr häufig verdickt gefundene herausheben möchte, den N. auricularis magnus und den N. tib. antic. unter dem Malleolus internus. Beide habe ich bei nicht wenigen, sicher nicht leprösen Individuen sehr gut als nadeldicke Stränge abtasten können, so dass ich weit davon entfernt bin, in scheinbar geringen Verdickungen dieser Nerven eine Eigenart der Lepra zu sehen; immerhin wird ein solcher Befund die Veranlassung dazu geben, nach weiteren Kennzeichen der Lepra zu fahnden. Weniger schwierig ist die Beurtheilung umschriebener Nervenauftreibungen, aber auch dabei können Irrthümer mit unterlaufen, wie der oben erwähnte auf der Leprakonferenz gezeigte Kranke und neuere Mittheilungen von Jeanselme beweisen, indem nämlich dem Nerven dicht anliegende Drüsenverdickungen fälschlich als Auftreibungen des Nerven selbst gedeutet werden können. In der grossen Mehrzahl der Fälle sind jedoch die strangartigen oder knotenförmigen Nervenverdickungen so stark entwickelt, dass ein Zweifel über die pathologische Bedeutung derselben von vorneherein ausgeschlossen ist. Ja, wir dürften wohl nicht fehl gehen, wenn wir in dem multiplen Auftreten dieser federkieldicken oder spindelförmig aufgetriebenen Nerven eine Eigenart der Nervenlepra sehen. Wenigstens ist mir keine Beobachtung einer reinen Rückenmarkserkrankung bekannt, in der multiple Nervenverdickungen der oben erwähnten Art festgestellt wurden. Allerdings sind in ganz vereinzelten Fällen von Höhlenbildung im Rückenmark Anschwellungen von Nerven gefunden, aber nur in den Armen und hier im Bereiche langdauernder Entzündungen und ausgedehnter Eiterungen, in welchen Momenten Hoffmann wohl mit Recht die Ursache dieser Nervenhypertrophie sieht (Steudener, Langhans, Joffroy und Achard, Chantemesse). Und auch bei den verschiedenen Formen von Erkrankungen der peripherischen Nerven sind nur ganz ausnahmsweise an einzelnen Nerven derartige Befunde gemacht, jedenfalls sind sie in der bei Lepra so häufigen Intensität und Vielseitigkeit bisher nicht beschrieben worden. Am häufigsten scheinen sie noch bei syphilitischen Neuritiden beobachtet zu sein, und zwar auch grade am N. ulnaris. Wir müssen aber berücksichtigen, dass grade auf diese Verhältnisse, speciell auf die Multiplicität derartiger Verdickungen, bisher noch nicht die besondere Aufmerksamkeit der Beobachter gerichtet gewesen zu sein scheint, und werden deshalb weitere Erfahrungen abwarten müssen, ehe wir in diesen ausgebreiteten Nervenschwellungen unbedingt einen specifischen und konstanten Symptomenkomplex der Nervenlepra sehen dürfen.*)

Eine Reihe von Krankheitserscheinungen, welche wir häufig im Verlaufe anderer Nervenerkrankungen beobachten, fehlt bei der leprösen ganz oder tritt doch wenigstens bei ihr sehr zurück. Dies gilt in erster Linie von Blasen- und Mastdarmstörungen, diesen so häufigen Complikationen spinaler Erkrankungen aber auch von Bewegungsstörungen im Sinne des Intentionsschüttelns oder ataktischer Art, desgleichen von dem Romberg-schen Phänomene. Dass letztere beiden Symptome bei der Nervenlepra im Allgemeinen fehlen oder nur wenig ausgesprochen sind, entspricht dem Vorwiegen der Anästhesie der Haut, während die tieferen Theile nach unserer Erfahrung zwar auch bisweilen sensorische Defekte aufweisen, aber doch nur in sehr geringem Umfange. Möglicherweise sind diese sensiblen Störungen bei vorgeschritteneren Fällen weiter verbreitet, und es dürften dann voraussichtlich auch nicht derartige ataktische Erscheinungen ausbleiben (Zambako, Looft). Dass der Verbiegung der Wirbelsäule, deren Vorhandensein in zweifelhaften Fällen ja von Vielen als ausschlaggebend für die Diagnose der Syringomyelie gehalten wird, wirklich diese Bedeutung zukommt, erscheint fraglich. Wenigstens sind, wenn dies auch für gewöhnlich richtig sein mag, doch gewisse Einschränkungen durchaus am Platze. Ganz abgesehen davon, dass derartige Verbiegungen zufällige Complikationen in Folge früherer Knochen- oder Gelenkerkrankungen darstellen und dann bei dem meist langen Bestande der Krankheit und den gewöhnlich unvollkommenen Anamnesen leicht fälschlich auf das später ausgebrochene Nervenleiden bezogen werden können, müssen wir doch auch berücksichtigen, dass bei sonst normalen Menschen in Folge fehlerhafter Haltung, einseitiger Körperbelastung und ähnlicher Ursachen Stellungsanomalien ausserordentlich häufig sind. Derartige Ursachen konnte ich bei den von mir untersuchten Leprösen mit leichten Rückgratverkrümmungen mehrfach feststellen. Auch Zambako berichtet über mehrere Skoliosen leichten Grades. Ferner ist zu

*) In der Sitzung der Berliner Gesellsch. f. Psych. und Nervenkr. vom 13.3.99 stellte Weber einen Kranken mit einseitiger Ulnarislähmung (Muskelatrophie, Hypästhesie, besonders für Temperaturempfindung, und trophische Störungen) vor, bei dem der erkrankte Nerv am Ellbogen eine hochgradige Auftreibung zeigte. Die Ursache hierfür lag in einer alten schweren traumatischen Arthritis des Ellbogengelenks; der Kranke war potator und hatte die Hand bei der Arbeit sehr angestrengt.

bedenken, dass ausgesprochene fehlerhafte Haltungen der Wirbelsäule auf hysterischer Grundlage nicht allzuselten auftreten. Kann man alle diese Complikationen ausschliessen und sich davon überzeugen, dass die Verkrümmung erst nach Ausbruch des Nervenleidens aufgetreten und eine progressive Verschlimmerung gezeigt hat, so wird dies ja wohl mehr für Syringomyelie sprechen, aber auch dann wird sich voraussichtlich mit mehr Sicherheit aus dem übrigen Symptomenkomplex, in erster Linie der Art und Ausbreitung der motorischen und sensiblen Erscheinungen und bestimmter Nervenverdickungen die Diagnose für oder gegen Lepra gewinnen lassen. Ob dem „kahnförmigen Brustkorb" (P. Marie's „thorax en bateau"), welcher von Astié in 4 unter 10 Fällen von Syringomyelie gefunden wurde (Kattwinkel) und als eine für diese Krankheit typische Störung trophischer Art gehalten wird, wirklich diese Bedeutung zukommt, werden weitere Beobachtungen lehren; bei den von mir untersuchten Leprösen habe ich diese Deformität nicht gesehen. Ueber Einschränkungen des Gesichtsfeldes, welche bei Syringomyelie nicht selten festgestellt sind, fehlen bei Leprösen wohl noch genügende Erfahrungen. Immerhin berichten Zambako und Pitres-Sabrazès über derartige Befunde. Da sie durch die verschiedensten Complikationen (Hysterie) bedingt sein können, dürfte ihr differentialdiagnostischer Werth kaum hoch anzuschlagen sein, wie das z. B. von Marestang geschehen ist. Noch mehr gilt dies von einer eventuellen Herabsetzung der übrigen sensorischen Funktionen, welche bisher bei Leprösen überhaupt noch keine systematische Untersuchung gefunden zu haben scheinen. Nach Hansen und Looft findet man in späteren Stadien, wenn die Facialisparalyse sehr ausgesprochen ist, gewöhnlich Geruchs- und Geschmackssinn herabgesetzt, ja völlig erloschen. Auch Rendu beschreibt den Beginn einer Geruchs- und Geschmacksstörung. Andererseits bemerkt Jeanselme, dass selbst bei schwerer Alteration der Nasenschleimhaut der Geruchssinn nicht wesentlich verändert wird.

Zum Schlusse sei noch kurz auf das Auftreten von psychischen Störungen bei der Lepra hingewiesen. Es kann nicht überraschen, dass im Verlauf einer so chronischen Krankheit mit den schweren socialen Folgen, denen der damit Behaftete meist ausgesetzt ist, und mit den zahlreichen, körperlichen Complikationen, unter denen an erster Stelle die Nephritis zu nennen ist, eine Reihe von Momenten gegeben sind, welche von ungünstigem Einfluss auf die Psyche werden können. So hat Ashmead neuerdings im Gegensatz zu Hansen betont, dass sich bei der Lepra relativ häufig Melancholien mit Selbstmordneigung entwickeln. Im Allgemeinen ist man allerdings erstaunt, mit welchem Gleichmuth diese schwere Krankheit gewöhnlich ertragen wird, wenn es auch gelegentlich der schmerzhaften Exacerbationen zu starken Verstimmungen und lebhafteren Erregungszuständen kommen kann. Die bisher beobachteten Psychosen sind deshalb meist als mit der Grundkrankheit, wenn überhaupt, nur in indirekter ursächlicher Verbindung stehende Complikationen aufgefasst worden, vor allem als Folgen einer durch die Nephritis hervorgerufenen Uraemie (Brieger, Ulenhuth). Nur in einem von Meschede mitgetheilten Falle nimmt der Autor einen direkten Einfluss des Lepraprocesses auf die Entwicklung der Psychose an. Sie trat bei einem an ausgeprägter tubero-anästhetischer Lepra leidenden Kranken von 28 Jahren, dessen Bruder geisteskrank ist, nach 3 ½ monatlicher Behandlung im Krankenhaus plötzlich unter dem Bilde einer akuten hallucinatorischen Verwirrtheit mit Beeinträchtigungsideen auf und klang allmählich wieder vollkommen ab. Während des Initialstadiums „waren deutliche Erscheinungen cerebraler und kutaner Kongestion“ zu bemerken und unter den Hallucinationen machten sich besonders solche des Hautgefühls bemerkbar. M. sieht die Ursache der Erkrankung in einer direkt durch die Leprabacillen bezw. ihre Stoffwechselprodukte bewirkten Irritation und Läsion des Nervensystems, eine Auffassung, der doch nicht unerhebliche Bedenken entgegenstehen. Wenn dieses Moment allein in Frage käme, müssten derartige Psychosen doch häufiger auftreten, was aber nicht der Fall zu sein scheint. Jedenfalls werden weitere Beobachtungen abzuwarten sein. Eine 1898 von Orbeli in russischer Sprache veröffentlichte Arbeit über die psychischen Störungen der Lepra habe ich leider nicht einsehen können.*)

*) Anm. bei der Korrektur: Kovalevsky hat soeben in einem Artikel über „Lepra und Geistesstörung“ eine Zusammenstellung der bisherigen Mittheilungen über Psychosen bei Lepra und im Anschluss hieran eine eingehende Beschreibung der Orbeli'schen Kranken gegeben. Es handelt sich um ein lepröses Ehepaar aus dem Kaukasus, welches nach einander an einer akuten Verwirrtheit erkrankte; der zur Sektion gekommene Mann litt an einer parenchymatösen Nephritis.

Lokalisation des leprösen Krankheitsprocesses nach den vorliegenden klinischen und anatomischen Erfahrungen.

Unsere bisherigen Betrachtungen haben uns zu dem Schlusse geführt, dass keine der einzelnen bei der Nervenlepra beobachteten Krankheitserscheinungen an und für sich für diese Krankheit charakteristisch ist. Alle Bemühungen, auf diesem Wege, d. h. durch Betonung eines einzelnen Symptomes zu einer richtigen Würdigung der nervösen Krankheitsform und zu einem unfehlbaren diagnostischen Kriterium der Lepra zu gelangen, müssen von vornherein als verfehlt betrachtet werden. Die Erkenntniss dieser Thatsache kann uns aber noch keineswegs in das Lager derjenigen treiben, welche hieraus die Unmöglichkeit ableiten, die nervösen Krankheitserscheinungen der Lepra von ähnlichen anderer Aetiologie zu trennen, oder aber gar, wie Zambako, wegen einer Reihe äusserlicher Aehnlichkeiten überall verkannte Leprafälle zu wittern. Für die Lepra gilt vielmehr dasselbe, wie für alle anderen Krankeitsformen. Nicht auf ein einzelnes Symptom kommt es an, sondern auf den ganzen Symptomenkomplex. Diesen in seinen charakteristischen Zügen aufzufassen, ist das Ziel, welches wir im Auge haben müssen, wenn wir das Wesen der Krankheit erkennen und eine sichere Differentialdiagnose derselben gewinnen wollen. Ueberblicken wir in dieser Absicht die bisher vorliegenden klinischen Untersuchungsresultate, so wird es uns nicht schwer fallen, die Besonderheiten der leprösen Nervenerkrankung herauszufinden. Abgesehen von gleichzeitig vorhandenen Haut- und Schleimhauteruptionen, insbesondere von den durch ihre unregelmässige Verbreitung, ihre Pigmentanomalien und eigenthümlichen Sensibilitätsdefekte ausgezeichneten Fleckeneruptionen, welche ja aber in seltenen Fällen ausbleiben können. ist hier an erster Stelle die multiple Ausbreitung der nervösen Erscheinungen hervorzuheben. Wie im vorhergehenden Abschnitt des Einzelnen erörtert wurde, treffen wir auf muskuläre, sensible, trophische und reflektorische Störungen, sowie auf direkte Veränderungen der Nervenstämme an den oberen und unteren Extremitäten, am Hals und Gesicht, seltener auch am Rumpf. Zwar sind nicht bei jedem Kranken alle diese Körperabschnitte in gleicher Stärke befallen die Nervenerkrankung kann an einem derselben weit vorgeschritten sein und dadurch so in den Vordergrund treten, dass es erst einer sorgsamen Untersuchung bedarf, um noch an anderer Stelle leichtere Veränderungen der einen oder anderen vorhin bezeichneten Art feststellen zu können. Es ist ja sehr wohl möglich, dass diese Multiplicitätin den Anfangsstadien einmal vermisst wird; die bisher vorliegenden Mittheilungen von angeblich auf die Arme beschränkter Erkrankung scheinen mir jedoch hierfür noch nicht vollkommen überzeugend zu sein, weil aus denselben nicht sicher hervorgeht, dass dabei manche erst neuerdings hervorgehobene Symptome, vor allem die verschiedenen Nervenverdickungen und die Pemphigusnarben genügende Berücksichtigung gefunden haben. Wir müssen zur Entscheidung dieser Frage also noch auf weitere Mittheilungen warten. Eine andere Eigenthümlichkeit der Nervenlepra tritt uns entgegen, wenn wir die specielle Ausbreitung der verschiedenen Nervenstörungen an den einzelnen Körpertheilen in's Auge fassen und mit derjenigen anderer Nervenkrankheiten vergleichen. Sie entspricht im Allgemeinen, auf jeden Fall wenigstens in den Frühstadien der schon voll entwickelten Krankheit, durchaus nicht den Bildern, wie wir sie von Erkrankungen des Centralnervensystems her gewohnt sind, ähnelt dagegen trotz mancher Besonderheiten in allen wesentlichen Punkten den bei Affektionen peripherischer Nervenabschnitte beobachteten. Dies im Einzelnen hier noch einmal zu begründen, dürfte nach den im vorigen Capitel gemachten Ausführungen überflüssig sein, wichtiger erscheint es mir, die Unzulänglichkeit der Argumente zu erweisen, welche von den verschiedensten Seiten zur Begründung einer centralen Lokalisation des Krankheitsprocesses angeführt sind. Man hat sich hierfür besonders auf die Symmetrie der krankhaften Erscheinungen berufen. Ganz abgesehen aber davon, dass diese Gleichmässigkeit keineswegs ausnahmslos, und besonders nicht in den ersten Zeiträumen der Krankheit, beobachtet wird, so liegt doch in der symmetrischen Ausbildung einer Nervenstörung durchaus nicht eine

Eigenthümlichkeit spinaler Erkrankungen. Genau dasselbe ist vielmehr fast die Regel bei den verschiedenen Formen der Polyneuritis, die wir nach unseren bisherigen Erfahrungen doch nicht auf eine primäre Erkrankung der spinalen Centren zurückzuführen Veranlassung haben. Gradezu unverständlich ist es aber, weshalb Zambako gelegentlich einer Krankenbesprechung aus der Ausbreitung einer Anästhesie über die vier Extremitäten und das Gesicht unter totaler Verschonung der Rumpfhaut mit Sicherheit auf einen centralen Krankheitsherd schliesst. Nur für ein einziges Symptom, die in nicht wenigen Fällen beobachtete Lebhaftigkeit der Sehnenphänomene, liegt es nahe, Veränderungen im Centralnervensystem verantwortlich zu machen, obwohl der bisher festgestellte Grad dieser Steigerung diese Annahme noch keineswegs unbedingt erfordert; mit Rücksicht auf das übrige Krankheitsbild würde man dann doch wohl aber mehr an eine Complikation denken müssen.

Wenn sich nun aber auch aus der Topographie der nervösen Erscheinungen eine weitgehende Aehnlichkeit der Krankheitsbilder mit den von peripherischen Nervenkrankheiten ergiebt, so zeigt sich doch auch letzteren gegenüber in der eigenartigen Ausbildung einzelner Symptome eine gewisse Sonderstellung der Lepra. Diese liegt vor Allem in dem Hervortreten der Hautanästhesie überhaupt und der Dissociation derselben im Besonderen. Wir haben aber gesehen, dass eine isolirte Schädigung des Temperatur- und Schmerzsinns bei völliger Schonung des Drucksinns sich bei der leprösen Anästhesie doch nur ausnahmsweise zeigt, und kennen andrerseits auch einzelne Fälle peripherischer Nervenerkrankungen, in denen diese dissociirte Empfindungsstörung in sehr ähnlicher Weise beobachtet wurde. Es besteht also, meine ich, keine Veranlassung, hierin einen Beweis gegen die peripherische Natur der Erkrankung zu sehen, um so weniger, als die im Anfangsstadium häufig zu findenden Anomalien der Schmerzempfindung (Druckempfindlichkeit, Anästhesia dolorosa, Hyperalgesie) durchaus denen peripherischer Neuritiden gleichen. Eine weitere, oft betonte Eigenthümlichkeit der Nervenlepra liegt in der In- und Extensität von lokalen Verdickungen der Nervenstämme, einer Erscheinung, welche ja ohne Weiteres dafür spricht, dass die peripherischen Abschnitte des Nervensystems durch die Lepra krankhaft verändert werden. Dann muss aber auch noch hervorgehoben werden, dass die Ausbreitungsweise der pathologischen Erscheinungen nach zwei Richtungen hin gewisse Abweichungen von dem Bilde gewöhnlicher Neuritiden zeigt.

Die bei weitem häufigere und besonders in Anfangsstadien erkennbar liegt darin, dass die pathologischen Störungen nicht das ganze peripherische Ausbreitungsgebiet eines Hauptnervenstammes, etwa des N ulnaris, peroneus, tibialis oder facialis einnehmen, sondern nur einzelne Abschnitte desselben. Dieses elektive Verhalten ist aber eine Erscheinung, welche wir, wenn auch seltener und meist nicht so ausgesprochen, auch in manchen Fällen neuritischer Erkrankungen anderer Aetiologie beobachten, und welches verständlich erscheint wenn angenommen wird, dass der krankhafte Process nicht zuerst in den Hauptstämmen, sondern in den feineren Verästelungen derselben lokalisirt ist. Dafür, dass ganz bestimmte Nervenzweige und zwar von den sensiblen zunächst vorwiegend die Hautäste, erkranken. spricht ja auch ohne Weiteres das Missverhältniss der Anästhesie der Haut und der tieferen Theile. Auf der anderen Seite ist von Jeanselme und dann von von Düring auf das nicht seltene Vorwiegen der Sensibilitätsstörungen an der ulnaren Seite der oberen Extremitäten und die dadurch zu Stande kommende Aehnlichkeit mit dem Bilde einer Anästhesie bestimmter Rückenmarkssegmente hingewiesen und hierin ein Unterschied gegen peripherische Nervenerkrankungen gesucht worden. Dem gegenüber ist aber zu bemerken, dass diese doch keineswegs regelmässige Erscheinung im einzelnen Falle nur für einen mehr centralen Sitz des nervösen Krankheitsprocesses spricht, keineswegs aber beweisend ist für eine Spinalerkrankung. Denn wir wissen, dass die Anästhesien peripherischer Nerven immer mehr denen bestimmter Rückenmarkssegmente ähnlich werden, je weiter centralwärts sie erkranken. Zur Demonstration dieser „radikulären Phase" sind von Gilles de la Tourette und Chipault zwei Beobachtungen von traumatischer, ascendirender Neuritis mitgetheilt worden. Eine derartige Auffassung stimmt durchaus zu der von Jeanselme gemachten Bemerkung, dass die bandartigen Formen der leprösen Anästhesie sich immer weiter von der Peripherie nach der Mittellinie des Körpers hin ausdehnen.

Wie hier im unteren Armgebiet, so sehen wir ja auch im Sakral- und Lumbalgebiet die Anästhesien in vorgeschritteneren Fällen sich immer mehr denen der hinteren Wurzeln und Rückenmarkssegmente nähern, und können aus diesem Verhalten nur den Schluss ziehen, dass in einzelnen Fällen früh, in anderen später auch die centralen Abschnitte der peripherischen Nerven, resp. das Rückenmark selbst erkranken. Das ist doch aber durchaus nicht die

Regel und trifft vor allem nicht für jedes anästhetische Hautgebiet zu.

Auch unter Berücksichtigung aller dieser Besonderheiten müssen wir demnach daran festhalten, dass die wesentlichen nervösen Funktionsstörungen der Lepra ihre natürlichste Erklärung in einer Erkrankung der peripherischen Nerven finden, in erster Linie ihrer distalen, unter Umständen aber auch mehr ihrer spinalwärts gelegenen Abschnitte.

Es fragt sich, ob diese Auffassung der leprösen Nervenerkrankung, zu welcher wir lediglich durch ein genaues Studium der klinischen Erscheinungen gelangt sind, in den bisherigen anatomischen Untersuchungen ihre Unterstützung findet.

Wir können uns da zunächst auf Virchow berufen, welcher in Uebereinstimmung mit Danielssen und Carter seine anatomischen Erfahrungen dahin zusammengefasst hat, dass es sich bei der Lepra anaesthetica um denselben Process an den Nerven handelt, den wir als „tuberkulösen" an der Haut und der Schleimhaut kennen gelernt haben. „Allerdings sind die Wucherungen in den Nerven nicht so stark, dass Geschwülste im engeren Sinne des Wortes dadurch entstehen; manchmal hat der Process auch eine so gleichmässige Ausdehnung über lange Nervenstrecken, dass man mehr geneigt sein kann, ihn als chronisch-entzündlichen (Perineuritis chronica leprosa) zu bezeichnen... Bald leiden die Nervenenden, bald die Stämme in ihrem Verlaufe. Häufig gesellt sich hierzu eine vollständige Atrophie der Nervenprimitivfasern. Das Erste, was ich beobachtete, war ein Zerfallen der Markscheide in gröbere Myelinstücke; diese wurden kleiner und kleiner und verschwanden endlich. Dann war aber auch von Achsencylindern nichts mehr wahrzunehmen... — Es begreift sich, dass die Aufhebung der Funktion der betroffenen Nervenfasern mit ihrer fortschreitenden Zerstörung parallel geht". Das Hervortreten der sensorischen Störungen gegenüber den motorischen „erklärt sich meines Erachtens aus der mehr oberflächlichen Lage der sensorischen Nerven, welche an den Zuständen der Haut näheren Antheil nehmen und den äusseren Schädlichkeiten mehr ausgesetzt sind". Und weiter: „Nicht jede lepröse Affektion der Nerven führt zur Aufhebung der Funktion"... Kommt es aber hierzu, „so betrifft diese meist nicht alle Primitivfasern eines Bündels, sondern in der Regel nur einen gewissen, bald kleineren, bald grösseren Theil derselben, und so erklärt es sich, dass in demselben Nervenbezirk einzelne Stellen gefühllos, andere fühlend sind, und dass von ganz nahe liegenden Muskeln der eine atrophirt, der andere sich erhält."

Ich habe diese Ausführungen Virchow's hier so eingehend wiedergegeben, weil alle späteren anatomischen Untersuchungen (Arning, Dehio, Hansen, Gerlach, Samgin, Thoma, Leloir, Looft, Nonne u. A.) trotz mancher ergänzender Einzelheiten im Wesentlichen doch nur eine Bestätigung derselben gebracht haben, und weil sie auf der anderen Seite durchaus mit den vorher aus der klinischen Symptomatologie gewonnenen Schlusssätzen übereinstimmen. Ein wesentliche Ergänzung der früheren Befunde von interstitiellen und parenchymatösen Veränderungen der peripherischen Nerven brachte die unter Dehio's Leitung angefertigte Arbeit von Gerlach. Er fand an Serienschnitten der Haut und Nerven erstere im Bereich der anästhetischen Flecke von einer kleinzelligen Neubildung durchsetzt, welche sich histologisch in Nichts von der bei der tuberösen Neubildung auftretenden unterschied. Der zugehörige, mit dem Hautstück herausgenommene Hautnervenstamm war von diesen Infiltrationen frei, zeigte dagegen einen Theil seiner Nervenfasern im Zustande der Degeneration; die feineren nicht degenerirten Verästelungen liessen sich nach gesunden Hautstellen hin verfolgen, während die in die typischen Schichten der erkrankten Cutis eingetretenen ausser der Degeneration der Markscheiden noch eine zweite Veränderung aufwiesen, eine kleinzellige, die Nervenscheiden umgebende und durchsetzende lepröse Infiltration, welche peripheriewärts immer mehr zunimmt und in der Nähe der erkrankten Schweiss- und Talgdrüsen mächtige, wurstförmige Geschwulstmassen bildet, in denen die letzten Nervenverzweigungen schliesslich vollständig untergegangen sind. Bei der Untersuchung des offenbar viel länger erkrankten N. ulnaris ergab dessen Stamm in der Achselhöhle ebenfalls nur Zeichen einer degenerativen Entartung, während sich bei weiter peripherischen Schnitten bereits kleine, lepröse runde Zellansammlungen zwischen den einzelnen Nervenbündeln fanden. Letztere nahmen weiter abwärts an Mächtigkeit zu und hatten in der Gegend der Ellbeuge, woselbst der Nerv spindelförmig aufgetrieben war, fast alle Nervenfasern zerstört. Am Vorderarm war die Infiltration geringer, die Degeneration der markhaltigen Nervenfasern dagegen eine sehr starke: die feineren Aeste, welche zu der leprös-infiltrirten Haut zogen, waren innerhalb lepröser Wucherungen vollkommen zu Grunde gegangen und in einen kompakten Gewebsstrang verwandelt, während die Muskeläste und zahlreiche Muskelfasern hochgradig degenerirt resp. atrophirt waren, aber ohne dass hier lepröse Zellwucherungen sichtbar gewesen wären.

Die von Gerlach erhobenen Befunde entstammen einem einzelnen Falle. Ihre Allgemeingültigkeit ist von den verschiedensten Seiten angezweifelt worden, bisher aber, wie wir später sehen werden, wesentlich aus theoretischen Gründen. Es würde zu weit führen, alle die Untersuchungen im Einzelnen zu besprechen, welche vor und nach der Gerlach'schen Arbeit veröffentlicht sind. Hier interessirt uns nur die Thatsache, dass in jedem anatomisch bearbeiteten Falle von Nervenlepra stets sehr ausgesprochene perineuritische und neuritische Veränderungen festgestellt wurden.

Diese pathologischen Processe an den peripherischen Nerven sind nun aber nicht die einzigen anatomischen Befunde, welche bei der Untersuchung des Nervensystems Lepröser erhoben worden sind. In einer Reihe von Fällen fand man solche auch innerhalb des Rückenmarkskanals, und zwar einerseits grobe, schon makroskopisch leicht erkennbare Veränderungen an den Rückenmarkshäuten und den hinteren Wurzeln, andrerseits feinere, erst durch das Mikroskop aufgedeckte Degenerationen an den Spinalganglien und innerhalb des Rückenmarks selbst. Aber es muss doch von vornherein betont werden, dass dieselben keineswegs die Regel zu sein scheinen, vielmehr von zahlreichen Untersuchern überhaupt nicht gefunden sind (Hansen, Neisser, Leloir, Nonne u. A.).

Schon Daniellsen beschreibt eine besonders am Hals- und Lumbaltheil und an der Dorsalseite entwickelte Verdickung der Dura und Arachnoidea, ein zwischen diesen ausgebreitetes, albumöses Exsudat und auch eine starke Durchtränkung des Ganglion Gasseri in den Fällen, in denen die Gesichtshaut afficirt gewesen war. Das Gleiche fand Guerould (nach Zambako), d. h. Infiltration der hinteren Fläche des Rückenmarks mit einem sero-albumösen Exsudat, welches sich entlang den hinteren Wurzeln erstreckte, besonders in der Lumbal- und Cervikalgegend (bei Anästhesie der Extremitäten), aber auch eine durch das Exsudat bewirkte Compression des ganzen Rückenmarks (bei allgemeiner Anästhesie), des Ganglion Gasseri und auch der Oberfläche des Gehirns.

Zahlreicher sind die Mittheilungen von wesentlich mikroskopischen Veränderungen in der Umgebung oder innerhalb des

Rückenmarks. Looft sah in zwei Fällen von Nervenlepra ausser den Zeichen einer chronischen Neuritis der peripherischen Nerven starke fibröse Degeneration in den Spinalganglien mit Schwund der markhaltigen Nervenfasern und Veränderungen der nervösen Zellen, sowie eine Atrophie der hinteren Wurzeln und Degeneration der Hinterstränge. Tschiriew beschreibt in einem Falle von tuberoanästhetischer Lepra eine Verdickung der Nervenscheiden der hinteren Wurzeln, leichte Zellveränderungen in den Hinterhörnern und eine Zellinfiltration des Centralkanals*). Die Spinalganglien, in denen Sudakewitsch atrophische und degenerirte Ganglienzellen fand, hat T. nicht untersucht, ebensowenig, wie Colella und Stanciale, welche von interstitiellen und parenchymatösen Veränderungen in den Nerven und zugleich von Veränderungen in den hinteren Wurzeln und den Zellen der Hinterhörner berichten. Ausgedehntere Untersuchungen stammen von Kalindéro und Babes. Letzterer fand fast in jedem Falle von Nervenlepra, namentlich den am meisten afficirten Extremitäten entsprechend, Glia- und Bindegewebswucherung mit Atrophie und Reduktion der myelinen Fasern, besonders im unteren Halstheil, manchmal schon im Lendenmark beginnend. Die Entartung der Fasern setzt sich zunächst in der hinteren Wurzelzone fort und ist im Halstheil, besonders in den Goll'schen Strängen, deutlich, während sie an der Peripherie dichter und dunkler erscheinen. Die Degeneration ergriff die langen Bahnen und verschonte mehr die kollateralen und inneren Fasern. Zugleich fand er in den Wurzeln atrophische Fasern und Verdickung der Gefässwände und Meningen, sowie sklerotische Processe an den Spinalganglien und geringe Veränderungen ihrer Zellen. Die Samgin'schen Präparate, die einem Falle von Lepra anaesthetica entstammten, zeigten neben einer leprösen Infiltration der Haut und den Erscheinungen von interstitieller Neuritis (Nervensklerose) in den Spinalganglien eine starke Pigmentation der Zellen, theilweise Degeneration der Fasern und interstitielle Hyperplasie, in den hinteren Wurzeln und im Rückenmark eine aufsteigende Degeneration der Nervenfasern ohne specifische Infiltration, im Halstheil Sklerose der Goll'schen Stränge. Etwas abweichend von den genannten Befunden sind die interessanten Untersuchungsergebnisse Jeanselme's und P. Marie's, Sie sahen bei zwei Fällen mit anästhetischer Lepra eine sehr aus-

*) Babes, Looft, P. Marie und Schultze bezweifeln, ob seine Befunde überhaupt als sicher pathologisch anzusehen sind.

gesprochene Degeneration der Hinterstränge, und zwar ganz bestimmter Abschnitte derselben (in den Goll'schen Strängen der hinteren inneren radikulären und der kornu-kommissuralen Zone, bei Freibleiben der kornu-radikulären und Lissauer'schen Zone, sowie nur äusserst geringer Alteration der hinteren Wurzeln — die Spinalganglien wurden anscheinend nicht untersucht —) und in zwei Fällen da neben eine ein- resp. doppelseitige Sklerose der Seitenstränge.

Von groben oder feineren pathologischen Veränderungen des Rückenmarkgrau's ist bisher nur sehr wenig bekannt geworden. Zwar rührt bereits von Daniellsen die Angabe her, dass unter Umständen neben meningitischen Processen Volumsverminderung, Consistenzzunahme des ganzen Organes und eine schmutzig-gelbe Verfärbung der grauen Substanz angetroffen wird. Aber diese Angaben sind doch zu unbestimmt, als dass man aus ihnen irgend welche bestimmte Schlüsse ziehen könnte, und sie haben auch von späteren Untersuchern keine Bestätigung erfahren. In jüngster Zeit, in der man immer mehr auch die Hülfe des Mikroskops benutzte, sind entweder überhaupt keine (Looft, Samgin), oder nur geringfügige Veränderungen der Ganglienzellen gefunden worden (Sudakewitch, Babes, Kalindéro), weshalb man denselben, wenn überhaupt, nur eine geringe Bedeutung für die in vivo beobachteten Funktionsstörungen beimessen kann. Von grösserer Wichtigkeit scheinen die Befunde von Steudener, Langhans und Pestana-Bettencourt zu sein, welche ausgedehnte Höhlenbildungen im Rückenmark beschrieben haben.*) Aber bei allen Dreien sind nicht unberechtigte Bedenken gegen die von ihnen vertretene Meinung laut geworden, dass es sich um Lepra gehandelt habe. Man hat vielmehr geglaubt, sie alle der Gruppe der syringomyelitischen Erkrankungen zurechnen zu dürfen. Die Untersuchungen von Steudener und Langhans stammen aus einer Zeit, in welcher weder der Leprabacillus bekannt war, noch auch die Höhlenbildungen im Rückenmark die ihnen gebührende Aufmerksamkeit und Bearbeitung gefunden hatten, so dass von den beiden Autoren, welche schon wegen der klinischen Symptome von vorherein der Meinung waren, eine Lepra vor sich zu haben, differentialdiagnostische Betrachtungen überhaupt nicht angestellt sind; unter diesen

*) Zwar berichtet auch Kalindéro über einen von ihm bei Lepra mehrfach gefundenen état vacuolaire zwischen Centralkanal und Hinterhorn, aber er macht darüber nur ganz unbestimmte Angaben und schliesst selbst nicht aus, dass derselbe auf technischen Fehlern beruhte.

Umständen erscheint ein Irrthum in der That sehr leicht möglich. Steudener beschreibt eine ausgedehnte Erkrankung des Rückenmarkes, bestehend in colloider Degeneration der grauen Substanz und nachfolgender Resorption der erkrankten Partien und in einer dadurch herbeigeführten Höhlenbildung, und sieht den Ausgangspunkt in einer sehr starken Verdickung der Gefässe des Markes, welche augenscheinlich die Ernährung desselben im hohen Grade beeinträchtigte. Die Rückenmarkshäute waren intakt, die Armnerven, am meisten der N. radialis, zeigten kleinzellige, perineuritische und neuritische Granulationen, Markscheidenveränderungen und verdickte Gefässe. Da zugleich am Ober- und Vorderarm eine bis auf den Knochen reichende, stark eiternde Ulceration bestand, würde hierin wohl schon eine genügende Ursache für die peripherische Nervenerkrankung gegeben sein. Steudener selbst ist übrigens weit davon entfernt, die von ihm beobachtete Rückenmarksveränderung für eine lepröse zu erklären, möchte sie vielmehr nur für eine zufällige Complikation seines Leprafalles halten. Anders urtheilt Langhans, welcher zwar nicht „dem eigentlichen Ursprung der Lepra anaesthetica" entgegentreten will, wohl aber in seinem einen Falle die von ihm gefundene, mit Erweichung endigende Myelitis der Hinterhörner, der Clarke'schen Säulen und der grauen Commissur als Ursache, als das eigentlich Wesentliche der ganzen Krankheit ansieht. Im Gegensatz zu den gewöhnlichen Befunden bei Nervenlepra sah er auch an dem verdickten N. medianus und ulnaris nur geringe Veränderungen (frische Zellwucherungen fehlten, es zeigte sich nur dem normalen völlig gleichendes Bindegewebe) und schliesst deshalb, dass es sich in ihnen nur um sekundäre Processe handeln könne. Abgesehen von diesem auffallenden anatomischen Befunde spricht aber auch der klinische keineswegs mit Wahrscheinlichkeit für eine wirklich lepröse Erkrankung: Bei Steudener war nur der rechte Arm erkrankt, bei Langhans nur die oberen Extremitäten; allein die Nervenverdickungen würden hierfür in die Waagschale fallen; jedoch auch sie sind nicht beweisend, da nicht nur bei Steudener, sondern auch bei Langhans eine stark-eitrige Entzündung vorlag, bei Letzterem auch die Muskeln ödematös durchtränkt waren.

Der dritte Fall ist allerdings erst in allerneuster Zeit publicirt worden. Aber obwohl hier nach Angabe der Autoren innerhalb der Rückenmarkshöhle Leprabacillen gefunden sind, fehlt auch ihm jede Beweiskraft. Was bisher über die Untersuchung veröffentlicht worden ist, spricht zwar für eine primäre Centralerkrankung des

Rückenmarks, welche Diagnose auch in vivo gestellt worden war, aber durchaus nicht mit Sicherheit für eine solche lepröser Natur. Auf Grund der vorliegenden Mittheilungen ist der in diesem Falle angeblich positive Bacillenbefund denn auch von den verschiedensten Seiten angezweifelt worden (Schlesinger, v. Bergmann, Babes), und dieser Zweifel gewinnt an Berechtigung, wenn wir von Chantemesse hören, dass er auf Grund der ihm vorgelegten Präparate dieses Falles nicht die Ueberzeugung habe gewinnen können, dass sich hier im Rückenmark Leprabacillen befanden. Einer Notiz Zambako's, welcher in diesem angeblich positiven Bacillenbefunde eine wesentliche Stütze seiner Theorien sieht, ist dann noch zu entnehmen, dass Pestana in den Armnerven, über die in dem ersten Bericht nichts angegeben ist, keine Leprabacillen finden konnte. Nach alledem ist bisher noch kein beweiskräftiger Fall veröffentlicht worden, in dem bei Lepra eine isolirte schwere Erkrankung des Centralnervensystems, vor allem aber Höhlenbildung im Rückenmark gefunden wurde.

Bei Berücksichtigung des Pestana'schen Falles streiften wir bereits die Frage nach dem intranervösen Nachweise von Leprabacillen. Wenn ich bisher auf die Befunde des Hansen-Neisser'schen Bacillus innerhalb des Nervensystems noch nicht weiter eingegangen bin, so veranlassten mich hierzu nicht sowohl historische Gesichtspunkte, da ja die genannten Gewebsveränderungen zum Theil bereits lange vor der Entdeckung des Bacillus studirt worden sind, als vielmehr die Erwägung, dass der einfache Befund desselben innerhalb eines bestimmten Gewebes noch keineswegs eine erhebliche Erkrankung desselben beweist, wenigstens nicht einer solchen, welche zu einer nachweisbaren Funktionsstörung Veranlassung giebt. Diese Beobachtung, welche von den verschiedensten Forschern, besonders bei den Formen von tuberöser Lepra, gemacht ist, in denen oft eine Ueberschwemmung fast aller Körperorgane ohne entsprechenden klinischen Befund festgestellt wurde, scheint auch in gewissem Grade für das Nervengewebe zuzutreffen. Ich erinnere hier an die Befunde von Arning und Nonne, welche bei einem an Lepra maculo-anaesthetica leidenden Kranken innerhalb des N. ulnaris die Leprabacillen schon da disseminirt fanden, wo die Degeneration der Nervenfasern noch fehlte oder erst ganz sporadisch sich zeigte, und aus der „auffallenden Inkongruenz zwischen der Nervenfunktion der vom N. ulnaris abhängigen Partien der Hand und Finger einerseits, der leprösen Invasion des

Nervenstammes andrerseits" schliessen, dass „bei der Neuritis und Perineuritis leprosa, welche die Nervenstämme an den Prädilektionsstellen hochgradig zerstört, die unterhalb dieser typischen Stellen gelegenen Verzweigungen der Nerven viel länger Widerstand leisten, als bei anderen zu anatomischen Degenerationen einzelner Stellen der Nervenstränge führenden Schädlichkeiten". Immerhin bestand bei diesem Kranken doch neben zwar nur geringen muskulären Atrophien eine allgemeine Analgesie des Vorderarms, also ein erheblicher Ausfall von sensiblen Funktionen. Diese fehlten aber ganz in einer weiteren Beobachtung von Nonne, welche allerdings eine tuberöse Form betraf, trotz bacillärer Invasion und auch deutlicher neuritischer Veränderungen. Vor Allem sind hier aber die Befunde von Babes zu nennen, welcher, wie Sudakewitsch bei schwerer Lepra, in den meisten Fällen von tuberöser und Nervenlepra Leprabacillen in den Spinalganglien, im Ganglion Gasseri, zweimal auch in Sympathikusganglien nachweisen konnte, aber es als besonders auffallend hervorhebt, dass so viele histologisch kaum veränderte Zellen Bacillen enthalten.

Er fand auch innerhalb des Rückenmarks selbst Bacillen, und zwar in der grauen Substanz, zahlreicher innerhalb als ausserhalb der Nervenzellen, bemerkt aber hierzu, dass ihm dies nur in Fällen von tuberöser, niemals in solchen von reiner Nervenlepra gelungen sei, und dass trotz dieser Zellveränderungen in den betreffenden Fällen kaum nervöse Störungen während des Lebens beobachtet waren. Vor ihm hatte bereits Chassiotis Schwärme von Leprabacillen innerhalb des Rückenmarks, aber nur ausserhalb der nervösen Substanz, beschrieben. In jüngster Zeit demonstrirten Ulenhuth und Westphal in der Berliner Charitégesellschaft Vorderhorn- und Spinalganglienzellen mit Leprabacillen, ebenfalls ohne deutliche Strukturveränderung, hier aber bei einem Falle von makulo-anästhetischer Lepra. — Dass eine derartige Bacilleninvasion jedoch keineswegs auf die Dauer von den davon befallenen Zellen ohne schwere Schädigung ertragen wird, lehren die Untersuchungen von Sudakewitsch sowohl als vor allem die eingehenden Zellstudien von Babes, in dessen ausführlicher Bearbeitung der Lepra-Anatomie alle Einzelheiten zu finden sind. Für die uns hier interessirenden Fragen genügt der Hinweis auf derartige Befunde: doch muss dem gleich die Bemerkung hinzugefügt werden, dass dieselben auch in neuester Zeit keineswegs ausnahmslos erhoben worden sind. Babes steht zwar der Looft'schen Angabe, dass die in seinem Falle von anästhetischer Lepra verändert gefundenen Spinalganglien keine Bacillen enthalten, etwas zweifelnd gegenüber, erwähnt aber doch selbst, dass auch er sie unter sechs Fällen einmal in den Spinalganglien vermisst und sie im Rückenmark überhaupt in keinem Falle von reiner Nervenlepra nachgewiesen habe. Auch bei Samgin (anästhetische Form) verlief die Bacillenuntersuchung in den Spinalganglien und im Rückenmark negativ.

Mit grösserer Regelmässigkeit scheinen die Bacillen in den peripherischen Nerven nachgewiesen zu sein, und zwar nicht nur in dem die Nervenfasern umgebenden Granulationsgewebe, sondern auch innerhalb der Nervenfasern selbst (Arning, Babes, Blaschko, Cramer, Kellog, Kühne, Leloir, Lie, Marestang, Nonne, Neisser, Pitres-Sabrazès u. A.). Trotz deutlicher neuritischer Veränderungen wurden sie jedoch von Samgin in den Nerven nur ausserordentlich spärlich gefunden und von Looft auch hier gänzlich vermisst. In der Hansen-Looft'schen Monographie treffen wir auf die Bemerkung, dass die Autoren nur Gelegenheit gehabt haben, ältere Stadien anatomisch zu untersuchen, und in diesen keine Bacillen, sondern nur starke Vermehrung des interstitiellen Bindegewebes und Schwund der Nervenfasern gefunden haben. Nach Babes „gestalten sich die Verhältnisse offenbar verschieden, je nachdem man tuberöse Lepra oder nervöse, frische oder ältere Fälle, kleinere oder grössere Nerven untersucht. In gemischten Fällen, namentlich in infiltrirten Hautstellen, erkennt man oft, dass blos die Hautnerven entsprechenden Stränge Bacillen enthalten und von bacillenhaltigem gewucherten Gewebe begleitet sind. Oft findet man nicht nur in der Haut, sondern auch in der Tiefe der Gewebe, dass, während alle Gewebe und Gefässe normal sind, nur die Nerven, wenn auch makroskopisch unverändert, doch Bacillen enthalten können".

Die anatomische Untersuchung der Muskeln hatte bisher nur — im Verhältniss zu den neuritischen Veränderungen der zugehörigen Hauptnervenstämme bisweilen auffallend geringe — Erscheinungen einer einfachen degenerativen Atrophie finden lassen, weshalb dieselben als sekundäre trophoneurotische Veränderungen gedeutet wurden (Hansen). Die Befunde von Wnukow haben nun aber gezeigt, dass die Affektion der quergestreiften Muskeln auch in einer Anhäufung von Leprastäbchen mit konsekutiver Wucherung des interstitiellen Bindegewebes auf Rechnung der Muskelsubstanz bestehen kann; „das Bindegewebe übt auf die Muskelfasern einen

Druck aus, in Folge dessen dieselben atrophiren und zu Grunde gehen". Wir haben hier also mit zwei Möglichkeiten, einer direkten bacillären und einer indirekten neurotischen Wirkung, zu rechnen. Das Gleiche gilt wahrscheinlich für die Sehnen (Wolff, Wnukow, Babes) und, nebenbei bemerkt, auch für die Knochenatrophien, da Sawtschenko in den Knochenkanälen eine reichliche Bacilleninvasion nachweisen konnte und daraus schliessen zu müssen glaubte, dass letztere auch ohne voraufgegangene Ulceration zu einer Aufsaugung der Knochensubstanz Veranlassung giebt.

Soviel über die bisherigen Ergebnisse der anatomischen Forschung. Dieselben ergeben unzweifelhaft, dass in jedem Falle von Nervenlepra die peripherischen Nerven erkrankt gefunden sind. Innerhalb des Centralnervensystems sind zwar auch pathologische Veränderungen nachgewiesen worden und werden voraussichtlich noch häufiger entdeckt werden, je mehr man sich der Erforschung dieser Theile hingeben wird, aber sie treten doch an Regelmässigkeit und Intensität durchaus hinter denen der Peripherie zurück. Wir finden demnach durch die anatomischen Befunde das Resultat unserer klinischen Untersuchungen vollauf bestätigt: die Nervenlepra ist vorwiegend eine Erkrankung der peripherischen Nerven. Den bei dieser Krankheit gefundenen Rückenmarksveränderungen kann dagegen anatomisch und klinisch nur eine sekundäre Bedeutung zuerkannt werden. Diese im Einzelnen richtig zu würdigen, dürfte bei dem jetzigen Stande unseres Wissens verfrüht sein, immerhin erscheint es nicht ohne Interesse, einige dabei nicht unwichtige Gesichtspunkte bereits jetzt hervorzuheben.

Vorerst müssen wir jedoch zu der Frage Stellung nehmen, in welchem Abschnitte der peripherischen Nerven der Ausgangspunkt der neuritischen Erkrankung vermuthet werden darf. Am einfachsten gelöst wäre dieselbe, wenn wir uns den Gerlach-Dehio'schen Ausführungen rückhaltlos anschliessen könnten. Diese Autoren schliessen aus den früher mitgetheilten Befunden, dass die Erkrankung der Nerven in ihrer äussersten Peripherie, im Bereich der primär von der leprosen Wucherung befallenen Cutis, ihren Anfang nimmt, wodurch sich eine rasch aufsteigende degenerative Atrophie der von ihren peripherischen Endzügen abgequetschten Nervenfasern entwickelt, und dass diese Infiltration innerhalb der Nervenscheiden centralwärts fortschreitet, unter Umständen auch regionäre Metastasen zeigt (so in der Ellbeuge). Trifft dieselbe auf Nervenverästelungen, so kann hierdurch eine sekundäre auf- resp. absteigende

Atrophie weiterer Nervenbahnen zu Stande kommen, welche ihrerseits zu weiteren „aus der Entfernung entstandenen“ Anästhesien und zu Muskelatrophien Veranlassung giebt. Diese Anschauung, der sich auch Looft und Samgin auf Grund eigener Untersuchungen anschliessen, hat entschieden etwas sehr Befriedigendes und würde auch mit dem klinischen Symptomenkomplexe im Wesentlichen in Uebereinstimmung zu bringen sein; aber ihrer ausnahmslosen Anerkennung stehen doch noch mancherlei Bedenken entgegen. Dieselben sind besonders von Arning und Unna ausgesprochen worden, indem ersterer die Erscheinungen der reinen Nervenlepra von einer Erkrankung der grösseren Nervenstämme abhängig glaubt, letzterer im Nervensysteme, wie in der Haut, ganz zerstreut und unzusammenhängend liegende Prädilektionsstellen für die Leprome annimmt. Neisser fasst in seinem dem Congress erstatteten Referat die Momente, „welche einer gesetzmässigen Verallgemeinerung dieser Lehre widersprechen“, dahin zusammen:

1. Die eigenartigen Sensibilitätsstörungen der Lepra können in derselben Weise auch bei durch andere Ursachen entstandenen Formen der Neuritis zu Stande kommen.

2. Die Inkongruenz der anästhetischen Hautbezirke mit den anatomischen Abgrenzungen der grossen Nervenstämme spricht nicht gegen die ältere Anschauung, dass die Sensibilitätsstörung wesentlich oder allein von der Erkrankung der Nervenstämme herrühre. Denn trotz hochgradigster Erkrankung im Verlaufe eines Nervenstammes kann die absteigende Degeneration der Nervenfasern nur gering sein.

Hierfür spricht u. A. der bereits früher erwähnte und auch von N. citirte Nonne'sche Fall von tuberöser generalisirter Lepra, bei dem in vivo keine muskulären und sensiblen Störungen, post mortem dagegen im Verlauf des Ulnaris und Medianus eine ausgedehnte neuritische Infiltration mit Untergang zahlreicher Nervenfasern und cirkumskripten Bindegewebshyperplasien gefunden wurde. Nonne, welcher weiter abwärts die interstitiellen Wucherungen und die Degeneration der Nervenfasern erheblich geringer fand, denkt hier an die von Gerlach als metastatisch bezeichnete Form der specifisch leprösen Nervenaffektion.

Andererseits kann ein zu einem anästhetischen Hautbezirk ziehender Nerv makroskopisch gesund erscheinen, obwohl eine mikroskopische Untersuchung seine Erkrankung ergeben würde.

3. Die Prodromalerscheinungen (Schmerzen, Neuralgien, Hyperästhesien) sprechen eher für eine den peripherischen Erscheinungen voraufgehende Erkrankung.

4. Da auch in vollkommen normal empfindender Haut specifisch lepröse Infiltrationen gefunden sind, darf nicht jeder kutane Befund zur Erklärung der Anästhesie herangezogen werden. Wenigstens muss erst, wie von Gerlach, der direkte Zusammenhang mit den peripherischen Nerven nachgewiesen werden.

Neben diesen Einwendungen kann vielleicht noch auf die nicht unwichtige Thatsache hingewiesen werden, dass auch bei den gewöhnlichen Formen der Polyneuritis die Degeneration in den peripbersten Aesten viel ausgesprochener zu finden ist, als an den Hauptstämmen, und daher der Nachweis der stärksten Degeneration in der Peripherie der Nervenbahnen nicht nothwendig dafür spricht, dass dieselbe stets die Folge einer primären Hauterkrankung ist. Letzteres ist allerdings dann am wahrscheinlichsten, wenn, wie in dem Gerlach'schen Falle, nur diejenigen Nervenäste degenerative Veränderungen aufweisen, welche in der Peripherie von der leprösen Neubildung umwuchert sind.

Neisser kommt deshalb zu dem Schlusse: „Der Symptomenkomplex der „Lepra nervorum" kann nicht als ein durch ein bestimmtes Schema in jedem Falle zu Stande kommender gedeutet werden; bei der Möglichkeit, dass an allen Theilendes peripheren Nervensystems verschleppte Leprabacillen lepröse Infiltrate gleichzeitig oder nacheinander schaffen können, und bei der Möglichkeit der sowohl ascendirenden, wie descendirenden Nervenfaser-Degeneration, kann das klinische Bild nicht einheitlich beurtheilt werden."

Theoretisch wäre ja noch eine weitere Möglichkeit denkbar. Wir könnten uns vorstellen, dass in ähnlicher Weise, wie wir das von den verschiedensten Intoxikations- und Infektionsneuritiden, auch den tuberkulösen (Carrière), annehmen, unter bestimmten Voraussetzungen durch die Anwesenheit des Bacillus innerhalb des Organismus Giftstoffe zur Entwicklung kämen, welche, dem Nervensystem besonders schädlich, zu einer Polyneuritis Veranlassung gäben, und zwar auf dem Wege der Blutbahn, ganz unabhängig von einer direkten specifisch-leprösen Infiltration der Nerven. Wir hätten es dann ausnahmsweise nicht mit einer Neuritis lokaler, sondern mit einer solchen allgemeiner Ursache zu thun (cf. Pitres Classifikation). Nur ist demgegenüber doch zu bemerken, dass das vorwiegende Befallensein der äusseren Nervenäste und das langsame Fortschreiten der Erkrankung, wie es wenigstens klinisch bei der Lepra gewöhnlich zum Ausdruck kommt, durchaus nicht dem der multiplen Neuritis der hier bezeichneten Art gleicht. Von manchen Seiten ist bereits zur

Erklärung der Inkongruenz zwischen der Massenhaftigkeit der Bacillen bei der tuberösen Form trotz geringfügiger Erscheinungen und der Spärlichkeit derselben bei der nervösen Form die Möglichkeit einer in diesen Formen verschiedenen Virulenz der Bacillen herangezogen worden. Wollten wir diesen Ideen weiter nachgehen, so würden wir uns vielleicht schliesslich der Zambako'schen Idee nähern, nach der der pathogene Mikroorganismus, von einer Generation auf die andere übertragen, beeinflusst durch örtliche Verhältnisse, im Laufe der Jahrhunderte sich immer mehr abgeschwächt hat und schliesslich ganz verschwunden ist bei den Individuen, welche an letzter Stelle nur noch an einer lèpre degénérée, atténuée ou fruste leiden, welch' letztere dann unter dem Bilde der Syringomyelie und ähnlichen Krankheiten erscheinen könnte. Das sind aber alles Hypothesen, welche ganz unbewiesen sind, und denen noch nachzugehen nur zu den verhängnissvollsten Irrthümern führen kann.

Vorläufig ist nur die Regelmässigkeit der peripherischen Nervenerkrankung und von Gerlach in einem einzelnen Falle ihre Abhängigkeit von specifischen, aus der Haut entlang den Nervenstämmen centripetal wuchernden Infiltraten nachgewiesen. Wenn wir uns an diese Befunde halten, haben wir es bei der Lepra mit einer chronischen interstitiellen Neuritis zu thun, welche durchaus an lokale infektiöse Neuritiden anderer Aetiologie erinnert. Virchow hat bereits 1871 auf die Aehnlichkeit gewisser traumatischer Nervenentzündungen mit den leprösen hingewiesen. In der umschriebenen Verdickung eines durch Schuss verletzten N. medianus fand er „fast genau dasselbe Bild", welches er früher bei Lepra anaesthetica gesehen und beschrieben hat. Vor allem kommt hier die ascendirende Form der traumatischen infektiösen Neuritis in Betracht. Denn wie die lepröse, zeigt auch diese nicht nur ein langsames Aufsteigen der perineuritischen Entzündungserscheinungen mit nachfolgenden auf- und absteigenden Degenerationen, sondern häufig auch eine auffallend sprungweise Verbreitung nach peripherischer und besonders centraler Richtung hin (Neuritis disseminata). Damit würden dann auch die scheinbar gegen die Regelmässigkeit einer von der Haut aufsteigenden Entzündung sprechenden Befunde von isolirter lepröser Herderkrankung im Verlauf des Nervenstammes ihre einheitliche Erklärung finden. Die Aehnlichkeit geht aber noch weiter. Diese infektiösen Neuritiden greifen nicht selten auf das Rückenmark über (am häufigsten in Form einer Pachymeningitis), bisweilen aber auch auf die Rückenmarkssubstanz selbst (Remak,

Tiesler, Klemm u. A.). Dementsprechende Veränderungen sind aber, wie wir sahen, auch in einzelnen Fällen von Lepra beobachtet worden. Dass sie hier so viel seltener einzutreten scheinen, ist wohl in erster Linie auf den ausserordentlich viel langsameren Verlauf des leprösen Krankheitsprocesses zurückzuführen.

Nach alledem sind wir jedenfalls berechtigt, die Ansicht derjenigen Autoren, welche in einer primären Erkrankung des Rückenmarks die anatomische Ursache der Nervenlepra sehen, als mit den bisherigen anatomischen Erfahrungen durchaus im Widerspruche stehend zurückzuweisen. Dies gilt nicht nur für die von Breuer ausgesprochene Meinung, nach der „die anästhetische Form der Lepra ihre Erklärung darin findet, dass im Centrum (Rückenmark) Lepraknoten auftreten und, da die Leitbahnen (Nerven) an ihrem Ursprung ebenfalls erkrankt sind, die Haut anästhetisch machen", sondern auch für die durch Nichts bewiesene Hypothese einer primären myelitischen Erkrankung der grauen Hinterhörner resp. ihrer Zellen (Babinski, Rosenthal). Und auch für eine primäre Erkrankung der Spinalganglien, an welche mit Rücksicht auf die von Babes gefundene Häufigkeit ihrer Veränderungen gedacht ist, lassen sich aus den bisherigen Befunden keine Anhaltspunkte gewinnen. Ganz abgesehen davon, dass die Beurtheilung krankhafter Veränderungen in den Spinalganglien eine ganz besonders schwierige ist, wie das ja auch von Babes anerkannt wird, fehlen bis jetzt alle anatomischen Kriterien dafür, dass hier der primäre Sitz der Erkrankung zu suchen ist. Es liegt doch viel näher, die genannten pathologischen Erscheinungen in Beziehung zu den stets hochgradig erkrankten peripherischen Nerven zu bringen, und entweder nach Art der ascendirenden Neuritis eine direkte Propagation der infektiösen Wucherung oder aber eine der Degeneration der peripherischen Nervenfasern folgende sekundäre Atrophie der trophischen Zellen anzunehmen. Erstere Auffassung würde darin eine Stütze finden, dass relativ häufig Bacillen in den Spinalganglien gefunden werden (Babes); aber auch ohne diesen positiven Befund werden diejenigen eine direkte Propagation annehmen können, welche der Meinung sind, dass die Bacillen wieder aus dem Nervengewebe verschwinden können, nachdem sie ihre deletäre Wirkung ausgeübt haben (Hansen, Babes). Inwieweit sich aus neuritischen Processen Veränderungen der Spinalganglien herausbilden können, ist eine bisher erst wenig studirte Frage. Immerhin weiss man, dass nach Durchschneidung peripherischer Nerven nicht nur in den motorischen Ganglienzellen des Vorderarms, sondern auch in den sensiblen Centren der Spinalganglienzellen erhebliche Alterationen auftreten (Marincsco, Lugaro, van Gehuchten, Flemming, Cassirer). Wie der anatomische, so spricht auch der klinische Befund nicht für die Annahme einer primären Spinalganglienerkrankung. Zwar sind unsere Kenntnisse über die nach Erkrankung derselben auftretenden Funktionsstörungen noch ausserordentlich mangelhafte. Aber die einzige Krankheit, deren primäre Lokalisation von manchen Forschern in den Spinalganglien gesucht wird, ohne dass jedoch hierfür bis jetzt der anatomische Nachweis erbracht wäre (Redlich), ist die Tabes dorsalis; ihre sensiblen Störungen weichen nun aber nach Qualität und Ausbreitung sehr erheblich von denen der Lepra ab. Auch in einem neuerdings von Henneberg untersuchten Falle mit schweren Veränderungen der Intervertebralganglien bestand die Anästhesie fast ausschliesslich aus Lagegefühlsstörungen (wahrscheinlich durch die gleichzeitige Hinterstrangserkrankung bedingt), alle übrigen Sensibilitätsstörungen, vor allem auch die Andeutung einer partiellen Empfindungsstörung, fehlten. Ich weiss deshalb nicht, auf welche Erfahrungen sich Babes stützt, wenn er erklärt, dass „auch die Form der Nervenlepra, namentlich die häufigen syringomyelitischen Erscheinungen einer Veränderung der Spinalganglien, sowie gewisser Zellen, welche sensitiven und trophischen Funktionen vorstehen, entspricht". Und, wenn Jeanselme deshalb, weil er bisweilen eine frühzeitig segmentale Ausbreitung der leprösen Gefühlsstörung fand, die Ursache derselben in einer primären Erkrankung dieser Zellen vermuthet, so muss dem entgegengehalten werden, dass sich diese Verbreitung doch auch auf andere Weise, nämlich durch eine in bestimmten peripherischen Nerven rascher centralwärts vorgeschrittene Erkrankung erklären lässt.

Die von Mlle Volper vertretene Ansicht, dass neben den peripherischen Nervenveränderungen die später hinzutretenden radikulospinalen Alterationen von wesentlicher Bedeutung für die verschiedenen trophischen Störungen sind, ist nicht bewiesen und würde mit der Erfahrung nicht übereinstimmen, dass derartige spinale Veränderungen häufig fehlen.

Fast die gleichen Einwendungen lassen sich denjenigen Autoren gegenüber machen, welche den in einzelnen Fällen erhobenen positiven Befund von Bacillen und von Strukturveränderungen in den Vorderhornganglienzellen eine wesentliche Bedeutung für die leprösen Amyotrophien beimessen wollen. Es liegt doch auch hier viel näher, in erster Linie die neuritischen Veränderungen dafür verantwortlich zu machen, da wir wissen, dass peripherische Nervenerkrankungen sehr häufig zu diesen trophischen Störungen führen, dass bisher bei Lepra stets die Nerven erkrankt gefunden wurden, und dass sich Alterationen der trophischen Ganglienzellen im Anschluss an Erkrankungen ihrer Achsencylinderfortsätze, der motorischen Nerven, sekundär ausbilden.

Dass die bereits früher besprochenen degenerativen Veränderungen in den Hinter- und Seitensträngen Lepröser nicht die Bedeutung einer Primärerkrankung haben, bedarf keiner weiteren Erörterung. Es kann sich nur um die Frage handeln, ob dieselben in direkter Abhängigkeit von der aufsteigenden Degeneration der peripherischen Nerven stehen, oder ob es sich hier um eine von letzterer unabhängige, der peripherischen Erkrankung koordinirte, endogene Rückenmarksaffektion handelt. Bei den bisher beschriebenen Mittheilungen von lepröser Hinterstrangserkrankung sind stets Degenerationen der hinteren Wurzeln und, wo dieselben untersucht wurden, auch der Spinalganglien gefunden worden. Von den betreffenden Autoren ist deshalb wohl mit Recht in den letztgenannten Veränderungen die Ursache der Hinterstrangsdegenerationen gesucht worden. Anders lauten, wie bereits erwähnt, neuere Berichte von Jeanselme und Marie. Dieselben vertreten auf Grund mehrerer eigener Untersuchungen die Meinung, dass in gewissen Fällen von Lepra Hinterstrangsveränderungen bestehen, welche mit Rücksicht auf das elektive Befallensein bestimmter Fasersysteme und das relative Verschontbleiben der hinteren Wurzeln höchstwahrscheinlich endogener Natur sind. Diesen Ausführungen gegenüber ist aber doch zu bemerken, dass die ihrer Arbeit beigegebenen Figuren nicht unbedingt gegen eine exogene Degeneration zu sprechen scheinen: auch Babes hat bereits seine Bedenken gegen diese Erklärung ausgesprochen. Andererseits erinnern derartige Befunde, zumal wenn sich, wie in einigen von Jeanselme untersuchten Fällen mit den Degenerationen der Hinterstränge solche in den Seitensträngen vorfinden, durchaus an die Rückenmarksveränderungen, wie sie bei schweren anämischen und kachektischen Zuständen (Lichtheim, Minnich, Lubarsch, Nonne u. A.), nach Intoxikationen und Infektionen (cf. das Redlich'sche Referat) festgestellt sind; auch hier handelt es sich um degenerative Processe in den Hintersträngen allein oder zugleich um solche in den Seitensträngen. Bei der Lepra würde man, da Anämie und Kachexie auch bei vorgeschrittenen

Fällen häufig fehlt (Baelz, v. Düring), das toxische Agens eher auf eine Wirkung des Leprabacillus oder aber — bei der Häufigkeit von komplicirenden eitrigen und septischen Processen — auch auf solche eines anderen Mikroorganismus zurückführen dürfen. Bezüglich derartiger Mischinfektionen sei hier an den bakteriologisch untersuchten Fall von Campana erinnert. Neben den von Marie und Jeanselme zum Vergleich herangezogenen Degenerationen bei Pellagra (Tuczek) kämen hier solche in Betracht, wie sie bei Ergotismus (Tuczek), Lathyrismus (Mirto), Diphtheritis (Donaggio, Louisiada-Pachione) und Streptococceninfektionen (Murawjeff, Ceni) gefunden wurden.

Doch dies sind alles Fragen, deren Lösung weiteren Untersuchungen vorbehalten bleiben muss, und auf die einzugehen ich um so weniger Veranlassung habe, als mir eigene Erfahrungen vollkommen mangeln. Es erübrigt nur noch, die genannten Veränderungen in den Hinter- und Seitensträngen in Rücksicht auf gewisse Eigenthümlichkeiten des klinischen Symptomenkomplexes in's Auge zu fassen. In dieser Beziehung ist zunächst daran zu erinnern, dass derartige Veränderungen, besonders in den Hintersträngen, durchaus nicht immer zu ausgesprochenen klinischen Erscheinungen geführt haben, vielmehr nicht selten bei scheinbar nicht nervenkrank gewesenen Individuen gefunden wurden. Wo aber doch nervöse Funktionsstörungen in vivo bestanden hatten, da unterschieden sich diese doch wesentlich von denen der Lepra, da dann meist entsprechend dem vorwiegenden oder ausschliesslichen Befallensein der Hinterstränge tabetiforme Erscheinungen das Krankheitsbild beherrschten. Letztere bilden aber bei der Lepra so sehr die Ausnahme, dass bei dem Looft'schen Kranken, welcher ausser specifisch leprösen Erscheinungen einzelne tabische Symptome darbot, und bei dem die anatomische Untersuchung neben neuritischen Processen eine Wurzel- und Hinterstrangerkrankung ergab, von Nonne nicht ein reiner Fall von Lepra, sondern eine zufällige Complikation von Tabes und Lepra für wahrscheinlich gehalten wird. Wir müssen aber vor allem berücksichtigen, dass gleiche, oder mindestens ausserordentlich ähnliche Störungen durch eine intensive, peripherische Erkrankung hervorgerufen werden, dass also bei den schweren Veränderungen der peripherischen Nerven, wie sie bei vorgeschrittener Lepra die Regel bilden, selbst eine dazukommende Hinterstrangsaffektion nicht nothwendig eine erhebliche Modifikation des klinischen Bildes bedingen muss. Immerhin könnte die Erkrankung der Hinterstränge ja auch frühzeitig zur Entwicklung kommen und dann zu gewissen Complikationen des klinischen Bildes Veranlassung geben. Doch ist dergleichen bisher noch kaum beobachtet. Mehr Bedeutung hat möglicher Weise die Seitenstrangerkrankung. Dieselbe würde wenigstens, wie in manchen Fällen von toxischer resp. anämischer Seiten- und Hinterstrangserkrankung, in durchaus befriedigender Weise die häufig gefundene Lebhaftigkeit der Sehnen- und Periostreflexe an den oberen und unteren Extremitäten erklären. Aber auch hier werden noch weitere anatomische Untersuchungen abzuwarten sein, speciell solche, aus denen entnommen werden kann', dass sich diese Seitenstrangaffektion schon frühzeitig ausbildet und jedesmal dann gefunden wird, wenn in vivo eine Steigerung der Reflexe bestanden hat.

Das Ergebniss der bisherigen anatomischen Untersuchungen steht nach alledem mit der Anschauung, zu welcher die Betrachtung des klinischen Symptomenkomplexes führt, in vollem Einklang. Die Nervenlepra ist anatomisch eine multiple Erkrankung peripherischer Nerven, welche die Neigung hat centralwärts fortzuschreiten, und unter Umständen mit Veränderungen im Rückenmark einhergeht; entsprechend diesem anatomischen Verhalten ähnelt das klinische Krankheitsbild in allen wesentlichen Punkten dem einer multiplen peripherischen Nervenerkrankung, der sich aber in vorgeschritteneren Stadien noch Erscheinungen einer Wurzel- resp. Spinalerkrankung hinzugesellen können.

Die von manchen Seiten aufgestellte Behauptung, dass, wenn auch nicht für gewöhnlich, so doch in gewissen selteneren Fällen auch das Rückenmark allein, oder doch ganz vorwiegend, von dem leprösen Krankheitsprocess ergriffen wird, findet in den bis jetzt vorliegenden klinischen und anatomischen Erfahrungen keine genügende Stütze. — Mit dieser Auffassung von dem Wesen der Nervenlepra würde es durchaus nicht im Widerspruch stehen, wenn weitere Untersuchungen ergeben sollten, dass unter besonderen Verhältnissen auch mal schwerere medulläre Veränderungen gefunden werden sollten, als die bisher bekannten, etwa auch eine Höhlenbildung. Abgesehen davon, dass selbstverständlich ein Kranker mit Syringomyelie auch einmal von Lepra befallen werden kann und umgekehrt, wie z. B. ein solches scheinbar zufällige Zusammentreffen von Pellagra und Syringomyelie von Pellizzi beschrieben ist, müssen wir doch auch bedenken, dass eine centrale Höhlenbildung den verschiedensten Ursachen ihre Entstehung verdanken kann. Um nur eine derselben herauszugreifen, nenne ich die chronische Entzündung der Rückenmarkshäute, welche bisweilen zu einem syringomyelitischen Processe Veranlassung giebt; eine solche ist aber, wie wir sahen, auch als sekundäre Erscheinung der Lepra beobachtet worden. Sollten dann innerhalb einer bei Lepra gefundenen Höhle oder in ihren Wandungen Leprabacillen gefunden werden, so würde doch immer noch die Frage erörtert werden müssen, ob es sich sicher um eine primäre Syringomyelie auf lepröser Grundlage handelt. Solange aber ein derartiger Nachweis klinisch und anatomisch nicht geliefert ist, muss durchaus an der peripherischen Natur der Nervenlepra festgehalten werden.

Differentialdiagnostische Gegenüberstellung der nervösen Erscheinungen bei Lepra und anderen Nervenkrankheiten (Lepra-Syringomyelie; Lepra-Polyneuritis syphilitica).

Wenn auch bereits bei Besprechung der einzelnen Krankheitserscheinungen die Besonderheiten der Lepra nervosa im Verhältniss zu anderen Nervenkrankheiten eine eingehende Berücksichtigung erfahren haben, möchte ich es doch am Ende meiner Arbeit nicht versäumen, noch einmal in aller Kürze die für die Differentialdiagnose in Betracht kommenden Momente zusammenzufassen. Es wird sich hier wesentlich darum handeln, die charakteristischen Züge der Lepra einerseits gegenüber den verschiedenen Spinalerkrankungen, andrerseits gegenüber den Erscheinungen der Neuritis und Polyneuritis anderer Aetiologie hervorzuheben. Diese Aufgabe glaube ich am übersichtlichsten dadurch zu lösen, dass ich aus den genannten beiden grossen Gruppen je eine Krankheitsform herausgreife, welche am ehesten zu Verwechslungen Veranlassung geben kann, und zwar wähle ich hierzu die Syringomyelie und die syphilitische Neuritis. Was für diese beiden Krankheiten gilt, ist mutatis mutandis auf die ihnen in ihrer klinischen Symptomatologie nahestehenden spinalen resp. peripherischen Erkrankungen anwendbar, nur, dass die Diagnose immer leichter wird, je mehr sich der Symptomenkomplex von dem der beiden bezeichneten Krankheiten entfernt.

I. Differentialdiagnose zwischen Lepra nervosa und Syringomyelie.*)

Beiden Krankheiten gemeinsam ist die meist schleichende Entwicklung, der häufig über Jahrzehnte sich erstreckende, nicht selten durch akute Exacerbationen, aber auch bisweilen durch nicht unerhebliche Remissionen ausgezeichnete Verlauf, die häufig geringe Beeinträchtigung des allgemeinen Ernährungszustandes, sowie vor allem eine Reihe von trophischen, motorischen, sensiblen und reflektorischen Störungen. Bevor wir uns diesen im einzelnen zuwenden, muss hervorgehoben werden, dass wir zwar nicht für die Diagnose der Syringomyelie, wohl aber für die der Lepra Kriterien besitzen, welche an sich für entscheidend gelten müssen; diese sind der Nachweis von specifisch-leprösen Hauteruptionen (seltener Knoten, dagegen sehr gewöhnlich durch Lokalisation, Form, Pigmentanomalien und Gefühlsstörungen ausgezeichnete Flecke) und der Befund von Leprabacillen in der Haut, Schleimhaut (Nase), dem Blut, den Nerven u. s. w. Verläuft die Untersuchung nach einer dieser beiden Richtungen hin positiv, so ist selbstverständlich die Diagnose gesichert. Aber der Werth dieser Symptome ist doch nur ein beschränkter, da der Bacillennachweis auch bei sicher Leprösen häufig nicht gelungen ist und die genannten Eruptionen unter Umständen noch nicht aufgetreten resp. wieder geschwunden sind, also fehlen oder aber atypisch entwickelt und dann nicht sicher von solchen anderer Aetiologie zu unterscheiden sind. Andrerseits schliesst doch auch ihr Nachweis noch nicht mit völliger Sicherheit aus, dass neben der leprösen Erkrankung nicht zufällig noch eine Syringomyelie besteht. Aus alledem ergiebt sich, dass eine unbedingt geltende Differentialdiagnose, wenn überhaupt, vorläufig nur auf einer genauen Berücksichtigung des nervösen Symptomenkomplexes aufgebaut werden kann. Die richtige Grundlage hierfür gewinnen wir aus den bisherigen anatomischen und klinischen Erfahrungen, welche übereinstimmend lehren, dass die Nervenlepra eine multiple Affektion peripherischer Nerven, die Syringomyelie eine centrale Erkrankung bestimmter Rückenmarkssegmente ist. Klinisch kommt dieser Unterschied nicht sowohl in der Eigenart der einzelnen Krankheits-

*) Wenn ich hier der Kürze halber und dem klinischen Sprachgebrauch folgend die Bezeichnung „Syringomyelie" wähle, so bin ich mir dabei wohl bewusst, dass es eigentlich verkehrt ist, einem ätiologischen Begriff (Lepra nervosa) die rein äusserliche anatomische Bezeichnung eines Krankheitsprocesses, dessen Aetiologie im übrigen noch gar nicht geklärt ist, vergleichend gegenüberzustellen.

symptome an sich, als vielmehr in der verschiedenen Ausbreitungsweise derselben zum Ausdruck. Und zwar scheint dieser auch dann noch zu bestehen, wenn sich im weiteren Verlaufe dieser Krankheiten eine immer grössere Annäherung einzelner Anfangs weit von einander abweichender Symptome entwickelt. Letztere ist in erster Linie dadurch möglich, dass die lepröse Erkrankung der Nerven die Tendenz hat, centralwärts weiter fortzuschreiten, sowie sekundäre Veränderungen in den hinteren Wurzeln, den Spinalganglien, den Rückenmarkshäuten und dem Rückenmark selbst hervorzurufen, und damit zu spinalen Krankheitserscheinungen Veranlassung geben kann. Auf der anderen Seite führt auch die Syringomyelie nicht selten zu pathologischen Processen in der weissen Substanz des Rückenmarks, den hinteren Wurzeln, ganz ausnahmsweise auch den peripherischen Nerven; nur wird im letzteren Falle das klinische Bild einer mehr oder weniger umschriebenen Spinalerkrankung nicht wesentlich verändert werden. Es liegt auf der Hand, dass in derartigen Fällen, in denen auch bei der Lepra spinale Symptome auftreten, die differentielle Diagnose eine schwierigere wird, aber auch dann wird die Feststellung von charakteristischen nervösen Krankheitserscheinungen in anderen Körpergebieten den Ausschlag geben können. Es muss weiteren Forschungen vorbehalten bleiben, zu entscheiden, ob dies stets möglich ist, oder ob es in der That Ausnahmefälle von ganz umschriebener Nervenlepra mit ausgesprochenen Spinalsymptomen giebt, die eine bestimmte Diagnose nicht mehr möglich machen. Vorläufig scheint mir jedenfalls noch keine vollkommen einwandsfreie Beobachtung von Nervenlepra vorzuliegen, welche mit obiger Behauptung im Widerspruch stände. Es könnte sich also nur um ganz seltene Ausnahmen handeln. Auf dieser Erkenntniss fussend, gebe ich im Folgendem eine kurze Gegenüberstellung der Krankheitssymptome, welche im einzelnen nur mit mehr oder weniger Sicherheit für Lepra oder Syringomyelie sprechen, in ihrer Gesammtheit aber eine bestimmte Diagnose gestatten.

Lepra:	Syringomyelie:
1. Multiples Auftreten der Krankheitserscheinungen in zerstreuten Nervengebieten.	1. Meist isolirte Erkrankung von mehr oder weniger zusammenhängenden Rückenmarkssegmenten.

Lepra:	Syringomyelie:
2. Meist werden zu gleicher Zeit oder bald nacheinander die oberen und unteren Extremitäten, und zwar in einer centralwärts abnehmenden Intensität befallen. Daneben frühzeitige Gesichtsbetheiligung.	2. Meist Beginn in den oberen Extremitäten, und zwar häufig zuerst in dem Schultergebiet; Mitbetheiligung der Rumpfsegmente ist die Regel, dazu kommt später, wenn überhaupt, ein Uebergreifen auf die Beine in der Richtung von oben nach unten. Nur selten erkranken letztere zuerst, dann unter Umständen langsames Fortschreiten in umgekehrter Richtung.
3. Frühzeitige und häufig sehr stark entwickelte, spindelförmige oder gleichmässigere Verdickung zahlreicher Nervenstämme (neben dem Ulnaris besonders bemerkenswerth Auricularis magnus, Subcutaneus colli, Supraorbitalis, Tibialis, Peroneus etc.).	3. Gewöhnlich fehlen solche Verdickungen, oder aber sie finden sich ganz ausnahmsweise in mässigem Grade und nur im Bereich der erkrankten Extremitäten. (Verwechslung mit Drüsenschwellungen kann zu Täuschungen Veranlassung geben.)
4. Anfangs Druckempfindlichkeit meist zahlreicher Nerven, später Analgesie.	4. Meist von Anfang an Druckanalgesie.
5. Im Beginn häufig lebhafte Schmerzen und Parästhesien mit recidivirenden Exacerbationen, lang dauernde Neuralgien in zahlreichen Nervengebieten. Nicht selten zugleich Hyperästhesie der Haut. Neben Kälte- und Hitzegefühl häufig auch Kribbeln und Taubheitsgefühl.	5. Ausstrahlende Schmerzen fehlen zwar nicht, sind aber weniger häufig, oder aber wenn vorhanden, mehr nach Art der tabischen und vorwiegend in den tieferen Theilen der befallenden Gliedabschnitte lokalisirt. Nicht selten isolirte Hitze- und Kälteempfindungen.
6. Sensible Störungen scheinen fast niemals zu fehlen.	6. Bisweilen fehlen diese ganz oder treten wenigstens hinter den motorischen zurück.
7. Wenn auch, besonders in den Anfangsstadien, die Tempe-	7. Weit ausgedehnte Störung der Temperatur- und Schmerz-

Lepra:	Syringomyelie:
ratur- und Schmerzhypästhesie vorherrscht, leidet doch meist auch schon früh in umschriebeneren Bezirken die Empfindung für Berührungen.	empfindung, häufig ganz isolirt, seltener in enger umgrenzten Gebieten auch Beeinträchtigung des Drucksinns.
Totale Analgesie für schmerzhafte Reize zeigt sich erst in vorgeschritteneren Stadien, Schmerzempfindung in der Tiefe bleibt daneben oft lange erhalten.	Nicht selten schon frühzeitig in bestimmten Bezirken hochgradige Analgesie.
Störung der Lageempfindungen, für gewöhnlich nur der Endglieder, kann dazu kommen.	Mehr gleichmässiges Befallensein auch der tieferen Theile. Lagegefühlsstörungen fehlen häufig, sind aber bisweilen nachzuweisen und dann entsprechend der Höhe des befallenen Segmentes auch in proximalen Gelenken.
8. Diese Anästhesien finden sich, abgesehen von denen der überall, besonders auch auf der Rumpfhaut, zerstreuten Maculae, an den distalen Theilen der Extremitäten fleckweise oder unregelmässig diffus ausgebreitet. Bisweilen entsprechen sie dem Ausbreitungsgebiete bestimmter Nerven, seltener dem bestimmter Wurzeln. Meist an Fingern und Zehen am intensivsten entwickelt, nehmen sie nach den Rumpfabschnitten der Extremitäten allmählich ab und enden hier oder auch auf der Rumpfhaut in unregelmässigen Begrenzungslinien. Häufig sieht man schon frühzeitig anästhetische Flecke in der Glutäalgegend.	8. Ihre Ausbreitung entspricht bestimmten Rückenmarkssegmenten und ist besonders auch am Rumpfe und hier bis zur Mittellinie hin entwickelt. Sind, was nicht selten, nur die oberen oder unteren Cervikalsegmente befallen, so finden sie sich an den Armen nur über der Schulter und den äusseren, radialen Abschnitten, oder nur in der Achsel und den ulnaren Partien. Am Hals und Rumpf zeigt sich eine westenförmige Ausdehnung, die, wenn sie — in der Regel kontinuirlich — auf die Beine fortschreitet, zunächst das Lumbalgebiet (die vordere Seite), und, wenn überhaupt, erst spät das sakrale (die hintere Fläche) und die Anal- und Skrotalgegend umfasst.

Lepra:	Syringomyelie:
In der Regel finden sich ähnliche Störungen im Bereiche des N. auricularis magnus am Ohr, häufig auch in dem des Trigeminus, besonders in der Umgegend des Auges, aber auch am Munde, auf der Backe und Stirn.	Greift die Anästhesie auf den Kopf über, so befällt sie fortschreitend erst das Cervikalgebiet (Hals, Hinterkopf), dann das des Trigeminus (zuerst Stirn- und Ohrgegend). Nicht selten ist eine ganze Kopfhälfte befallen.
9. Muskelatrophien fallen gewöhnlich in das Bereich auch sensibel erkrankter Nervengebiete. Langsam fortschreitender Muskelschwund mit einfacher quantitativer Veränderung der elektrischen Erregbarkeit, partieller, totaler Entartungsreaktion oder ganz aufgehobener Erregbarkeit.	9. Atrophien und Anästhesie entsprechen nicht stets denselben Segmenten. Ausnahmsweise auch gekreuzter Typus (Brown-Séquard'sche Lähmungsform). Die Art der Muskelatrophie ist im Ganzen die gleiche; jedoch weniger starke Beeinträchtigung der indirekten Erregbarkeit.
Seltener fibrilläres Zittern.	Meist sehr ausgebreitetes und stark entwickeltes fibrilläres Zittern.
Fast ausschliesslich Beginn an den distalsten Theilen der Extremitäten, bisweilen nur im Ulnaris-, Tibialis-, Peroneusgebiet.	Nicht selten Beginn in den Rumpfabschnitten der Extremitäten und in der Rumpf-, Rücken- und Halsmuskulatur.
Häufig ein- oder meist doppelseitige, aber verschieden intensive Betheiligung der Gesichtsmuskeln, besonders des Orbicularis oculi, unter Umständen wesentlich nur seiner unteren Portion. Bulbärlähmung nicht bekannt. (Lepröse Schleimhauterkrankungen in Nase, Mund, Rachen, Kehlkopf können hinzutreten und Schluck- und Sprachstörungen bedingen.)	Im Gesicht vorwiegende Betheiligung des unteren Facialisgebietes, speciell des Orbicularis oris, stets im Verein mit einer Laryngo-pharyngo-glosseal-Lähmung. Bisweilen Hemiatrophia facialis.
10. Im Bereich der motorischen und sensiblen Störungen	10. Verhalten der Reflexe wechselnd. Conjunktivalreflex

Lepra:	Syringomyelie:
Herabsetzung resp. Aufhebung der Haut- und Schleimhautreflexe. Fussreflex fehlt frühzeitig; desgleichen Conjunktivalreflex.	meist, Fussreflex gewöhnlich erhalten.
Sehnenreflexe wechselnd, bisweilen Verminderung resp. Aufhebung, nicht selten aber auch Steigerung an den oberen und besonders an den unteren Extremitäten.	Häufig spastische Erscheinungen an den Beinen mit lebhaft gesteigerten Sehnenphänomenen und anhaltendem Clonus (oft einseitiges Ueberwiegen derselben).
11. Ataxie ganz ausnahmsweise; Romberg'sches Phänomen, wenn überhaupt, wenig entwickelt.	11. Complikation mit tabischen Erscheinungen häufiger; Ataxie deshalb nicht so seltene Complikation; in Ausnahmefällen auch Romberg'sches Phänomen.
12. Keine Blasen- und Mastdarmstörungen.	12. Nicht allzuselten Blasen- und Mastdarmschwäche.
13. Vasomotorisch-trophische Störungen und Ulcerationen der Haut, Knochen und Gelenke meist sehr ausgesprochen und ganz vorwiegend in den distalen Gliedabschnitten.	13. Dieselben treten häufig sehr zurück. Bisweilen schon frühzeitig Osteo- und Arthropathien auch an den langen Röhrenknochen und den proximal gelegenen Gelenken.
Nicht selten spontane Knochenresorptionen in den kleinen Röhrenknochen (ainhumoide Abschnürungen, patte d'ours).	Diese hier seltener, aber auch möglich.
Pemphiguseruptionen treten häufig als erste Krankheitserscheinung und unter lebhaften Nervenschmerzen auf, oft recidivirend und weit verbreitet.	nur im Bereich der erkrankten Rückenmarkssegmente.
Die hiervon zurückbleibenden feinen, hypästhetischen Narben fallen in ihrer multiplen Ausbreitung besonders auf. — Oft zahlreiche, zerstreute Brandnarben.	Gewöhnlich ausgedehnte Hautnarben in Folge voraufgegangener Brandwunden nicht nur an den Extremitäten, sondern auch am Rumpf, besonders am Rücken,

Lepra:	Syringomyelie:
	aber nur im Bereich der segmentalen Thermanästhesie.
Anhidrosis überwiegt, aber bisweilen (Vorstadium?) auch Hyperhidrosis in den erkrankten Hautgebieten.	Häufiger Hyperhidrosis als Anhidrosis. Letztere besonders im Gesicht bei Sympathikusbetheiligung.
14. Lokale Entzündungserscheinungen am Auge (Conjunktiva, Hornhaut, Iris). Dadurch kann es zu einer Störung der Pupillarreaktion kommen. Cilienausfall, Defekte der Augenbrauen.	14. Bisweilen Pupillenstarre (in Folge von Complikation mit Tabes und Paralyse?)
Okulopupilläre Symptome (Miosis, Lidspaltverengerung) treten vielleicht ausnahmsweise in vorgeschrittenen Fällen ein.	Okulopupilläre Symptome relativ häufig und frühzeitig.
Lähmungen äusserer Augenmuskeln, speciell im Oculomotoriusgebiet, scheinen bei Lepra, wenn auch ausserordentlich selten, aufzutreten.	Abducensparesen nicht allzuselten, solche des Oculomotorius bisher nicht beobachtet.
15. Verkrümmungen der Wirbelsäule selten, und gewöhnlich nicht durch die nervöse Erkrankung bedingt.	15. Kyphoskoliose relativ häufig, nicht selten sehr stark entwickelt.
16. Häufig fieberhafte Exacerbationen mit schwerem Krankheitsgefühl und lebhaften rheumatoiden Beschwerden; Complikation mit Erkrankungen innerer Organe (Albuminurie, Milztumor etc.).	16. Fieber stellt sich nur ausnahmsweise bei bestimmten Complikationen ein (Abscessbildung, Cystitis etc.).

II. Differentialdiagnose zwischen Lepra nervosa und Neuritis resp. Polyneuritis.

Die Erkenntniss, dass alle wesentlichen Erscheinungen der Nervenlepra auf einer Erkrankung peripherischer Nerven beruhen, muss nothwendig zu der Frage führen, inwieweit denn eine Differentialdiagnose gegenüber den peripherischen Nervenerkrankungen anderer Aetiologie möglich erscheint. Gerade die vielfachen Beziehungen der einzelnen Symptome zu denen der Neuritis resp. Polyneuritis gaben uns ja die Veranlassung, allein aus dem klinischen Bilde eine peripherische Lokalisation der Lepra für wahrscheinlich zu halten.

Ohne hier alle Einzelheiten noch einmal hervorheben zu wollen, erinnere ich nur an die Ausbreitungsweise der leprösen Nervensymptome im Bereiche einzelner Nerven oder mehr diffus in den distalen Abschnitten der Extremitäten und im Facialisgebiet, an die Combination von atrophischen Paresen, gemischter Anästhesie, Reflexabschwächung, vasomotorisch-trophischen Störungen und Ulcerationen, an die Druckempfindlichkeit der Nervenstämme, an das der Anästhesie voraufgehende Stadium der Hyperalgesie u. A. mehr. Demgegenüber wurde aber bereits auf die Besonderheiten hingewiesen, welche das klinische Bild der leprösen Neuritis vor dem anderer Neuritisformen auszeichnet. Erstere zeigen sich vor allem in dem chronischen Verlauf der Erkrankung, den häufig mit Fieber einhergehenden Exacerbationen, den multiplen Nervenverdickungen, dem Hervortreten der vasomotorisch-trophischen und sensiblen Störungen, dem Vorwiegen einer partiellen Anästhesie, dem Zurücktreten von Gefühlsstörungen der tieferen Theile und von ataktischen Phänomenen, dem Fehlen von Blasen- und Mastdarmstörungen, dem Anfangs häufig isolirten Befallensein einzelner kleinerer peripherischer Nebenäste, der langsamen Ausdehnung auch auf die Rumpfgebiete. Bei Berücksichtigung aller dieser Eigenthümlichkeiten wird wohl für gewöhnlich die Erkennung der Lepra auch gegenüber den verschiedenen peripherischen Neuritiden selbst dann nicht allzu schwer sein, wenn die Untersuchung auf Bacillen keinen Erfolg hat, und auch die charakteristischen Hauteruptionen ausnahmsweise fehlen sollten. Immerhin wird man doch aber im Auge behalten müssen, dass die eine oder andere der letztgenannten Besonderheiten unter Umständen auch bei Neuritiden anderer Aetiologie mehr hervortritt; ich erinnere hier nur an die traumatisch-infektiöse Neuritis ascendens, welche zwar Anfangs isolirt ist, aber im weiteren Verlauf centralwärts fortschreitet und auch auf andere Nervengebiete überspringen kann, weiterhin an das bisweilen bei Neuritiden beobachtete Vorwiegen einer dissociirten Anästhesie, vor allem auch an die manchmal sehr ausgesprochenen trophischen Störungen der Haut, wie bei der Arsenik-Neuritis. Auch die Beri-Beri (Kak-ke), welche Baelz und Scheube bereits 1882 für eine „Neuritis multiplex subacuta endemica" erklärt haben, könnte mit ihren Atrophien und Anästhesien an den Armen und Beinen, unter Umständen auch im Gesicht, zu Verwechslungen Veranlassung geben, wenn auch das Fehlen einer mehr partiellen Empfindungsstörung, die Betheiligung von bulbären Nerven, speciell des Vagus, die Herzschwäche und die hydropischen Schwellungen wichtige Unterschiede des klinischen Bildes zu bedingen scheinen. Doch muss die Differentialdiagnose gegenüber dieser bei uns unbekannten Krankheit berufeneren Federn überlassen bleiben.

Die nach dieser Richtung hin für die specielle Differentialdiagnose der leprösen Neuritis in Betracht kommenden Gesichtspunkte dürften am deutlichsten hervortreten, wenn sie, in ähnlicher Weise, wie dies vorher gegenüber einer Centralerkrankung durchgeführt wurde, der ihr besonders ähnelnden Syringomyelie, nunmehr auch zu einer der verschiedenen peripherischen Nervenerkrankungen in Parallele gesetzt werden. Hierzu erscheint mir die syphilitische Neuritis deshalb am meisten geeignet, weil sie vielleicht mehr, als die übrigen Neuritiden, bei der Differentialdiagnose der Lepra in Frage kommen kann. Nicht nur, dass bei beiden Krankheiten neben den rein nervösen Erscheinungen gewöhnlich Haut- und Schleimhaut-Eruptionen auftreten, welche sich, wie bereits an anderer Stelle besprochen wurde, unter Umständen ausserordentlich ähneln können; auch ein weiteres, bei anderen Neuritiden in der Regel nicht, bei der leprösen dagegen fast regelmässig zu beobachtendes Symptom, die Nervenanschwellung, ist bei der syphilitischen mehrfach beschrieben worden. Und auch die Ausbreitungsweise beider Erkrankungen lässt gewisse Aehnlichkeiten erkennen, da die syphilitische sich häufig auch nur auf einzelne wenige Nervenstämme zu beschränken scheint, und zwar gerade auf solche, welche auch von der Lepra vorzugsweise befallen werden. So ist eine syphilitische Neuritis ulnaris mit Anschwellung des Nervenstammes des öfteren gesehen worden (Brunsgaard, Gaucher, Champenier, Ehrmann, Zambako), eine solche des N. medianus von Ormerod (cf. Ménétrel), des Cruralis und Peroneus von Ehrmann, des Saphenus und Ischiadicus mit knotigen Anschwellungen von Caradec. Dass sich aber auch ausgedehntere polyneuritische Affektionen auf Grund einer syphilitischen Infektion entwickeln können, beweisen die Mittheilungen von Perrero (ebenfalls mit multiplen Schwellungen), Schmitt, Leyden, Brauer, Sorrentino, Spillmann-Etienne u. A. (Nähere litterarische Angaben finden sich bei Brauer und Ménétrel). Schliesslich sei noch kurz erwähnt, dass auch syphilitische Facialislähmungen, wie besonders neuere Beobachtungen gezeigt haben, nicht allzuselten sind (Bernhardt, Boix, Goldflam, Hoffmann, Eudlitz u. A.).

Die diagnostischen Schwierigkeiten können dann noch grösser sein, wenn, wie das nicht selten beobachtet ist, dasselbe Individuum von beiden Krankheiten befallen wird. Wir brauchen uns hier nur des von mir unter Nr. VIII beschriebenen Kranken zu erinnern, dessen linksseitige Ulnarisaffektion bei dem Misslingen eines bacillären Befundes und mit Rücksicht auf die sicher voraufgegangene syphilitische Infektion ebenso gut auf letztere hätte bezogen werden können, wenn nicht anamnestisch festgestellt worden wäre, dass bereits längere Zeit vor der luischen Ansteckung Parästhesien in dem betreffenden Nervengebiete bestanden, und auch die gänzliche Unwirksamkeit der specifischen Behandlung gegen einen Zusammenhang mit der Syphilis gesprochen hätte.

Trotz dieser weitgehenden Aehnlichkeiten ergiebt doch aber eine genauere Zergliederung der einzelnen Symptome allerhand Differenzen, deren Berücksichtigung im besonderen Falle wohl meist eine bestimmte Diagnosenstellung erlauben wird. Wenn ich hierunter die für oder gegen Neuritis syphilitica resp. leprosa sprechenden Momente in tabellarischer Form zusammenstelle, so möchte ich aber betonen, dass diese Bemerkungen nicht ausschliesslich für die syphilitische Neuritis, sondern in allen wesentlichen Punkten auch für die gewöhnlich zur Beobachtung kommenden Formen der verschiedenen anderen peripherischen Neuritiden gelten. Die Berücksichtigung der letzteren bestimmt mich, auch gewisse Eigenthümlichkeiten hervorzuheben, welche im Krankheitsbilde der bisher weniger studirten Polyneuritis auf syphilitischer Grundlage möglicherweise nicht so hervortreten. Von vornherein verzichte ich hier darauf, mich in eine Erörterung der unterscheidenden Merkmale zwischen den Hauteruptionen der Lepra und Syphilis einzulassen. Unter Hinweis auf die hierüber an anderer Stelle (p. 82.) gemachten Bemerkungen möchte ich nur hervorheben, dass die für die Lepra so charakteristische Hypästhesie der durch ihre Pigment-Anomalien ausgezeichneten Flecke und Narben in gewissem Umfange auch über oberflächlichen syphilitischen Narben angetroffen werden kann. Selbstverständlich gelten auch hier die bereits bei Gegenüberstellung der Syringomyelie gemachten Bemerkungen über die Bedeutung der bacillären Untersuchung. Bezüglich der syphilitischen Neuritis ist nur noch anzufügen, dass für dieselbe in dem Nachweise des voraufgegangenen Primäraffektes oder aber von Sekundärerscheinungen der Haut oder Schleimhaut ein sehr wichtiger diagnostischer Anhaltspunkt gegeben ist, und dies um so mehr, als nach den bisherigen Erfahrungen die mono- und polyneuritischen Erscheinungen der Syphilis meist bereits Wochen oder Monate, jedenfalls in den ersten Jahren, nach stattgehabter Infektion auftreten und deshalb auch als solche der Sekundärperiode bezeichnet sind. Aehnlich steht es mit der Aetiologie anderer Polyneuritiden, auf welche der anamnestische Nachweis von bestimmten Intoxikationen, Infektionen u. s. w. häufig ohne Weiteres hinlenkt. Bei aller Wichtigkeit dieser ätiologischen Beziehungen ist doch aber auch hier im Auge zu behalten, dass eben Eins das Andere nicht ausschliesst, die sichere Diagnose der im einzelnen Falle vorliegenden Nervenkrankheit also erst aus der Berücksichtigung des gesammten Krankheitsbildes gewonnen werden kann.

Polyneuritis leprosa:	Polyneuritis syphilitica:
1. Beginn meist schleichend, Fortschreiten ausserordentlich langsam, über Jahre sich erstreckend.	1. Tritt für gewöhnlich nicht allzulange (Wochen, Monate) nach voraufgegangener Infektion ein, und führt meist rasch zu ausgesprochenen Krankheitserscheinungen.
2. Gelegentlich akute, fieberhafte Exacerbation.	2. Nur ausnahmsweise Fieberbewegungen.
3. Hochgradige Verdickung zahlreicher Nervenstämme bildet fast die Regel.	3. Fühlbare Verdickungen keineswegs gewöhnlich; nur ausnahmsweise Anschwellungen geringeren Grades und fast stets nur im Verlaufe vereinzelter Nerven.
4. Dem Stadium der Druckempfindlichkeit folgt meist schon frühzeitig ein solches der Druck-	4. Lebhafte Druckempfindlichkeit der erkrankten Nerven. Da dieselben meist zugleich oder

Polyneuritis leprosa:	Polyneuritis syphilitica:
analgesie. Da gewöhnlich erst vorgeschrittenere Fälle zur Untersuchung kommen, werden nicht selten einzelne Nervenstämme druckempfindlich, andere aber bereits ganz unempfindlich gefunden (Ulnaris).	kurz hintereinander befallen, werden, ist die Ueberempfindlichkeit eine mehr gleichmässige. Im weiteren Verlaufe einer Polyneuritis kann sich hieraus aber auch eine vollkommene Unempfindlichkeit entwickeln, und zwar schon zu einer Zeit, wo noch ausgesprochene nervöse Ausfallserscheinungen nachweisbar sind.
5. Ausstrahlende Schmerzen und Parästhesien.	5. Ausstrahlende Schmerzen und Parästhesien von ganz besonderer Heftigkeit.
Oft lebhafte Hyperästhesie der Haut.	Neben der Hyperästhesie der Haut meist besonders eine solche der tieferen Theile, auch der Muskeln, Sehnen und Fascien.
Bisweilen Vorherrschen von Hitze- und Kälteparästhesien.	Diese fehlen für gewöhnlich.
6. Hervortreten der sensiblen Ausfallserscheinungen.	6. Anästhesien häufig gering.
7. Die taktile Anästhesie tritt an In- und Extensität hinter der dissociirten Empfindungsstörung für Temperatur- und Schmerzreize zurück.	7. Meist wesentlich taktile Störung, Hypalgesie häufig nur gering (im Gegentheil oft lebhafte Hyperalgesie), Temperatursinn im Allgemeinen am wenigsten, meist überhaupt nicht in nachweisbarer Weise beeinträchtigt.
8. Lagegefühlstörungen seltener.	8. Diese hier häufiger.
9. Ausgedehnte Verbreitung der Anästhesie nicht nur an den Extremitäten, sondern auch in bestimmten Partieen des Gesichts und an den Ohren (cf. p. 136).	9. Bei der syphilitischen N. bisher nur im Bereich einzelner Nerven an den Extremitäten bekannt, bei anderen Formen der Polyneuritis an den distalen

Polyneuritis leprosa:	Polyneuritis syphilitica:
	Theilen der Extremitäten, aber noch nicht am Kopf beschrieben.
10. Langsam fortschreitende Muskelatrophien (cf. p. 137).	10. Neben dieser Art der Atrophie bei vielen Formen von Polyneuritis auch akuter einsetzende Paralysen ohne nachfolgende Atrophie erheblichen Grades.
	Andrerseits werden bei manchen Formen von Polyneuritis auch in solchen Nervengebieten Veränderungen der elektrischen Erregbarkeit gefunden, in denen Muskelatrophie und Parese noch zu fehlen scheinen.
Häufige Betheiligung einzelner Muskeln des Gesichts.	Isolirte Atrophie eines einzelnen Gesichtsmuskels nicht bekannt; wenn überhaupt, mehr oder weniger totale Facialislähmung.
11. Neben dem Verlust von Haut- und Schleimhautreflexen findet man die Sehnenphänomene normal oder herabgesetzt, häufig aber auch auffallend stark.	11. Eine Steigerung der Sehnenphänomene bei der gewöhnlichen Polyneuritis, wenn überhaupt, nur ganz vorübergehend. Gewöhnlich Abschwächung resp. Fehlen derselben.
Häufig fehlt der Stichreflex an den Fusssohlen.	Stichreflex meist nicht aufgehoben.
12. Ataxie sehr selten. Romberg'sches Phänomen fehlt in der Regel.	12. Bisweilen Ataxie im Vordergrunde (ataktische Form); häufig starkes Schwanken nach Augenschluss.
13. Keine Blasen- und Mastdarmstörungen.	13. Fehlen gewöhnlich auch hier, sind aber doch bei der syphilitischen Neuritis mehrmals beobachtet (Complikation mit spinalen Erkrankungen).

Polyneuritis leprosa:	Polyneuritis syphilitica:
14. Hervortreten von trophischen Störungen, Hauteruptionen, Knochen- und Gelenkaffektionen. (cf. p. 138.)	14. Bei den chronischen Polyneuritiden sind diese weniger ausgesprochen. Am häufigsten noch vasomotorische Störungen, Hautatrophien (glossy-skin), Nägelveränderungen, bisweilen Mal perforant (Arsen-, Alkohol-Neuritis).
Ausfall der Augenbrauen und Cilien, nicht des Haupthaars.	Haarausfall bei der syphilitischen Form.
15. Lokale, von der Oberfläche nach der Tiefe greifende Entzündung am Auge.	15. Erkrankungen der Iris und Hornhaut nicht selten.
Lähmungen im Okulomotoriusgebiet möglich.	Augenmuskellähmungen häufiger (Complikation mit cerebralen resp. meningitischen Erkrankungen).
16. Bisweilen langjähriger Stillstand der nervösen Erscheinungen (von Manchen als Heilung bezeichnet), oder aber Fortschreiten der Krankheit bis zum letalen Ausgange.	16. Bei Ausbleiben von Complikationen, Fernhaltung der Schädlichkeiten, geeigneter Behandlung mehr oder weniger vollkommene Rückbildung der krankhaften Erscheinungen sehr gewöhnlich. Die syphilitische Neuritis ist durch eine specifische Behandlung in der Regel sehr rasch zu beseitigen.

Anhang.

Anhangsweise gebe ich die Krankengeschichte eines in Athen von mir untersuchten Mannes, bei dem ich auf Grund der über die Nervenlepra vorher gesammelten Erfahrungen die Diagnose auf diese Krankheit stellen zu müssen glaubte. Da er bisher nicht für einen Leprösen gehalten worden war, da ich ihn aus äusseren Gründen nur zweimal innerhalb relativ kurzer Zeit untersuchen konnte, und da auch der Symptomenkomplex insofern ein etwas ungewöhnlicher ist, als charakteristische Hauteruptionen fehlten und eine partielle Okulomotoriuslähmung bestand, möchte ich ihn jedoch nicht ohne Weiteres den meiner Untersuchung zu Grunde gelegten Kranken gleichstellen. Immerhin dürfte seine Mittheilung von Interesse sein, besonders eben deshalb, weil er der Diagnose einige Schwierigkeiten bereitete.

Die Gründe, welche mir bei ihm für Lepra zu sprechen schienen, liegen in dem Befunde einer multiplen Muskelatrophie, Anästhesie und Reflexaufhebung an den distalen Theilen der Arme und Beine, besonders im Ulnarisgebiet, von hypästhetischen feinen Hautnarben, von Sensibilitätsstörungen an den Ohren, von mehrfachen Nervenverdickungen. Die Lähmung des Levator palpebrarum und Rectus superior würde eine ungewöhnliche, aber, wie an anderer Stelle erwähnt wurde, nicht ganz unbekannte Complikation darstellen. Eine bacilläre Untersuchung ist leider nicht vorgenommen worden; dagegen hat der Patient sicher Gelegenheit gehabt, mit Leprösen in Berührung zu kommen. Anhaltspunkte für eine voraufgegangene Syphilis sind in keiner Weise gegeben. Dass die Malaria, an welcher er früher gelitten haben soll, zu multiplen Neuritiden Veranlassung geben kann, ist mir wohlbekannt (Jourdan u. A.), aber letztere gleichen den gewöhnlichen Formen der infektiösen Polyneuritis, es liegen jedenfalls keine Erfahrungen darüber vor, dass sie ein derartiges Krankheitsbild hervorrufen, wie es hier besteht. Ein solches entspricht vielmehr, wie ich glaube, durchaus dem der Lepra nervosa.

M. Oic., 40 Jahre alt, Photograph aus Athen.

Anamnese. Pat. giebt an, dass er aus einer gesunden Familie stammt, in der insbesondere von leprösen Erkrankungen Nichts bekannt ist. Er ist in Salimnos geboren, einer Kleinasiatischen Insel, auf der noch vor etwa 50 Jahren Leprakranke wohnten, war längere Zeit in Kreta, das von Leprösen wimmelt, und dann in Constantinopel. Seit 18 Jahren verheirathet, hat er drei gesunde Kinder; die Frau hat niemals abortirt. Er will vor 15 Jahren längere Zeit an Malaria gelitten haben, sonst aber niemals krank gewesen sein. Seit einer Reihe von Jahren hat er eine nur sehr langsam zunehmende Abmagerung, Schwäche und Verkrümmung in den Armen und Beinen bemerkt, seit 2 Jahren haben diese Erscheinungen etwas rascher zugenommen. Obere und untere Extremitäten sollen etwa zu gleicher Zeit befallen worden sein. Schmerzen haben niemals bestanden, wohl aber häufig ein Gefühl von Ameisenlaufen in den Fingern und Zehen. Seit etwa 5 Jahren leidet er ausserdem an einer unmerklich und schmerzlos entstandenen und langsam zugenommenen Augenmuskellähmung des linken Auges. Keine Blasen- und Mastdarmstörung. Er hat angeblich niemals eine geschlechtliche Erkrankung, niemals Ausschlag gehabt, und soll kein Potator sein.

Stat. praes. April 1898: Kräftig gebauter Mann in einem guten Ernährungszustande. Innere Organe scheinbar gesund, keine Milzvergrösserung nachweisbar.

Linkes oberes Lid hängt etwas (leichte Parese des Levator), linker Bulbus nach unten gerichtet; Wirkung des M. rectus superior fällt aus. In den übrigen Bewegungen des Bulbus keine Ausfallserscheinungen. Rechts im Gebiete des N. oculomotorius keine Paresen. Die linke Pupille ist weiter als die rechte. Bei Lichteinfall und Convergenz beiderseits Verengerung der Pupille. Augenschluss auch links kräftig. Conjunktivalreflex relativ schwach. N. supraorbitalis beiderseits auffallend gut zu fühlen, nicht empfindlich, rechts bis zur Stirn hinauf abzutasten. Im unteren Facialisgebiet, an der Zunge und dem Gaumen keine motorischen Störungen. Schlucken und Sprache intakt. Würgreflexe lebhaft.

N. auricularis magnus beiderseits sehr deutlich zu fühlen als dicker geschlängelter Strang.

Krallenstellung des fünften bis dritten, im geringeren Grade auch des zweiten Fingers rechts, in ihren ersten Anfängen auch des fünften bis dritten Fingers links. Die Interossealräume und der Kleinfingerballen sind abgeflacht und etwas druckempfindlich; auch der Daumenballen ist relativ dünn, die Opposition des Daumens links etwas schwächer als rechts. Wirkung der vom Ulnaris versorgten Fingermuskeln sehr unvollkommen, die übrigen Finger-, die Hand-, Vorder- und Oberarmbewegungen kräftig und sicher. Fibrilläres Muskelzittern ist nicht zu bemerken. Der N. ulnaris ist beiderseits auffallend dick, wenig empfindlich.

Die Beinmuskulatur ist oben leidlich kräftig entwickelt, weniger gut am Unterschenkel, und an den Füssen atrophisch. Die Zehen stehen in Krallenstellung. Die aktive Wirkung der kleinen Zehenmuskeln fällt aus, ebenso diejenige der vom

N. peroneus versorgten Extensoren am Unterschenkel; auch die vom Tibialis versorgten Beuger sind nicht sehr kräftig wirksam. Keine Ataxie. Gang sehr beeinträchtigt (Steppergang), er kann zwar allein gehen, benützt aber, gewöhnlich einen Stock. Bei passiven Bewegungen keine Spannung. N. tibialis relativ dick zu fühlen, N. Peroneus nicht druckempfindlich. Knie-, Achillessehnenphänomene, auch Fussreflexe sind nicht zu erzielen (bei Stichen kein Zurückziehen der Füsse). Bauchreflexe nicht deutlich (er spannt dabei die Bauchdecken an).

An beiden Ohren Hypästhesie, weniger regelmässig für Berührungen und schmerzhafte Reize, als für Kälteempfindungen; dieselbe Störung im Ulnarisgebiet beider Seiten.

Allgemeine Hypästhesie an den Beinen bis zum Knie hinauf. In den Kniekehlen und oberhalb derselben je zwei fein gefältelte, schuppende, etwas glänzende Hautstellen von unregelmässiger Begrenzung, in denen Berührungen mit dem Pinsel nicht regelmässig, mit kalten Gefässen häufig überhaupt nicht, oder als „warm" angegeben werden. Allgemeine Hypalgesie gegen Nadelstiche; passive Bewegungen in den Finger- und Zehengelenken werden stets prompt erkannt.

Zusammenfassung: Pat. lebte jahrelang in einer Lepragegend. Vor 15 Jahren Malaria. Seit Jahren atrophische Parese der distalen Muskulatur der Arme und Beine, seit zwei Jahren raschere Zunahme. Parästhesien in den Fingern und Zehen. Seit fünf Jahren linksseitige Augenmuskellähmung.

April 1898: Partielle Oculomotoriuslähmung links. Krallenstellung und atrophische Parese im Gebiet des N. ulnaris rechts, im Beginn auch links; Schwäche des linken M. opponens pollicis. Krallenstellung der Zehen; atrophische Parese der kleinen Fussmuskeln und der Dorsalflexoren, in geringem Grade auch der Plantarflexoren. Allgemeine Hypalgesie. Hypästhesie für alle Qualitäten an den Ohren, im Ulnarisgebiet beiderseits und an den Beinen bis zu den Knieen hinauf. In der Kniegegend feingefältelte, besonders für „kalt" unempfindliche Narben. Knie-, Achillessehnenphänomene und Fussreflexe nicht zu erzielen, Conjunktivalreflexe schwach. Verdickung der N. N. supra-orbitales (?), Auricul. magni, Ulnares, Tibiales. Ulnaris- und Peroneus-Druckanalgesie.*)

*) Nach einer freundlichen Mittheilung des Herrn Dr. Mitafsis vom 28./6.1898 ist Pat. vor ca. vier Wochen nach Domokos in Thessalien gezogen, um dort als Photograph weiter thätig zu sein. Er fühlt sich jetzt besser und glaubt, dass die Muskelatrophie jetzt gehemmt sei.

Benutzte Litteratur.

Ch. Achard, Syringomyélie, type Morvan. Gazette des hôpitaux 64, p. 758. 1891.

Aristidi-Bey, Contribution à la recherche des bacilles de Hansen dans les affections pemphigoides de la lèpre. Mitth. u. Verh. d. Intern. Lepra-Conf. III, p. 450. 1897.

E. Arning, Ueber das Vorkommen des Bacillus leprae bei Lepra anaesthetica sive nervorum. Virchow's Archiv 97, p. 170. 1884.

Arning, Appendix to the report on leprosy of the president of the board of the health. Honolulu 1886, p. 38, ref. von Ehlers (l. c.).

Arning, Diskussion im ärztl. Verein zu Hamburg 14./6. 1892. Deutsche Med. Woch. XIX, p. 532. 1893.

Ed. Arning u. M. Nonne, Weiterer Beitrag zur Klinik und Anatomie der Neuritis leprosa. Virchow's Arch., Bd. 134, p. 319. 1893.

A. S. Ashmead, Lepra anesthetica and syringomyelia in Colombia. the Journ. of nerv. and ment. dis. XX, p. 770. 1895.

A. S. Ashmead, Melancholia of Leprosy. the Alien. and Neurologist XIX, p. 431. 1898.

Astié, le thorax en bateau de la syringomyélie. Thèse de Paris 1897. ref. Rev. neurol. V, p. 169. 1897.

V. Babes, Ueber die Histologie der Lepra (mit besonderer Berücksichtigung des Nervensystems). Mitth. u. Verh. der Intern. Lepra-Conf. I, 1, p. 137. 1897.

V. Babes, Untersuchungen über den Leprabacillus und über die Histologie der Lepra. Berlin 1898.

Babinski, Soc. méd. des hôpitaux. 4./12. 1892. La Sem. méd. XII. p. 441. 1892.

M. Babinski, Des neurites périphériques. Congrès des aliénistes et neurolog. de France et des pays de lang. franç. 7./8. 1894, ref. Rev. neurol. II, p. 483. 1894.

Baelz, Ueber das Verhältniss der multiplen peripheren Neuritis zur Beri-Beri (Panneuritis endemica). Zeitschr. f. klin. Med. IV, p. 616. 1882.

Baelz, Beiträge zur Lehre von der Lepra. Monatsh. f. prakt. Dermatol. IV, Ergänzungsheft, p. 22. 1885.

Baelz, Zur Lehre von der Lepra und ihrer Behandlung. Berl. Klin. Wochenschr. 34, p. 997 u. 1031. 1897.

G. Ballet, Psychoses et affections nerveuses. Paris 1897.

O. Berger, Zur neuropathologischen Casuistik. Wiener Med. Wochenschr. XXX. 1873.

A. v. Bergmann, Die Lepra. Deutsche Chirurgie, Liefer. 10 b. Stuttgart 1897.

Bérillon, Lèpre mutilante autochtone. Assoc. franç. pour l'avancement des sciences. Section des scienc. méd. 9./8. 1893, ref. Rev. neurol. I, p. 517. 1893.

M. Bernhardt, Ueber die sogenannte „Morvan'sche Krankheit". Deutsche Med. Wochenschr. XVII, p. 285. 1891.

M. Bernhardt, Die Erkrankungen der peripherischen Nerven I. Wien 1895.

E. Besnier, rôle étiologique — 1) de l'hérédité — 2) de la transmissibilité. Verh. d. Intern. Lepra-Conf. I, p. 127. 1897.

A. Blaschko und M. Brasch, Beiträge zur Früh- und Differentialdiagnose der Lepra. Allgem. Med. Centralzeitung 65, p. 921. 1895.

A. Blaschko, Die Lepra im Kreise Memel. Berlin 1897.

Blaschko, Ein Fall von Lepra anaesthetica. Berl. Gesellsch. f. Psych. und Nervenkr. 13./12. 1897, ref. Neurol. Centralbl., XVII. p. 35. 1898.

E. Boix, Paralysie faciale périphérique précoce de la période secondaire de la syphilis. Arch. de médec. 1894, p. 152.

Lyder Borthen, Untersuchungen über die Häufigkeit der Augenleiden in den beiden Formen der Lepra. Mitth. u. Verh. der Intern. Lepra-Conf. I, 3, p. 6. 1897.

L. Brauer, Letal endende Polyneuritis bei einem mit Quecksilber behandelten Syphilitischen. Berliner Klin. Wochenschr. XXXIV, p. 267 und 294. 1897.

L. E. Bregmann, Zur Diagnostik der Syringomyelie. Neurol. Centralbl. XIV. p. 805. 1895.

M. Breuer, Ein Fall von Lepra. Viertelj. f. Dermatol. und Syphilis 1880, p. 529.

E. Brissaud, Leçons sur les maladies nerveuses. Paris 1895.

Brissaud, les symptômes de topographie métamérique aux membres. La Semaine médicale XVIII, p. 385. 1898.

J. Bruhl, Contribution à l'étude de la syringomyélie. Paris 1890.

L. Bruns, Die Geschwülste des Nervensystems. Berlin 1897.

E. Brunsgaard, To tiefälde af ulnarnevrirt ved secundär syfilis. Norsk Mag. f. Lägevidensk. 1896. XI, p. 370, ref. Neurol. Centralbl. XV, p. 725. 1896.

Fr. Caillet, étude sur les troubles de la sensibilité dans les affections nerveuses (dissociation syringomyélique). Thèse de Paris 1891.

Campana, nevrite leprosa. Accademia di medicina in Roma. 1894, ref. Rev. neurol. III, p. 213. 1895.

Th. Caradec, Névromes multiples avec troubles trophiques dans le cours de la syphilis secondaire. Gazette des hôpitaux 53, p. 98. 1880.

G. Carrière, Des neurites périphériques dans la tuberculose pulmonaire. Arch. clin. de Bordeaux 1896. ref. Neurol. Centralbl. XVI, p. 856. 1897.

R. Cassirer, Ueber Veränderungen der Spinalganglienzellen und ihrer centralen Fortsätze nach Durchschneidung der zugehörigen peripheren Nerven. Deutsche Zeitschr. f. Nervenkr. XIV, p. 150. 1898.

Catrin, Déformation des doigts rappelant la main de Morvan ou la main lépreuse. Soc. méd. des hôpit. de Paris 2./2. 1894, ref. Rev. neurol. II, p. 180. 1894.

Cavazzani, sur la différenciation des organs de la sensibilité thermique de ceux du sens de pression. Arch. ital. de Biol. XVII, H. 3, ref. Neurol. Centralbl. XI, p. 582. 1892.

Cavazzani e Manca, alterazioni della sensibilita termice e tattile in seguito a lesione del nervo radiale. Riforma med. 1895. No. 57, ref. Rev. neurol. III, p. 535. 1895 und Neurol. Centralbl. XI, p. 582. 1895.

C. Ceni, sull' eziologia delle degenerazioni sistematiche primarie del midollo spinale. Riv. sperim. di Frenatria XXIII, p. 684. 1897.

S. Champenier, des neurites syphilitiques et en particulier de la névrite cubitale à la période secondaire. Thèse de Paris 1895, ref. Rev. neurol. IV, p. 47. 1896.

Chantemesse, sur un cas de Syringomyélie à forme acromégalique. Le Progrès médical 3te Serie. T. I, No. 17, p. 273. 1895.

J. B. Charcot, de la dissociation syringomyélique dans les compressions et sections des troncs nerveux. Mode de retour des sensibilités après opération. Compt. rend. hebd. de la soc. de Biol. Paris 1892, I, p. 941.

J. M. Charcot, sur un cas de syringomyélie avec panaris algésique (Type Morvan) Gazette hebdomadaire. 1891, No. 15.

Chassiotis, Ueber die bei der anästhetischen Lepra im Rückenmark vorkommenden Bacillen. Monatshefte f. prakt. Dermatol. VI, p. 1039. 1887.

Chauffard, Lèpre systématisée nerveuse simulante la syringomyélie. Soc. méd. des hôpit. 4./11. 92. La Semaine médic. XII, p. 440. 1892.

Cramer, Ueber Nervenausschabung bei Lepra. XXI. Congr. d. Deutsch. Gesellsch. f. Chirurgie. 10./6. 1892, ref. Deutsche Med. Wochenschr. XVIII, p. 754. 1892.

Critzmann, essay sur la syringomyélie. Paris 1892.

Coffin, Contribution à l'étude de la lèpre aux îles Maurice et de la Réunion. Journ. des Malad. cutan. et syphil., 2 sér., tome VII, p. 351. 1895.

Colella e Stanciale, Giorn. di neuropathol. vol. VII, 1890 (citirt nach Babes l. c.).

D. C. Danielssen et W. Boeck, Traité de la Spedalskhed ou Elephantiasis des Grecs. Paris 1848 (ist mir nur in Referaten zugänglich gewesen).

D. C. Danielssen, Traité de la forme anaisthétique de la Spedalskhed (Elephantiasis Graecorum anaesthetos). Recueil d'observations sur les maladies de la peau par W. Boeck et D. C. Danielssen. 3me Livraison. Christiania 1862.

J. Darier, Anatomie pathologique (Resumé préliminaire) des taches érythemato-pigmentées de la Lèpre. Mitth. u. Verh. d. Intern. Lepra-Conf. I, p. 135. 1897.

H. Daxenberger, Ueber einen Fall von chronischer Compression des Halsmarks mit besonderer Berücksichtigung der sekundären absteigenden Degenerationen. Deutsche Zeitschr. f. Nervenkr. IV, p. 136. 1893.

Debove, Maladie de Morvan ou lèpre. Soc. méd. des hôpit. de Paris 28./7. 1893, ref. Rev. neurol. I, p. 639. 1893.

Dehio, Ueber die Erkrankung der peripherischen Nerven bei Lepra. St. Petersburg. Med. Zeitschr. XIV, p. 362. 1889.

K Dehio, Ueber die Lepra anästhetica und den pathogenetischen Zusammenhang ihrer Krankheitserscheinungen. Mitth. u. Verh. der intern. wissensch. Lepra-Conf. II, p. 85. 1897.

Dejerine et Mirallié, Contribution à l'étude des troubles trophiques et vasomoteurs dans la syringomyélie. Arch. de physiol. 1895 (Octobre).

J. Dejerine et A. Thomas, Un cas de syringomyélie type scapulo-huméral avec intégrité de la sensibilité, suivi d'autopsie. Soc. de Biol. 10./7. 1897, ref. Rev. neurol. VI, p. 153. 1898.

Delbanco, Verh. der Biolog. Abth. d. ärztl. Vereins in Hamburg, ref. Münch. Med. Wochenschr. 1897, p. 1363.

St. Dimitroff, Ueber Syringomyelie. Arch. f. Psych. und Nervenkr. XXVIII, p. 583. 1896, XXIX, p. 299. 1897.

A. Donnagio, le alterazioni dei centri nervosi nell' intossicazione difterica sperimentale. Rivista di patol. nerv. e ment. III, p. 246. 1898.

E. von Düring, Lepra und Syringomyelie. Deutsche Med. Wochenschr. XX, p. 123. 1894.

E. von Düring, Zur Lehre von der Lepra. Contagion und Heredität. Deutsche Med. Wochenschr. 1898. No. 20 u. 21.

von Düring, Die Schwierigkeiten in der Diagnose nervöser Lepraformen, insbesondere in Beziehung auf die Syringomyelie. Separatabdruck aus der Festschrift zu Ehren von F. J. Pick (Arch. f. Dermat. u. Syphilis). 1898.

Dyer, Diskussion. Mitth. u. Verh. d. Intern. Lepra-Conf. II, p. 135. 1897.

D. L. Edsall, dissociation of sensation of the syringomyelic type: occurring in Pott's disease. The Journ. of nerv. and ment. dis. XXV, p. 257. 1898.

Ehlers, Sur les formes frustes ou abortives de la lèpre. Annales de dermatologie. 1896, p. 525 (nach Citat).

Edw. Ehlers, Aetiologische Studien über Lepra. Berlin 1896.

Ehlers, la lèpre dans les Balkans. Tirage à part du bulletin de la société française de dermat. et de syphiligraphie, Juin 1897. Copenhague 1897.

Edw. Ehlers, Aussatz-Rekognoscirungsreise auf der Balkanhalbinsel. Dermatologische Zeitschr. Bd. V, Heft 1. 1888.

S. Ehrmann, Ein Fall von halbseitiger Neuritis spinaler Aeste bei recenter Lues. Wiener Med. Blätter IX, p. 1410. 1886.

S. Ehrmann, Zur Casuistik der irritativen Neuritis syphilitica peripherica. Wiener Med. Wochenschr. 1893, No. 33.

Étienne, Deux cas de lèpre autochtone, lèpre analgésique mutilante. Soc. franç. de dermat. et de syphil. 10./5. 1894 u. Rev. médic. de l'Est 1./6. 1894, ref. Rev. neurol. II, p. 691. 1894.

Eudlitz, Paralyse faciale dans la syphilis secondaire. Soc. franç. de Dermatol. et de Syphiligr. 13./6. 1895, ref. Rev. neurol. III, p. 636. 1895.

R. A. Flemming, the effect of „Ascending degeneration" on the nerve cells of the ganglia on the posterior nerve roots, and the anterior cornua of the cord. Edinburgh medic. Journ. 1897, March, ref. Neurol. Centralbl., p. 14. 1898.

Frenkel, Morvan'sche Krankheit und Lepra. Neurol. Centralbl. XIII, p. 246. 1894.

Frank R. Foy, a case of multiple syphilitic neuritis. The Journ. of. nerv. and ment. dis. XXV, p. 594. 1898.

Gaucher, Sergent et Champenier, Neurite syphilitique du cubital. Soc. franç. de derm. et du syphiligr. 14./2. 1895, ref. Rev. neurol. III, p. 634. 1895.

Gaucher, Neurite syphilitique du cubital. Soc. franç. de derm. et de syphiligr. 11./7. 1895, ref. ibid., p. 636.

van Gehuchten, l'anatomie fine de la cellule nerveuse. XII. Intern. Med. Congr. zu Moskau 1897, ref. Neurol. Centralbl. XVI, p. 905. 1897.

W. Gerlach, Die Beziehungen zwischen Hautflecken und der Nervenerkrankung bei der Lepra anästhetica. Virchow's Archiv, Folge XII, Bd. 5, p. 126. 1891.

Gilles de la Tourette et Chipault, la phase radiculaire des névrites ascendantes traumatiques. Presse médicale No. 46, 1896, ref. Rev. neurol. IV, p. 512. 1896.

L. Glück, Ueber das Alter, den Ursprung und die Benennung der Syphilis in Bosnien und der Hercegowina. Arch. f. Dermat. u. Syphilis XXI, p. 348. 1889.

L. Glück, Die Lepra der oberen Athmungs- und Verdauungswege. Mitth. u. Verh. d. intern. wiss. Lepra-Conf. zu Berlin I, 1, p. 18. 1897.

S. Goldflam, Zur Aetiologie der peripherischen Facialislähmung. Neurol. Centralbl. X, p. 486. 1891.

Goldscheider, Lepra und Syringomyelie. Krankenvorst. Berl. Verein f. Innere Med. 7./3. 1898. Deutsche Med. Wochenschr. 1898. Vereinsbeilage p. 50.

A. Goldscheider und E. Flatau, Normale und pathalogische Anatomie der Nervenzellen auf Grund der neueren Forschungen. Berlin 1898.

A. Gombault, Maladie de Morvan, Syringomyélie et lèpre. Rev. neurol. I, p. 378. 1893.

W. R. Gowers, Handbuch der Nervenkrankheiten. Deutsche Ausgabe von K. Grube. I. Bonn 1892.

W. Griesinger, Kleine Beiträge zur Pathologie des Aussatzes. Virchow's Arch. V, p. 256. 1853.

G. Grosz, Neuritis multiplex im Sekundärstadium der Syphilis. Wiener Klin. Wochenschr. X, p. 572. 1897.

A. Habel, Ein Fall von Lepra. Deutsche Med. Wochenschr. XXIV, p. 135. 1898.

Fr. Hahn, Form und Ausbreitung der Sensibilitätsstörungen bei Syringomyelie. Jahrbücher f. Psych. u. Neurol. XVII, p. 54. 1898.

H. Hallopeau et E. Jeanselme, sur une poussée aiguë de lèpre à manifestations multiples et plus particulièrement sur l'orchite aiguë lépreuse. Soc. de dermat. et de syphiligr. de Paris 9./3. 1893. Annal. de derm. et syph. 1893, p. 146.

Hallopeau, Lèpre anesthésique avec déformation singulière des mains et persistance des éminences thénar et hypothénar. Soc. franç. de derm. et de syphil. 12./4. 1893, ref. Rev. neurol. II, p. 603. 1894.

Hallopeau et Jeanselme, Sur un cas de lèpre nerveuse avec poussée érythrodermique très intense et troubles médullaires. Journ. des malad. cutan. et syphil. 2 Sér. VII, p. 236. 1895.

G. Armauer Hansen, Einige Bemerkungen über die anästhetische Form des Aussatzes. Viertelj. f. Dermat. u. Syphilis X, p. 557. 1883.

G. Armauer Hansen, Bacillus Leprae. Virchow's Arch. 79, p. 32. 1886.

G. A. Hansen, A propos de la lèpre et de la syringomyélie. Semaine médicale 1893, p. 447.

G. A. Hansen und C. Looft, Die Lepra vom klinischen und pathologisch-anatomischen Standpunkt. Bibliotheca medica. DII. Heft 2. Cassel 1894.

R. Henneberg, Ueber einen Fall von chronischer Meningo-Myelitis mit Erkrankung der Spinalganglien und Degeneration einzelner hinterer Lumbalwurzeln und ihrer intramedullären Fortsetzungen. Arch. f. Psych. u. Nervenkr. XXII, p. 771. 1899.

C. C. Hersman, Lepra anaesthetica. The Alienist and Neurologist XIX, p. 32. 1898.

H. Higier, Centrale Hämatomyelie des Conus medullaris. Deutsche Zeitschr. f. Nervenh. IX, p. 185. 1896.

J. Hoffmann, Zur Lehre von der peripherischen Facialislähmung. Deutsche Zeitschr. f. Nervenh. V, p. 72. 1894.

J. Hoffmann, Zur Lehre von der Syringomyelie. Deutsche Zeitschr. f. Nervenh. III, p. 1. 1892.

G. u. F. E. Hoggan, Ueber Nervenveränderungen bei Lepra anästhetica. Monatsh. f. prakt. Dermat. I, p. 1. 1882.

Holmberg, Ein weit vorgeschrittener Fall von Lepra anaesthetica. Finska Läkaresällskap 25./11. 1893, ref. Neurol. Centralbl. XIII, p. 672. 1893.

Homén, Ein Fall von Lepra anästhetica, Finska Läkaresällskap. 23./1. 1892, ref. Neurol. Centralbl. XI, p. 360. 1892.

J. Hutchinson, On the importance of the diagnosis between Leukodermia and white Leprosy. Lectures on clinical surgery. Vol. I, p. 33. London 1878 (ref. von Blaschko, l. c.).

G. W. Jakoby, Contribution to the study of anaesthetic leprosy, with special reference to partial sensory disorders. The Journal of nerv. and ment. dis. XIV, No. 6, p. 336. 1889.

M. E. Jeanselme, des troubles sensitifs dans la lèpre. Bull. et mém. de la société médic. des hôpitaux de Paris. 1897, No. 26, p. 963. Séance du 9./7. 1897.

M. E. Jeanselme, Syndrome de Morvan, Syringomyélie et lèpre. Extrait des Bulletins et mémoires de la société médicale des hôpitaux de Paris, Séance du 30./7. 1897.

E. Jeanselme et Laurens, Des localisations de la lèpre sur le nez, la gorge et le larynx. Mitth. u. Verh. d. intern. wissensch. Lepra-Conf. zu Berlin. I. Berlin 1897.

M. E. Jeanselme, Des troubles sensitifs dans la Lèpre. Ibid. III, 1897, p. 384.

M. E. Jeanselme, la conférence de Berlin et la prophylaxie de la lèpre. La Presse médicale. 1897, No. 106 (21. December).

E. Jeanselme et Millian, de l'adénopathie sus-épitrochléenne dans la syringomyélie type Morvan, et des causes d'erreur qu'elle entraine dans le diagnostic avec la lèpre. Bulletin et mémoires de la société médicale des hôpitaux de Paris. 1898. No. 19, p. 467 (séance du 27./5. 1898).

Jeanselme et Marie, sur les lésions des cordons postérieurs dans la moëlle des Lepreux. Rev. neurol. VI, p. 751. 1898.

A. Joffroy et Ch. Achard, Un cas de maladie de Morvan avec autopsie. Archiv. de méd. expérim. et d'anatom. pathol. 1890, p. 540.

F. Jolly, Ein Fall von Morvan'scher Krankheit. Charité-Annalen XVI, p. 336. 1891.

Jourdan, Polyneurite périphérique d'origine palustre. Gazette des hôpitaux civ. et mil. 69, p. 603. 1896.

O. Kahler, Paraplegia cervicalis mit eigenthümlichen Sensibilitätsstörungen. Prager Med. Wochenschr. VII, p. 413 ff. 1882.

O. Kahler u. A. Pick, Weitere Beiträge zur Pathologie und pathologischen Anatomie des Centralnervensystems. Arch. f. Psych. u. Nervenkr. X, p. 297. 1880.

Kalindéro et Marinesco, des rapports de la lèpre avec la syringomyélie et la maladie de Morvan. Société méd. des hôpitaux de Paris. 16./7. 1897, ref. Rev. neurol. V, p. 530. 1897.

N. Kalindéro, De la lèpre anésthetique. Ses lésions médullaires. — Son expression clinique, ses rapports avec la syringomyélie et la maladie de Morvan. Mitth. u. Verh. der intern. wissensch. Lepra-Conf. zu Berlin 1897. III, p. 357. 1898.

Kattwinkel, Casuistischer Beitrag zum Thorax en bateau bei Syringomyelie. D. Arch. f. klin. Med. 62, p. 279. 1899.

J. Kellog, Zur pathol. Anatomie der Lepra der Nervenstämme. Monatsschr. f. prakt. Dermatol. XXII, p. 161. 1896.

R. Klemm, Ueber Neuritis migrans. diss. inaug. Strassburg 1874.

G. N. Kondriavsky, les rapports de la lèpre avec la maladie de Morvan et la syringomyélie. Thèse de Petersburg 1896, ref. Rev. neurol. V, p. 334. 1895.

P. Kovalewsky, Lèpre et aliénation. Rev. neurol. VII, No. 5, p. 158. 1899.

F. Krauss, Die Bestimmung des betreffenden Rückenmarkssegmentes der unteren Halswirbel. Zeitschr. f. klin. Med., Bd. XVIII.

Kutznitzky, Ueber das Vorkommen von Leprabacillen im Blute bei Lepra anaesthetica. Allg. ärztl. Verein zu Coeln, Sitz. vom 22./11. 1897. Münch. Med. Wochenschr. 1898, p. 766.

M. Laehr, Ueber Störungen der Schmerz- und Temperaturempfindung in Folge von Erkrankungen des Rückenmarks. Klinische Studie mit besonderer Berücksichtigung der Syringomyelie. Arch. f. Psych. u. Nervenkr. XXVIII, p. 173. 1896.

M. Laehr, Lepra und Syringomyelie, Differentialdiagnostische Bemerkungen Berliner Klin. Wochenschr. XXXIV, p. 45. 1897.

M. Laehr, Ein Beitrag zur Differentialdiagnose zwischen Lepra und Syringomyelie. Verh. der Intern. Lepra-Conf. 1897. III.

V. Lajard et F. Regnault, de l'existence de la lèpre atténuée chez les cagots des Pyrénées. Le Progrès Médical XX, 2, p. 403 ff. 1892.

Langhans, Zur Casuistik der Rückenmarksaffektionen — 2. Myelitis der grauen Commissur, Clarke'schen Säulen und Hinterhörner (Lepra anaesthetica s. mutilans). Virchow's Arch. 64, p. 175. 1875.

Chr. Leegard, Nogle Ord om den glatte Form af Spedalsked fra et neuropathologisk Standpunkt. Nord. med. Ark. XIV, No. 3, 1884 (ref. Virchow-Hirsch, Jahresbericht I, p. 360, 1884).

Leloir, Traité théorique et pratique de la lèpre, Paris 1886 (ist mir nur in Referaten zugänglich gewesen).

E. Lesser, Zur Geschichte des Aussatzes. Mitth. u. Verh. der Intern. Lepra-Conf. I, 3, p. 12. 1897.

Leyden, Die Entzündung der peripheren Nerven (Polyneuritis. Neuritis multipex). Berlin 1888.

Lichtheim, Ueber Pathologie und Therapie der perniciösen Anämien. VI. Congr. f. Innere Medizin. Neurol. Centralbl. VI, p. 235. 1887.

H. P. Lie, Zur pathologischen Anatomie der Lepra. Arch. f. Dermatologie und Syphilis, XXIX, p. 339. 1894.

C. Lombroso, Die Lehre von der Pellagra. Deutsch von Kurella. Berlin 1898.

Long et Valency, Un cas de lèpre chez un Breton. Annales de Dermatologie 1897, p. 601, ref. Rev. neurol. V, p. 646. 1897.

C. Looft, Beitrag zur pathologischen Anatomie der Lepra anaesthetica, insbesondere des Rückenmarks. Virchow's Archiv, Bd. 128, p. 215. 1892.

C. Looft, Die anästhetischen Formen der Lepra. Mitth. u. Verh. der intern. wissensch. Lepra-Conf. in Berlin, I, 3, p. 103. 1897.

O. Lubarsch, Ueber Rückenmarksveränderungen bei Carcinomatösen. Zeitschr. f. klin. Med. XXXI, p. 389. 1897.

E. Lugaro, sulle alterazioni delle cellule nervose dei gangli spinali in seguito al taglio della branca periferica o centrale del loro prolungamento. Riv di pat. nerv. e ment., I, p. 457. 1896.

E. Luisada e D. Pachioni, Azione della tossina difterica sul sistema nervoso contributo alla patogenese della paralisi difterica. Il Policlinico V, p. 297. 1898, ref. Rev. neurol. VI, p. 713. 1898.

G. de Majewska, Contribution à l'étude de la névrite ascendante. Thèse de Paris 1897, ref. Rev. neurol. V, p. 409. 1897.

Marestang, Contribution à l'étude du diagnostic différ. de la lèpre anesthétique et de la syringomyélie. Rev. de méd. XI, p. 781. 1891.

Marestang, de l'infiltration caséo-calcifiée dans la lèpre systématisée nerveuse pure. Annal. de Dermat. 1892, p. 513 (cf. v. Düring l. c.).

Pierre Marie, Existe-t-il une atrophie musculaire progressive Aran-Duchenne? Rev. neurol. V, p. 686. 1897.

Pierre Marie et Astié, du „thorax en bateau" dans la syringomyélie. Soc. méd. des hôpitaux 19./2. 1897. La sem. méd. XVII, p. 68, 1897.

G. Marinesco, Un cas de maladie de Morvan avec autopsie. Soc. méd. des hôpitaux de Paris 12./2. 1897, ref. Rev. neurol. V, p. 181. 1897.

G. Marinesco, de la main succulente. Nouvelle Iconogr. de la Salpêtr. X, p. 84. 1897.

G. Marinesco, Des rapports de la lèpre avec la syringomyélie et la maladie de Morvan. Soc. méd. des hôpitaux de Paris 16./7. 1897.

Marinesco, pathologie de la cellule nerveuse. Referat erstattet auf dem XII. Intern. Med. Congr. in Moskau 1897.

Marinesco, Sur les paralysies flasques par compression de la moëlle. La Semaine médicale XVIII, p. 153. 1898.

H. Meige, La lèpre dans l'art. Nouv. Iconogr. de la Salpêtrière, X, p. 418. 1897.

Menachem-Hodara, Zwei Fälle von Neurolepriden. Monatshefte für prakt. Dermat. XXV, 1897, p. 61, ref. Centralbl. für Bakt., Parasitenk. und Infektionskr., XXII, p. 606. 1897.

L. Ménétrel, Contribution à l'étude clinique des neurites et des polyneurites périphériques à la période secondaire de la syphilis. Thèse de Paris 1898.

Meschede, Ueber Geistesstörung bei Lepra. XII. Intern. Med. Congr. zu Moskau. Sekt. für Nerv. und Geisteskr., 25./8. 1897, ref. Neurol. Centralbl., XVI, p. 926. 1897.

W. Minnich, Zur Kenntniss der im Verlauf der perniciösen Anämie beobachteten Spinalerkrankungen. Zeitschr. für Klin. Med., XXI, p. 25 und 264. 1892.

L. Minor, Centrale Hämatomyelie. Arch. für Psych. und Nervenkr., XXIV, p. 693. 1892.

L. Minor, Klinische Beobachtungen über centrale Hämatomyelie. Ibidem XXVIII, p. 256. 1892.

L. Minor, Klinische und anatomische Untersuchuugen über traumatische, von centraler Hämatomyelie und centraler Höhlenbildung gefolgte Affektionen des Rückenmarks. Ref. Neurol. Centralbl. XVI, p. 868. 1897.

L. Minor, Syringomyelitische Dissociation der Sensibilität bei transversalen Myelitiden. Neurol. Centralbl., XVII, p. 537. 1898.

T. Mitafsis, la lèpre en Grèce. Mitth. u. Verh. der Intern. Lepra-Conf. III, p. 109. 1897.

Mirto, sulle alterazioni del sistema nervoso nell' intossicazione latirica cronica. Giornale di medic. leg. V, No. 3, 1898, ref. Rev. neurol. VI, p. 712, 1898.

C. v. Monakow, Gehirnpathologie. Wien 1897.

P. Morrow, the diagnosis of leprosy, especially the differentiation of the anesthetic forme from syringomyelie. Journ. of cout. and genito-urinary diseases 1890, p. 1, ref. Gaz. hebdom. XXVII, p. 59, 1890.

Morvan, de la parésie analgésique à panaris des extrémités supérieures ou paréso-analgésie des extrémités supérieures. Gaz. hebdom. 1883, No. 35, 36, 38, 44.

Morvan, Nouveaux cas de paréso-analgésie des extrémités supérieures. Ibid. 1886, No. 32 und 34.

Morvan, de l'anésthésie sur les divers modes dans la paréso-analgésie. Ibid. 1891.

W. Murawjeff, Experimentelle Untersuchungen über die gleichzeitige Wirkung des Streptokokken und des diphtheritischen Toxins auf das Nervensystem. Gesellsch. der Neuropath. und Irrenärzte in Moskau, 20./2. 1898, ref. Neurol. Centralbl. XVII, p. 475. 1898.

A. Neisser, Ueber die Aetiologie des Aussatzes. Verh. der med. Sektion der schles. Gesellsch. f. vaterl. Cultur, 10./10. 1879. Breslauer ärztl. Zeitschr. I, p. 200 u. 214. 1879.

A. Neisser, Die chronischen Infektionskrankheiten der Haut: II. Der Aussatz (Lepra). von Ziemssen's Handbuch der spec. Pathol. u. Therapie XIV, 1. 1883.

A. Neisser, histologische und bakteriologische Lepra-Untersuchungen. Virchow's Arch., Bd. 103, p. 355. 1886.

A. Neisser, Inwieweit ist man berechtigt, den Leprabacillus als die Ursache der Krankheit anzusehen? Mitth. und Verh. der Intern. wiss. Lepra-Conf. zu Berlin, I, 1, p. 1, 1897.

J. Neumann, Die Lepra in Bosnien und der Herzogovina. Mitth. und Verh. der Intern. wissensch. Lepra-Conf. zu Berlin 1897, III, p. 8. 1898.

M. Nonne, Klinische und anatomische Uutersuchung eines Falles von generalisirter tuberöser Lepra, mit besonderer Berücksichtigung des Nervensystems. Jahrbücher der Hamburg. Staatskrankenanstalten, Bd. III, Jahrgang 1891/92. 1894.

M. Nonne, Rückenmarksuntersuchungen in Fällen von perniciöser Anämie, von Sepsis und von Senium, etc. Deutsche Zeitschr. f. Nervenheilk. XIV, p. 191. 1899.

Nothnagel, Beiträge zur Physiologie und Pathologie des Temperatursinns. Deutsch. Arch. für klin. Med., II, p. 284. 1867.

H. Oppenheim, Weitere Mittheilungen zur Pathologie der multiplen Neuritis. Berliner Klin. Wochenschr. XXVII, p. 545. 1890.

H. Oppenheim, Lehrbuch der Nervenkrankheiten. Berlin 1894.

H. Oppenheim, Syringomyelie und Lepra. Mitth. und Verh. der Intern. Lepra-Conf., III, p. 596. 1897.

J. Orbeli, Lepra und Geistesstörung. Russisches Archiv für Psychiatrie. 1897.

G. B. Pellizzi, Un caso di pellagra con siringomielia. Riv. speriment. di freniatria e di med. leg. XVIII, p. 668. 1892.

Perrero, Polineurite sifilitica. Gaz. med. di Torino 1894, ref. Rev. neurol. II, p. 421. 1894.

C. Pestana und Bettencourt, Ueber die Anwesenheit des Leprabacillus in der Medulla eines an Syringomyelitis gestorbenen Individuums. Centralbl. für Bakteriol. 19, p. 698. 1896.

O. von Petersen, Ueber die Initialerscheinungen der Lepra. Mitth. und Verh. der Intern. Lepra-Conf. III, p. 313. 1897.

Petrini, le bacille dans la lèpre systématisée nerveuse. Annales de dermatologie et de syphiligraphie, p. 1325, 1894, ref. Rev. neurol. III, p. 213. 1895.

Petrini, de l'absence du Bacille de Hansen dans la Lèpre tuberculeuse et des Rapports de Lèpre nerveuse avec la Syringomyélie. Mitth. und Verh. der Intern. Lepra-Conf. III, p. 433. 1897.

W. S. Pfefferkorn, Ueber die Norwegische Radesyge und Spedalskhed. Diss. Altona 1797 (citirt von v. Petersen, l. c.).

E. J. Pick, Sitzung des Vereins der Deutschen Aerzte in Prag, 2./3. 1888, Prager Med. Wochenschr. XIII, p. 81. 1888.

A. Pitres, Lèpre et syringomyélie. Gaz. des hôpit. 65, p. 1287. 1892.

A. Pitres et J. Sabrazés, Lèpre systématisée nerveuse à forme syringomyélique. Nouv. Iconogr. de la Salpêtr. VI, p. 121. 1893.

Pitres, Diskussion zu dem Vortrage von Babinski 1894 (l. c.).

Ch. S. Potts, Discussion der Philadelphia neurogical society 22./1. 1894. The Journ. of nerv. and ment. dis. XIX, p. 269. 1894.

J. Prus, Die Morvan'sche Krankheit, ihr Verhältniss zur Syringomyelie und Lepra. Archiv für Psych. und Nervenkr. XXVII, p. 771. 1895.

Quinquand, les troubles de la sensibilité chez les lepreux. Soc. franç. de derm. et de syphil. 8./5. 1890. Le mecredi méd. 1890, p. 230.

E. Redlich, Ueber einige toxische Erkrankungen der Hinterstränge des Rückenmarks, zusammenf. Referat. Centralbl. für allg. Path. und pathol. Anatomie VII, p. 985. 1896.

E. Redlich, Die Pathologie der tabischen Hinterstrangserkrankung. Jena 1897.

Reichel, Demonstration zweier Fälle von multipler Sklerose mit isolirter Thermoanästhesie. Wiener Verein für Psychiatrie und Neurologie, 16./2. 1897. Monatsschr. für Psych. und Neurol. III, p. 131. 1898.

Remak, Ueber die durch Neuritis bedingten Lähmungen, Neuralgien und Krämpfe. Medizinische Centralzeitung XXIX, 1860, ref. Schmidts Jahrbücher 114, p. 247. 1862.

E. Remak, Progressive, multiple, lokalisirte Neuritis (Mononeuritis multiplex). Deutsche Med. Wochenschr. XXIII, p. 68. 1897.

Renaut, Radiographie de la „main succulente“ d'un Syringomyélique. Académie de Médecine 28./12. 1897, ref. Rev. neurol. VI, p. 122. 1898.

Rendu, Soc. méd. des hôpitaux 27./2. 1891.

Rendu, Lèpre anesthésique systématisée. Union médicale 1893, p. 289, ref. Rev. neurol. I, p. 167. 1893.

P. Rosenbach, Ueber die neuropathischen Symptome der Lepra. Neurol. Centralbl. III, p. 361. 1884.

Rosenthal, Zur klinischen Charakteristik der Lepra anästhetica. Vierteljahrsschr. für Dermatol. und Syph. 1881, p. 87.

M. Rosenthal, de la douleur dans la syringomyélie. Thèse de Paris 1898.

Miguel Rueda, étude clinique sur quelques cas de lèpre nerveuse des pays tropicaux. Thèse de Paris 1893.

Runeberg, Ein Fall von Lepra anaesthetica. Finska läkaresällskap 5./2. 1892, ref. Neurol. Centralbl. XII, p. 390. 1893.

Samgin, Ein Fall von Lepra anästhetica mit Sektionsbefund. Deutsche Med. Wochenschr. XXIV, p. 475. 1898.

A. von Sass, Zwei Fälle von Lepra nervorum. Deutsches Archiv für klin. Med. XLVII, p. 319. 1891.

C. Savas, Ein Fall von Lepra anästhetica. Centralbl. für Bakt., Parasitenk. u. Infektionskr. IX, p. 826. 1891.

J. Sawtschenko, Zur Frage über die Veränderungen der Knochen beim Aussatze (osteitis et osteomyelitis leprosa). Ziegler's Beiträge zur pathol. Anatomie und allg. Path. IX, p. 240. 1891.

B. Scheube, Die japanische Kak-ke (Beri-Beri). Deutsches Arch. f. klin. Med. XXI, p. 141, 307. 1882; XXII, p. 83. 1883.

H. Schlesinger, Beiträge zu den Sensibilitätsanomalien bei Lepra. Deutsche Zeitschr. für Nervenheilk. II, p. 230. 1892.

H. Schlesinger, Die Syringomyelie. Leipzig und Wien. 1895.

H. Schlesinger, Ueber centrale Tuberkulose des Rückenmarks. Deutsche Zeitschr. für Nervenheilk. VIII, p. 398. 1896.

Hermann Schlesinger, Pathogenese und pathologische Anatomie der Syringomyelie. Correferat, erstattet auf dem internationalen Congresse zu Moskau, August 1897. Wiener Med. Wochenschr. 1897, No. 38 und 39.

Schmitt, Contribution à l'étude de la syphilis nerveuse précoce. Rev. médic. de l'Est 1888 (ref. von Ménétrel, l. c.).

Fr. Schultze, Ueber Spalt-, Höhlen- und Gliombildung im Rückenmark und der Medulla oblongata. Virchow's Archiv 87, p. 510. 1882.

Fr. Schultze, Zur Kenntniss der Lepra. Deutsches Archiv für klin. Med. XLIII, p. 496. 1888.

Fr. Schultze, Lehrbuch der Nervenkrankheiten, I. Stuttgart 1898.

Sevestre, Lèpre probable sans anaesthésie. Sociéte médicale des hôpitaux de Paris 11./2. 1893, ref. Rev. neurol. I, p. 95. 1893.

Ch. Sherrington, Experiments in examination of the peripherical distribution of the fibres of the posterior roots of some spinal nerves. Philosophical Transactions of the Royal Society of London CLXXXVII, p. 641.

A. Souques, Un cas de syringomyélie (type Morvan). Nouv. Iconogr. de la Salpêtr. IV, p. 255. 1891.

O. Soltmann, Zur Lepra nervosa (anaesthetica). Inaug. Dissert. Berlin 1869.

Sorrentino, Un cas de polyneurite syphil. Riforma medica 1892, ref. von Ménétrel (l. c.).

Spillmann et Étienne, Polyneurite diffuse dans la période secondaire de la syphilis. Soc. franç. de dermat. 11./4. 1896, ref. Rev. neurol. V, p. 28. 1897.

Allen Starr, Local anaesthesia as a guide in the diagnosis of lesions of the lower spinal cord. Americ. Journ. of med. science. July 1892.

Steel, A case of myelitis simulating syringomyelia. The Lancet. 1893 23./1., ref. bei Schlesinger p. 119.

H. Sterlin, Des troubles sensitifs dans la lèpre, Thèse de Paris 1898.

M. Sternberg, Die Sehnenreflexe und ihre Bedeutung für die Pathologie des Nervensystems. Leipzig und Wien 1893.

F. Steudener, Beiträge zur Pathol. der Lepra mutilans. Erlangen 1867.

G. Sticker, Mittheilungen über Lepra nach Erfahrungen in Indien und Aegypten. Münch. Med. Wochenschr. 44, p. 1063. 1897.

G. Sticker, Thesen über die Pathogenese der Lepra. Mitth. und Verh. der Intern. Lepra-Conf. I, 1, p. 99. 1897.

A. Strauss, Zwei Fälle von peripher. Lähmung mit partiellen Empfindungslähmungen. Deutsche Zeitschr. für Nervenheilk. II, p. 258. 1892.

Sudakewitch, Beiträge zur pathologischen Anatomie der Lepra. Ziegler's Beiträge II, p. 129. 1888.

Sudnik, Diplegia facialis. Semana medica. Buenos-Aires 1897 (September), ref. Neurol. Centralbl. XVII, p. 1100. 1898.

M. Sussmann, Ueber einen Fall von multipler Neuritis mit perverser Temperaturempfindung, Inaugural-Dissertation. Berlin 1891.

S. M. Suzuki, Sei-I-Kwai, Medical Journal, Tokyo, Mai 1889, ref. the Journal of nerv. and ment. dis. New Series. XIV, p. 350 und 384. 1889.

Thibièrge, Un cas de lèpre systématisée nerveuse avec troubles sensitifs se rapprochant de ceux de la syringomyélie. Soc. méd. des hôpitaux 13./3. 1891.

Thibièrge, Lèpre anesthétique et syringomyélie. Gaz. hebdom. 1891.

Thoma, Anatomisches über die Lepra. Deutsches Archiv für klinische Medicin, Bd. 47, p. 407. 1891.

W. Thorburn, the sens. distrib. of the spinal cord. Brain XIV, p. 496. 1891.

Tiesler, Ueber Neuritis. Diss. inaug. Koenigsberg 1869.

S. Tschiriew, Lésions de la moïlle épinière dans un cas de lèpre anesthétique. Archiv de physiol. 19 (nach Citaten).

Fr. Tuczek, Ueber die Veränderungen im Centralnervensystem, spec. in den Hintersträngen des Rückenmarks bei Ergotismus. Archiv für Psych. und Nervenkr. XIII, p. 99. 1882.

Fr. Tuczek, Klinische und anatomische Studien über die Pellagra. Berlin 1893.

Uhlenhuth, Ein Fall von Lepra tuberosa mit besonderer Berücksichtigung einer beginnenden leprösen Hornhauterkrankung (Keratitis superficialis punctata). Charité-Annalen XXIII, p. 810. 1898.

P. G. Unna, Die Histopathologie der Hautkrankheiten. Orth's Lehrbuch der spec. pathol. Anatomie, 8. Lief., Ergänzungsband II. Berlin 1894.

Unna, Diskussion im Hamburger ärztl. Verein, 14./6. 1892, ref. Neurol. Centralbl. XI, p. 456. 1892.

N. M. Verxiloff, Myélite centrale ascendante aiguë. Société de Neurol. et de Psychiatrie de Moscou. 28./11. 1897, ref. Rev. neurol. VI, p. 388, 1898.

V. Vines, Despe disociatinnen Siringomielitien in difentele afectiuns ale maduvei spinavei in aplicatiuni la mielite. Romania medicale. 1898, p. 122, ref. Rev. neurol. VI, p. 850. 1898.

R. Virchow, Die krankhaften Geschwülste, II. Berlin 1864—65.

R. Virchow, Seltenere Beobachtungen. 1. Neuritis interstitialis prolifera. Virchow's Archiv, Bd. 53, p. 441. 1871.

Mlle Volper, Des troubles trophiques dans la lèpre. Thèse de Paris 1898, ref. Rev. neurol. VI, p. 693. 1898.

Windscheid, Das Vorkommen und die Bedeutung der sogenannten Ovarie. 4. Vers. mitteldeutsch. Psych. und Neurol. in Dresden 22. 23. Oktober 1898. Ref. d. Monatsschr. für Psych. u. Neurol. IV, p. 492. 1898.

Wnukow, Ueber Veränderungen der Muskeln und Sehnen bei Lepra. Virchow's Archiv, Bd. 131, p. 367. 1893.

A. Wolff, Lepraerinnerungen aus Norwegen. Monatshefte f. prakt. Dermatol. IV, Ergänzungsheft, p. 1. 1885.

C. Wolff, Die Lepra Arabum (Elephantiasis Graecorum). Nach eigenen Beobachtungen auf der Insel Madeira geschildert. Virchow's Archiv, Bd. 26, p. 44. 1863.

Zambaco Pascha, État des nos connaissances actuelles sur la lèpre. La semaine médicale, XIII, p. 289. 1893.

Zambaco-Pascha, la lèpre dans le midi de France. Bull. de l'Acad. de Méd. Paris 9./5. 1893, p. 504.

Zambaco Pascha, les lépreux ambulants de Constantinople. Paris 1897.

Zambaco-Pascha, Des rapports qui existent entre la maladie de Morvan, la Syringomyélie, la Sklérodermie, la Sklérodactylie, la Maladie de Raynaud, la Morphée des Contemporains, l'Aïnhum, l'Atrophie musculaire progressive Aran-Duchenne et la Lèpre. Mitth. und Verh. der intern. wissensch. Lepra-Conf. zu Berlin, I, 3, p. 21. 1897.

Fr. Ziehl, Zur Casuistik der partiellen Empfindungslähmung peripherischen Ursprungs. Deutsche Med. Wochenschr. XV, p. 335. 1889.

Weimar. — Hof-Buchdruckerei.

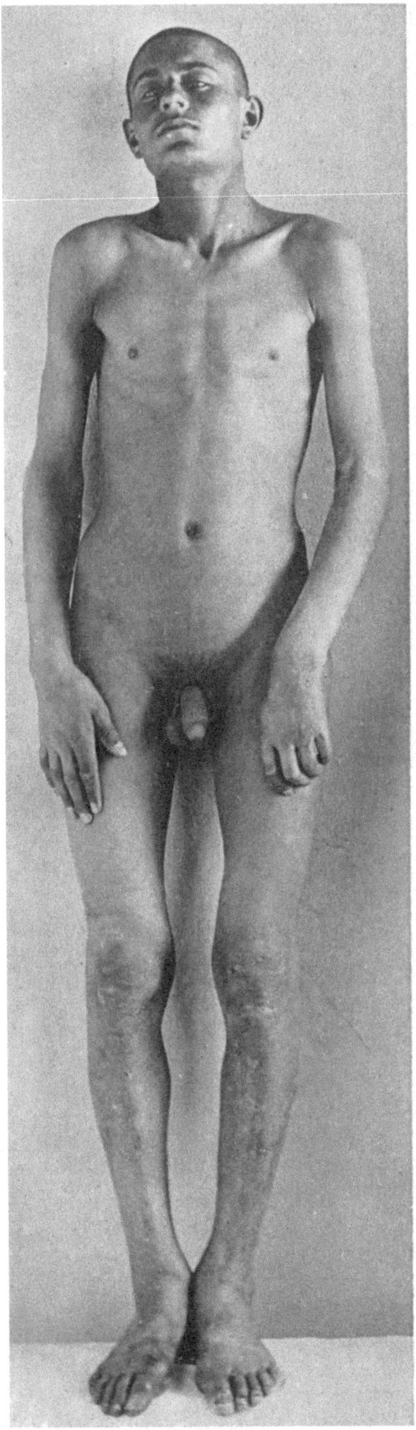

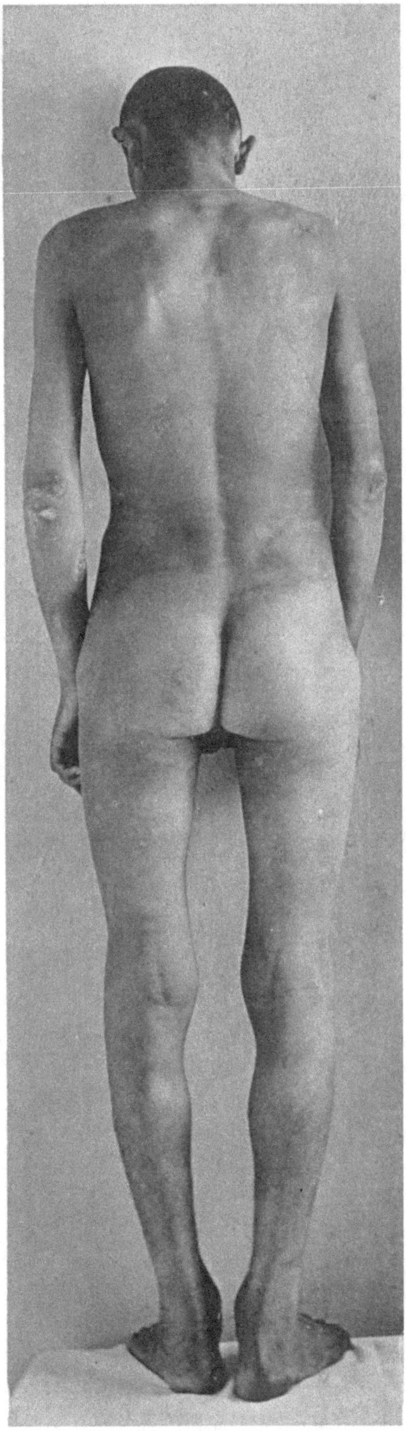

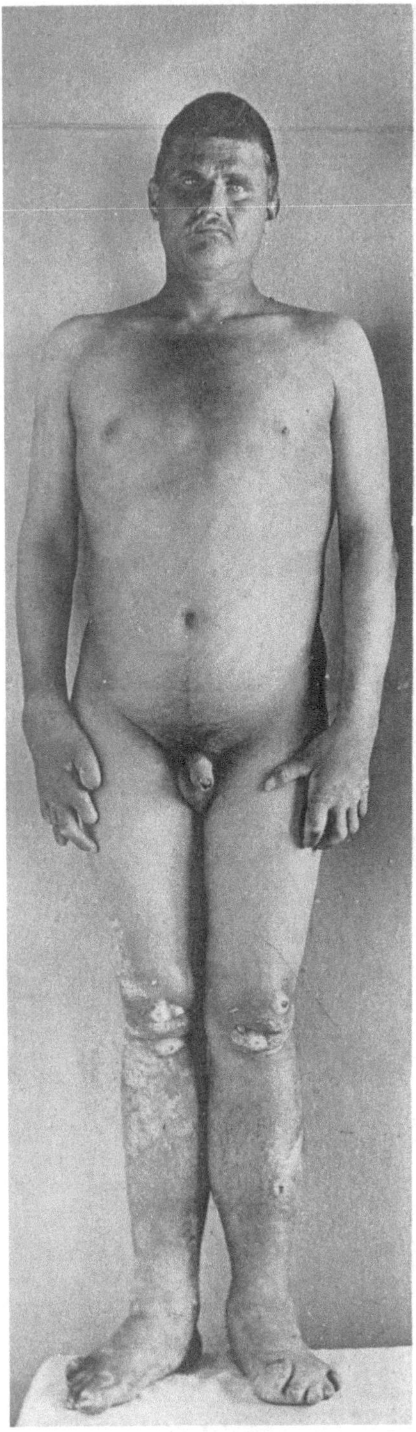

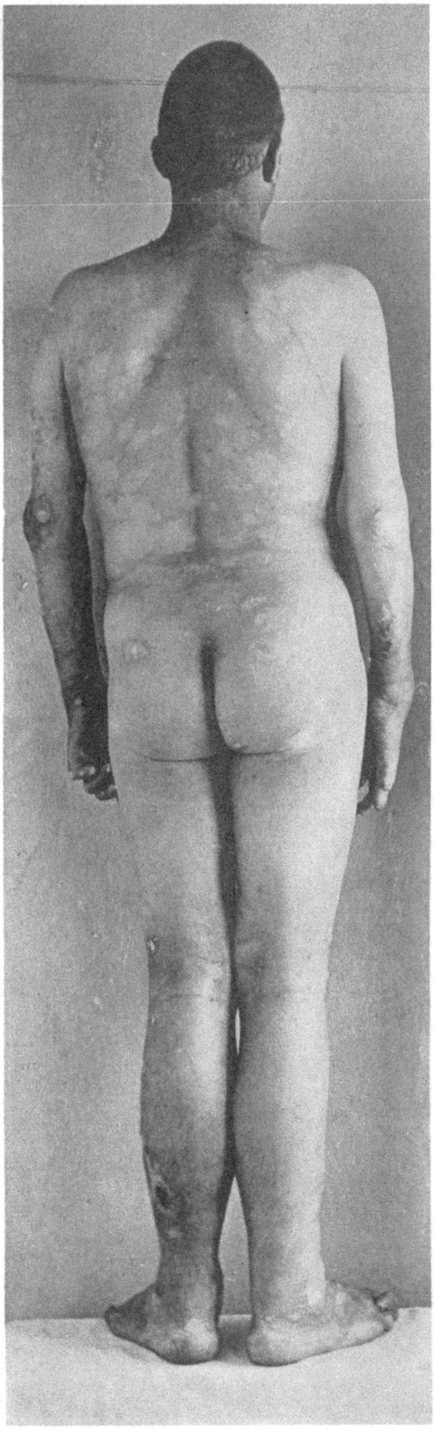

Tafel III.

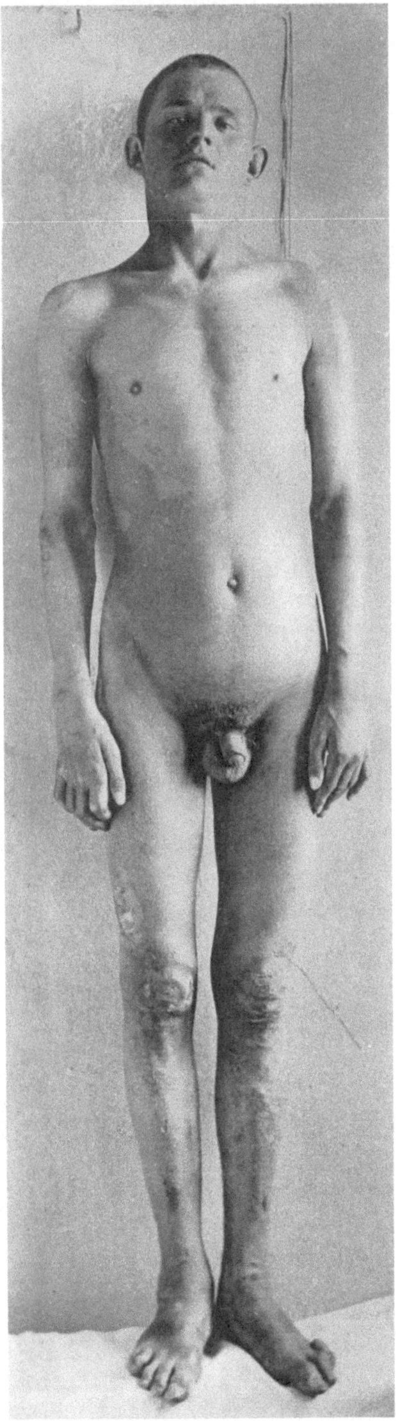

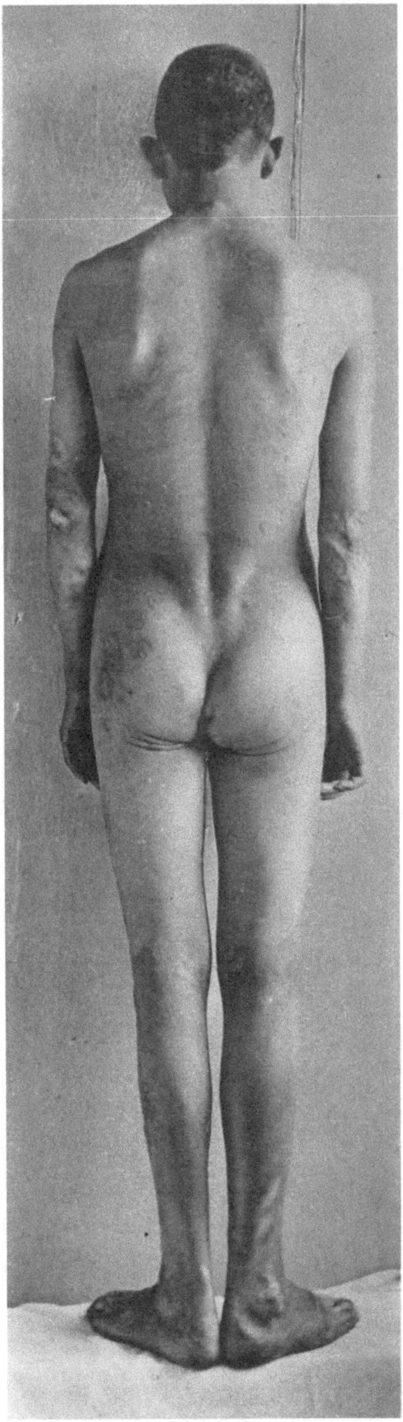

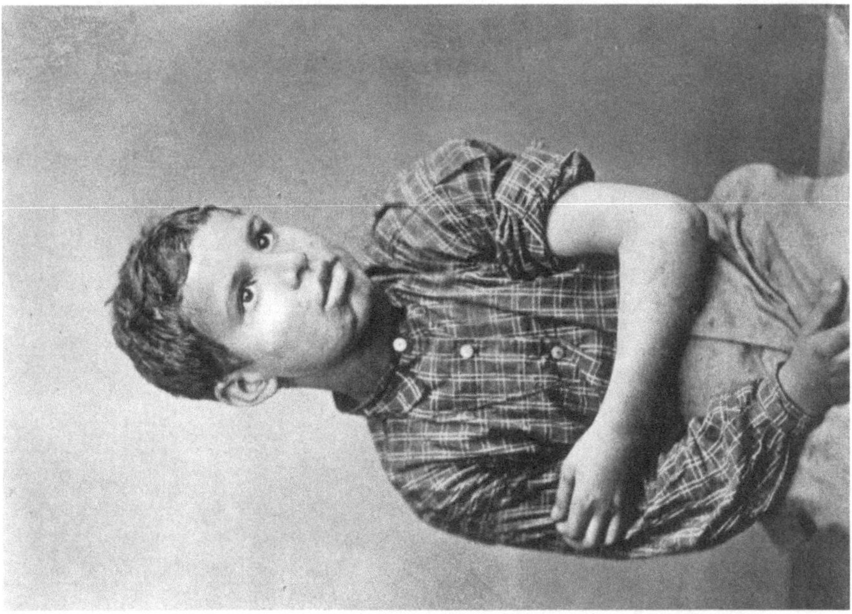

Figur 2.

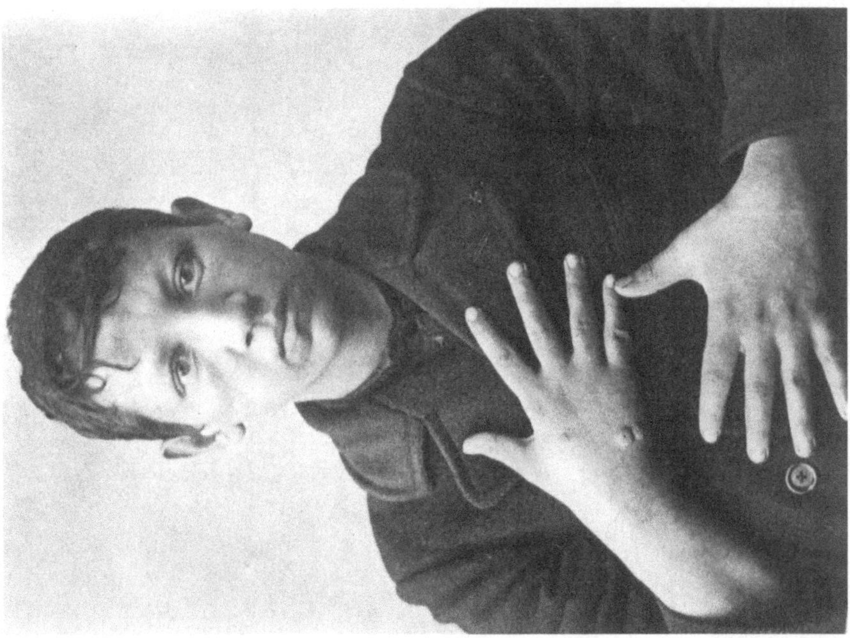

Figur 1.

MIX
Papier | Fördert gute Waldnutzung
FSC® C083411

Zeitfracht Medien GmbH
Ferdinand-Jühlke-Straße 7
99095 Erfurt, Deutschland
produktsicherheit@kolibri360.de